# 食养有道

## 老年人合理膳食指导手册

姚 颖 姚 魁 主编

中国轻工业出版社

图书在版编目（CIP）数据

食养有道：老年人合理膳食指导手册 / 姚颖，姚魁主编. — 北京：中国轻工业出版社，2024.1
ISBN 978-7-5184-4299-7

Ⅰ. ①食… Ⅱ. ①姚… ②姚… Ⅲ. ①老年人—膳食营养—手册 Ⅳ. ① R153.3-62

中国国家版本馆 CIP 数据核字（2023）第 056012 号

责任编辑：王晓琛　　责任终审：高惠京　　整体设计：锋尚设计
策划编辑：张　弘　王晓琛　　责任校对：晋　洁　　责任监印：张京华

出版发行：中国轻工业出版社（北京鲁谷东街5号，邮编：100040）
印　　刷：北京博海升彩色印刷有限公司
经　　销：各地新华书店
版　　次：2024年1月第1版第2次印刷
开　　本：720×1000　1/16　印张：12
字　　数：200千字
书　　号：ISBN 978-7-5184-4299-7　定价：69.80元
邮购电话：010-85119873
发行电话：010-85119832　010-85119912
网　　址：http://www.chlip.com.cn
Email：club@chlip.com.cn

240030S2C102ZBW

# 编委会

（排名不分先后）

## 主　编

姚　颖　姚　魁

## 副主编

叶　婷　张丕伟　席元第　刘培培

## 编　委

左学志　高　慧　郭衍超　孙　洁　陈镇燕　岳田天

王霓雯　姚滢秋　史冬青　荆伟龙　虞培丽　李耕华

# 推荐序

健康，是国民的立身之本，是国家的立国之基。健康对于老年人来说，是保障独立自主地生活和参与社会活动的重要基础。目前我国是世界上老年人口最多的国家，也是老龄化速度最快的国家之一。截至2021年底，全国60周岁及以上的老年人口约2.67亿人，占总人口的18.9%；在十四五时期，老龄化程度将进一步加深，这个比例将超过20%，中国将进入中度老龄化社会。

近年来，我国老年人营养健康状况明显改善，但整体健康状况不容乐观，仍面临增龄伴随的营养不良、血糖血压控制不稳、肌肉衰减、骨质疏松、吞咽咀嚼困难等与营养相关的健康问题。营养和合理膳食的推进是保障老年人健康的重要因素，已成为社会共识。全面普及老年人膳食营养知识，引导形成健康膳食习惯，对老年人膳食行为、身体活动和营养评估等方面提出科学、权威和有针对性的指导，具有特别重要的意义。

2022年10月，全国老龄办正式发布了《全国老龄工作委员会办公室关于开展老年营养改善行动的通知》（全国老龄办函〔2022〕18号），提出实施为期三年的老年人营养改善行动，明确了老年营养改善行动由全国老龄办组织领导，由中国营养学会组织实施的工作安排。

在全国老龄办的指导下，中国营养学会组织专家策划编写了《食养有道：老年人合理膳食指导手册》，旨在指导全国老年人、老年餐的供餐单位和老年健康服务机构践行营养改善行动。该书遵循《中国居民膳食指南（2022）》准则，针对老年人关心的常见饮食误区和热点营养问题进行解答，并提出老年人常见病的饮食建议。为了把膳食营养知识落实到老年人的“一粥一饭”上，本书还给出了老年人一周膳食安排示例和家常食谱操作方法。全书图文并茂、通俗易懂、实用性强，食谱部分还有视频演示，是献给全国老年朋友们的一份礼物！

关爱老年人的营养健康，需要全社会一起行动！在此，我也想呼吁政府、社会组织、老年健康科研和服务机构、媒体、产业界等社会各界，联合起来，积极行动，传播科学膳食营养知识和实践技能，让营养为老年人的健康奠定基础，让健康为老年人的高质量生活保驾护航。

中国营养学会理事长
中国疾病预防控制中心营养与健康所研究员
国际营养科学联合会院士
楊月欣

# 目录

## 老年人常见病的饮食建议

## 老年饮食烹饪实践

### 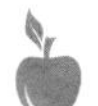 65~79岁一般老年人



### 80岁以上高龄老年人

# 老年人合理膳食核心推荐

## Q 01 什么是平衡膳食

平衡膳食模式是根据营养科学原理、我国居民膳食营养素参考摄入量及科学研究成果设计的，指一段时间内，膳食组成中的食物种类和比例可以最大限度地满足不同年龄、不同能量水平的健康人群的营养和健康需求。

平衡膳食模式是能最大程度保障人类营养需要和健康的基础，食物多样是平衡膳食模式的基本原则。多样的食物应包括谷薯类、蔬菜水果类、畜禽鱼蛋奶类、大豆坚果类等。建议平均每天摄入12种以上的食物，每周25种以上。谷类为主是平衡膳食模式的重要特征，建议平均每天摄入谷类食物200~300克，其中全谷物和杂豆类50~150克；薯类50~100克。每天的膳食应合理组合和搭配，平衡膳食模式中碳水化合物供能占膳食总能量的50%~65%，蛋白质占10%~15%，脂肪占20%~30%。平衡膳食能最大程度地满足人体正常生长发育、免疫功能和生理功能的需要，满足机体能量和营养素的供给，并降低膳食相关慢性病的发生风险。

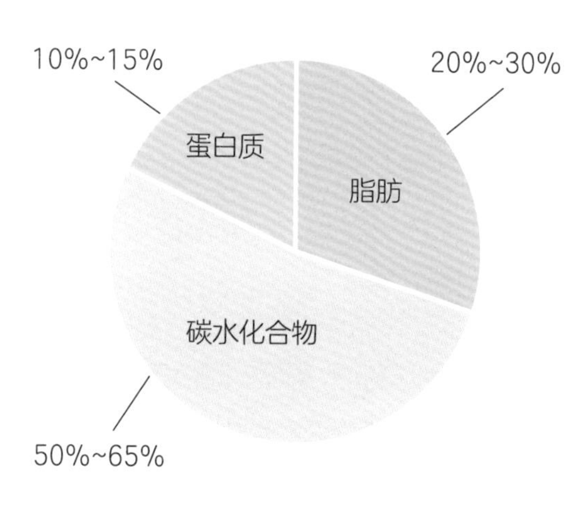


## Q 02 你会用平衡膳食宝塔吗

中国居民平衡膳食宝塔是根据《中国居民膳食指南（2022）》的准则和核心推荐，把平衡膳食原则转化为各类食物的数量和所占比例的图形化表示。

中国居民平衡膳食宝塔形象化的组合，遵循了平衡膳食的原则，体现了在营养上比较理想的基本食物构成。宝塔共分5层，各层面积大小

## 中国居民平衡膳食宝塔(2022)

Chinese Food Guide Pagoda(2022)

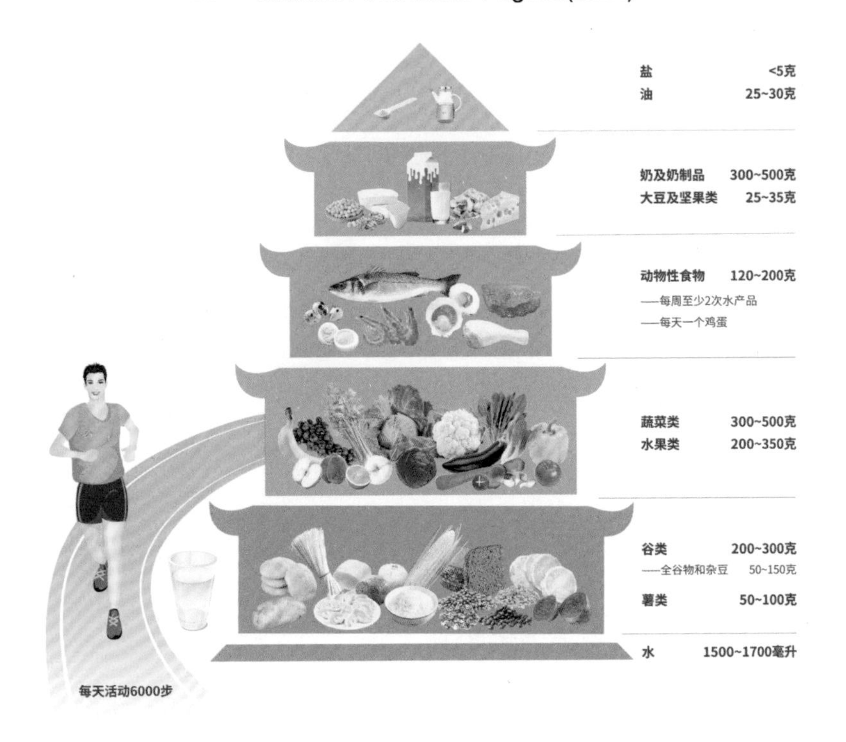


图片来源：《中国居民膳食指南（2022）》（中国营养学会编著）

不同，体现了5大类食物和食物量的多少。5大类食物包括谷薯类、蔬菜水果类、畜禽鱼蛋奶类、大豆坚果类以及烹调用油盐。食物量是根据不同能量需要量水平设计的，宝塔旁边的文字注释，标明了在1600~2400千卡能量水平时，一段时间内成年人每人每天各类食物摄入量的建议值范围。

老年人可以参照中国居民膳食宝塔，判断自己的饮食是否均衡。首先，看每天是否吃了谷薯类、蔬菜水果类、畜禽鱼蛋奶类、大豆坚果类等食物；然后，看这些食物的量是否与中国居民膳食宝塔推荐的摄入量基本相当。假如不吃某一种食物，可以用对应的这一大类里的另外一种食物代替，比如不吃鸡蛋，那可以多喝一杯奶；假如不吃猪肉，那就可以用鱼虾或豆制品代替。最后，将这些食物根据自己的生活习惯合理分配到一日三餐。

## Q 03 平衡膳食八准则是什么

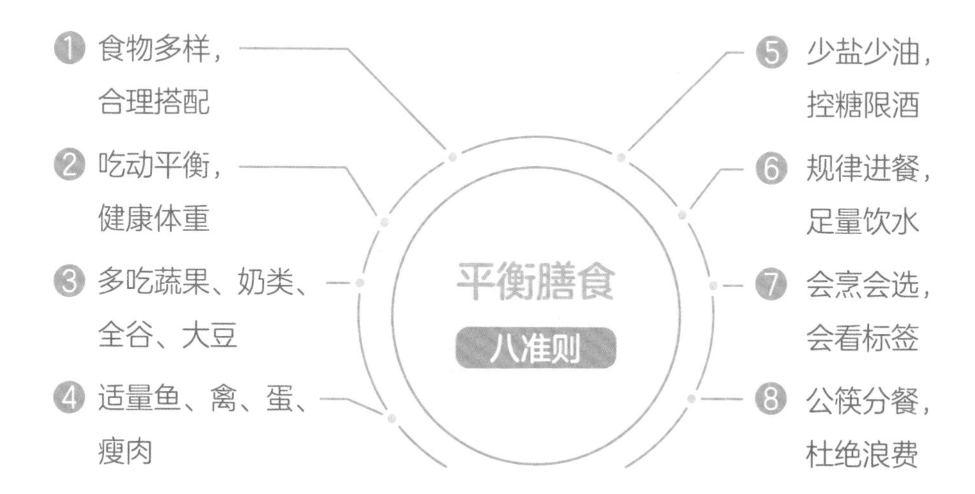


## Q 04 一般老年人膳食指南的核心推荐

（1）食物品种丰富，动物性食物充足，常吃大豆制品。

（2）鼓励共同进餐，保持良好食欲，享受食物美味。

（3）积极户外活动，延缓肌肉衰减，保持适宜体重。

（4）定期健康体检，测评营养状况，预防营养缺乏。

## Q 05 高龄老年人膳食指南的核心推荐

（1）食物多样，鼓励多种方式进食。

（2）选择质地细软、能量和营养素密度高的食物。

（3）多吃鱼禽肉蛋奶和豆类，适量蔬菜配水果。

（4）关注体重丢失，定期进行营养筛查评估，预防营养不良。

（5）适时合理补充营养，提高生活质量。

（6）坚持健身与益智活动，促进身体健康。

# 践行平衡膳食八准则

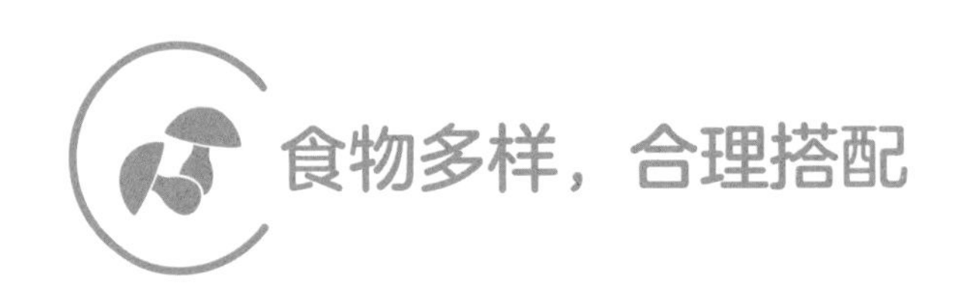

# 食物多样，合理搭配

## Q 06 什么是食物多样化

食物多样是平衡膳食模式的基本原则。多样的食物应包括谷薯类、蔬菜水果类、畜禽鱼蛋奶类、大豆坚果类等。而每一大类中，又包括品种繁多的食物。由于各种食物所含的营养素的构成和量不尽相同，只有摄入多种食物，营养素之间形成互补，才能构成全面均衡的膳食。《中国居民膳食指南（2022）》建议平均每天摄入12种以上不同食物，每周25种以上。

## Q 07 老年人为什么要特别强调食物多样化

老年人的味觉、嗅觉、视觉功能下降往往会导致缺乏食欲，其口味和食物选择随年龄增加逐渐固化；另外很多老年人没跟子女一起居住，不可能做很多种食物，加上身体活动吃力，尽量简化生活，以上这些因素都会造成食物品种单一的问题，无法达到食物的多样化。单一的食物容易造成某些微量营养素缺乏。多样化的食物不仅能使营养素全面，还能互相搭配组合，做出色香味俱全的菜肴，能提高老年人的食欲，提高生活的幸福感，有助于维持良好的营养状态和身心健康。

## Q 08 老年人怎么样才能做到食物多样化

首先老年人可以记录一下自己的饮食情况，看看进食的食物种类是否丰富，尽可能达到《中国居民膳食指南（2022）》中每天12种、每周25种不同食物的推荐量。在平衡膳食的基础上，每天摄入谷薯类、蔬菜水果类、畜禽鱼蛋奶类、大豆坚果类这几类食物。拿一天的饮食举例，如果鸡蛋、奶类、瘦肉、豆制品、水果、坚果都能吃到，已经至少6种；主食方面，至少可以吃到2种，比如早餐面食，午晚餐可以吃红薯饭或粥；蔬菜类上，午晚餐选择不一样的蔬菜，或者将几种蔬菜杂烩在一起，至少可以做到4种，这样就能轻松做到12种。在蔬菜种类方面，每次买几种不同颜色的蔬菜，力求明天买的蔬菜跟今天的不同，水果也可以每种买1个或1小份，一次买几种，或者每次买的尽量跟上次不一样，诸如此类。另外，也可以结交朋友，互相之间切磋厨艺，一起烹饪食物，分享食物，这样也有助于达到食物的多样化。

## Q 09 早餐要吃好、午餐要吃饱、晚餐要吃少

规律进餐是实现合理膳食的前提，应合理安排一日三餐，定时定量、饮食有度，不暴饮暴食。早餐提供的能量应占全天总能量的25%~30%，午餐占30%~40%，晚餐占30%~35%。可根据作息时间、生活习惯和劳动强度等进行适当调整。

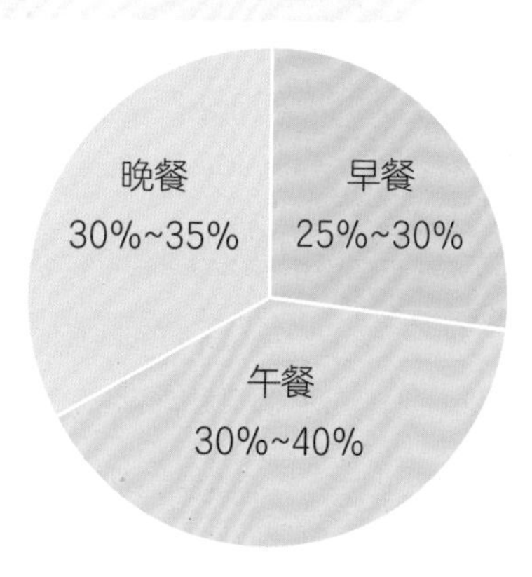


**早餐** 是一天中的第一餐，是健康生活的开始，应做到每天吃早餐，并且吃好早餐。早餐的食物应品种多样、合理搭配。早餐的食物应包括谷薯类、蔬菜水果、动物性食物、奶豆坚果等4类食物。可以根据食物种类的多少来快速评价早餐的营养是否充足。

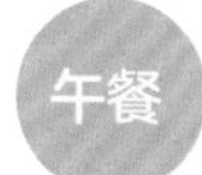


在一日三餐中起着承上启下的作用，不仅要补充上午消耗的能量和营养，还要为下午的活动储能。午餐要吃饱，不仅要保证食物的种类，还要保证食物的营养质量。午餐的食物选择应当根据不同年龄人群的营养需要，遵照平衡膳食的要求。主食可选择米或面制

品，做到粗细搭配；还要尽可能摄入2~3种蔬菜、1~2种动物性食物（如鱼虾等水产品、鸡肉、瘦猪肉、牛羊肉）、1种豆制品和1份水果。

不宜过于丰盛、油腻，否则会延长食物的消化时间，影响睡眠。晚餐时间不要太晚，尽量不在睡前2个小时之内进食。

## Q 10 老年人一天吃多少主食为宜

主食含有丰富的碳水化合物，《中国居民膳食指南（2022）》推荐摄入的碳水化合物供能占膳食总能量的50%~65%，推荐平均每天摄入谷类食物即主食200~300克，其中全谷物和杂豆类50~150克；薯类50~100克。对于老年人而言，大致的量与以上推荐接近，但是由于老年人代谢率通常有所下降，所需要的能量比青年人稍低。所以建议老年人的一天主食摄入在200~250克，其中全谷物和杂豆类50~150克；薯类50~75克。将其分至一日三餐，每餐主食为50~100克，即大众说的1两到2两。

## Q 11 老年人牙齿不好，如何吃粗粮

给予老年人的主食推荐是粗细搭配。因为粗粮含丰富的膳食纤维、B族维生素、矿物质和植物化学物，且血糖生成指数低于精细的主食，非常适合糖尿病患者。但是粗粮普遍偏硬，对于牙齿不好的老年人，咀嚼较困难，无形之中导致摄入量减少，长期如此会导致能量摄入减少，甚至导致体重下降、营养不良，所以对于牙齿不好的老年人，不应该过度追求粗粮，应该尽量以细粮为主，粗粮为辅。粗粮可以烹饪细软，或用料理机打成糊状直接吃，或者作为馅料使用。

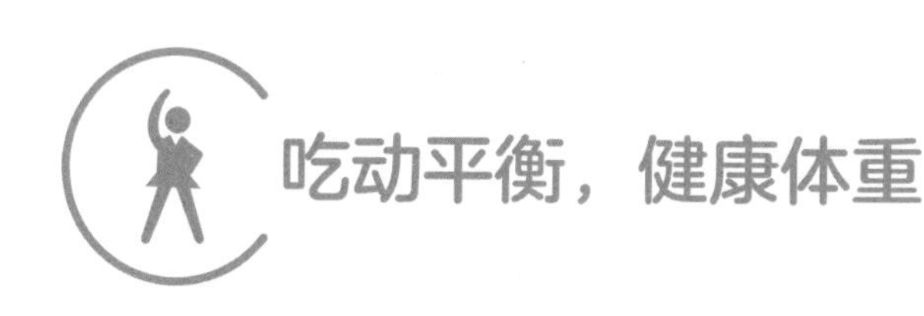

# 吃动平衡，健康体重

## Q 12 什么是能量平衡

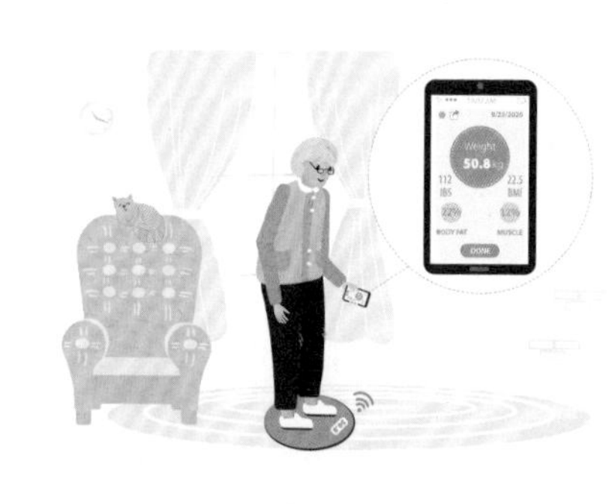

能量平衡指的是能量摄入与能量消耗的平衡。维持良好的能量平衡是保证老年人健康的基础。能量过剩或缺乏都对身体健康不利。能量过剩会导致脂肪的堆积形成肥胖，诱发代谢性疾病如糖尿病、高脂血症等。能量缺乏容易导致老年人营养不良，出现贫血、低体重、肌肉丢失过快，进而造成抵抗力降低、身体衰弱等问题。多数高龄老年人身体各个系统功能显著衰退，常患多种慢性病，生活自理能力和心理调节能力显著下降，能量缺乏更容易发生营养不良。老年人要想维持能量平衡，需要根据自己的身体状况摄入充足的能量，配合力所能及的运动，且要定期监测体重。当体重在一段时间维持在稳定水平，同时精力充沛，说明正处于一种能量平衡的状态。

## Q 13 什么是健康体重

体重是评价人体营养和健康状况的重要指标，体重过低或过高均易增加疾病的发生风险。运动和膳食平衡是保持健康体重的关键。首先，老年人应该保证充足的营养和能量摄入，另外也应该根据自己的健康状况选择合适的运动，维持能量平衡，保持健康体重。

健康体重通常用体质指数（body mass index，BMI）来评判，老年人的BMI适宜范围在20.0~26.9kg/m²。偏胖的老年人不需要快速降低体重，而是应维持在一个比较稳定的范围内。在没有主动采取措施减重的情况下出现体重明显下降时，要立即去做营养和医学咨询。老年人应定期到正规的医疗机构进行体检，做营养状况测评，并以此为依据，合理选择食物，预防营养缺乏，主动健康，快乐生活。

## Q 14 老年人越瘦越好吗

肥胖是引发很多慢性病的危险因素，所以许多老年人非常认可"千金难买老来瘦"的说法，觉得胖了不好，瘦了身体比较健康。然而，科学研究却表明这种观点并不正确。国内外多项研究结果显示，老年人身体过瘦，往往伴随着骨骼肌质量减少、肌力下降，会导致躯体功能降低，跌倒风险增加，抵抗力下降，死亡风险升高。老年人的体重应该保持在一个适宜的范围内，不是越瘦越好。

## Q 15 怎样计算健康体重

健康体重是良好营养状况及能量平衡的一个标志。目前用来判断健康体重的主要指标是体质指数（BMI），BMI等于体重（千克）与身高（米）平方的比值。举例来说，一个人身高165厘米，体重60千克，其BMI等于60（千克）除以1.65（米）再除以1.65（米），其BMI值为22kg/m²。我

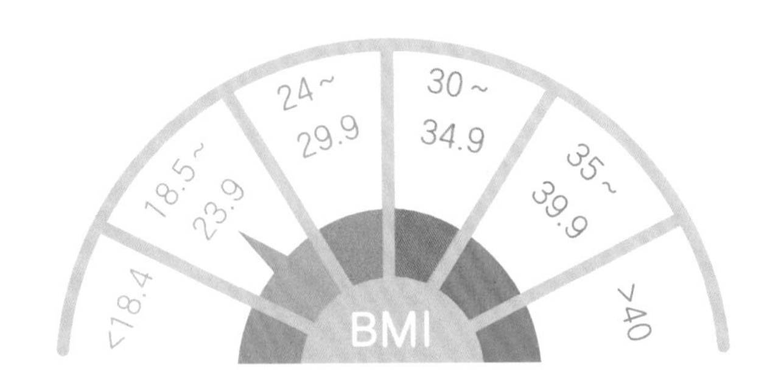

国健康成年人（18~64岁）的BMI应在18.5~23.9kg/m²。从降低死亡率考虑，65岁以上老年人不必苛求体重和身材如年轻人一样，老年人的适宜体重和BMI值应该略高，目前专家、学者们形成的基本共识是老年人的BMI在20.0~26.9kg/m²比较合适，只要BMI在此范围内，都算健康体重。

## Q 16 老年人能吃是好事，如何控制食量

相较于食欲低下，老年人能吃自然是好事。但是进食过量将导致摄入的能量超过消耗的能量，会打破能量平衡。进食过量除了增加机体各系统的负担，还会导致内脏脂肪的堆积，容易造成肥胖相关的代谢性疾病，如糖尿病、高脂血症、脂肪肝等。

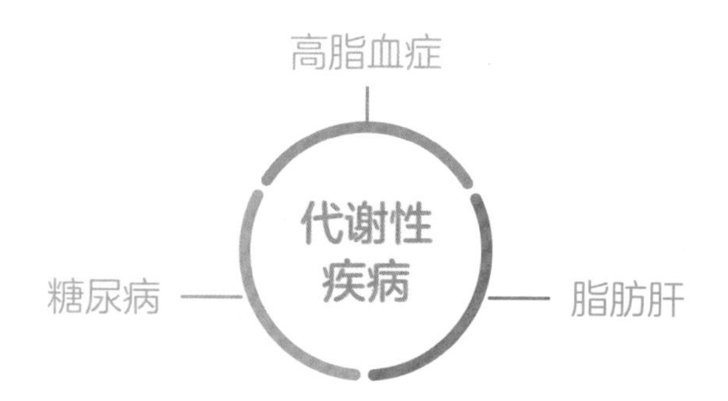


因此建议老年人食不过量，即每天摄入各种食物所提供的能量，应在人体所需能量的正常范围之内。不同食物提供的能量不同，如蔬菜是低能量食物，油脂、畜肉和高脂肪的食物能量较高。因此，要做到食不过量，需要合理搭配食物，既要保持能量平衡，也要保持营养素的平衡。

## Q 17 老年人最适合什么运动

生命在于运动，多动才能促进身体健康，让生命有活力。老年人更应该认识到“动则有益”的重要性，在日常生活中应主动、积极地锻炼身体。老

年人的肌肉质量、数量以及最大收缩能力均有所降低，支撑能力、平衡能力和稳定性下降。因此，老年人在选择锻炼方法和安排运动负荷时，应根据自己的生理特点和健康状况来确定运动强度、频率和时间；同时也兼顾自己的兴趣爱好和运动设施条件，选择多种身体活动的方式，应尽可能使全身都得到锻炼。此外，还要注意多选择散步、快走、体操、太极拳、门球等动作缓慢柔和的运动方式。阳光下的户外运动有利于人体内维生素D的合成，延缓骨质疏松和肌肉衰减的发展，因此老年人可在天气温暖、晴好的时候开展户外活动。适宜地运动可以增强心肺功能，使头颈、躯干、四肢活动灵活，身体柔韧，减缓骨矿物质丢失，有效预防骨折和跌倒。

### 高龄老年人身体活动原则

1. 少坐多动，动则有益；坐立优于卧床，行走优于静坐。
2. 建议每周活动时间不少于150分钟，形式因人而异。
3. 活动量和时间缓慢增加，做好热身和活动后的恢复。活动过程中要注意安全。
4. 强调平衡训练、需有氧和抗阻活动有机结合。高龄老年人可先进行平衡训练和抗阻活动。
5. 卧床老年人以抗阻活动为主，防止和减少肌肉萎缩。
6. 坚持脑力活动，如阅读、下棋、弹琴、玩游戏等，延缓认知功能衰退。

高龄老年人一周活动举例见表1。

表1　高龄老年人一周活动举例

| 运动分类 | 形式 | 时长 | 频次 |
| --- | --- | --- | --- |
| 有氧运动 | 步行、快走、自行车 | 15~20分钟 | 每天1次 |
| 抗阻运动 | 坐位直抬腿、徒手伸展上肢、拉弹力带、推举重物、哑铃 | 10~15分钟 | 每周2次 |
| 平衡训练 | 站立或扶物站立、睁眼或闭眼单腿站立、靠墙深蹲、打太极 | 5~10分钟 | 每周2次（也可作为运动前的热身） |

## Q 18　老年人到底需要多大运动量

老年人在安排运动量时一定要量力而行，需要注意的是，切忌因强度过大造成运动损伤甚至跌倒或急性事件。从主观感觉来说，合适的运动负荷应该是锻炼后睡眠正常、食欲良好、精神振奋、情绪愉快。客观上，数心率是最为简便的判断方法，常以170-年龄（岁）作为运动目标心率，如70岁老年人运动后即刻心率为100次/分钟［170-70（岁）=100］，表明运动强度恰到好处。但对于有些虚弱或有心脑血管基础疾病的老年人，不必强调心率，以主观感觉为主，“动则有益”。

运动目标心率=170-年龄（岁）

## Q 19　老年人久坐有什么危害

许多老年人喜欢静态的活动方式，长时间看电视（电脑）、玩手机、打麻将、读书看报是最常见的活动方式。长时间保持同一姿势，没有变换，一则可导致局部肌肉的劳损，诱发各种疾病，如腰肌损伤、腰酸背痛、心肺功能下降、头昏脑涨；二则容易加重痔疮等老年常见病的发生或发作。此外，长时间在室内静坐，也难吸入清新的空气。因此老年人要避免久坐，减少日常生活中坐着和躺着的时间，在家尽量减少看电视、手机和其他屏幕的时间，每1个小时起身活动至少几分钟，起身倒杯水、伸伸臂、踢踢腿、弯弯腰，减少久坐等静态时间。

## 多吃蔬果、奶类、全谷、大豆

### Q 20 老年人每天吃多少蔬菜为宜

根据《中国居民膳食指南（2022）》推荐，老年人同样应做到餐餐有蔬菜，保证每天摄入不少于300克的新鲜蔬菜，深色蔬菜应占一半。摄入充足的蔬菜有利于补充足量的膳食纤维、维生素C、维生素A、钾和镁等营养素。其中，膳食纤维是改善老年人便秘的好帮手。

### Q 21 老年人该如何挑选蔬菜

老年人应该尽可能换着吃不同种类的蔬菜，特别注意多选深色叶菜，如油菜、青菜、菠菜、紫甘蓝等。不同蔬菜还可搭配食用，比如炒土豆丝时可搭配青红椒丝或胡萝卜。这样一餐就可以吃到多种蔬菜，不仅可以丰富口味，提升食欲，还能摄入不同的营养成分。高龄老年人的咀嚼、吞咽能力减弱，可选择质地偏软的蔬菜，或将蔬菜煮烂、剁碎。

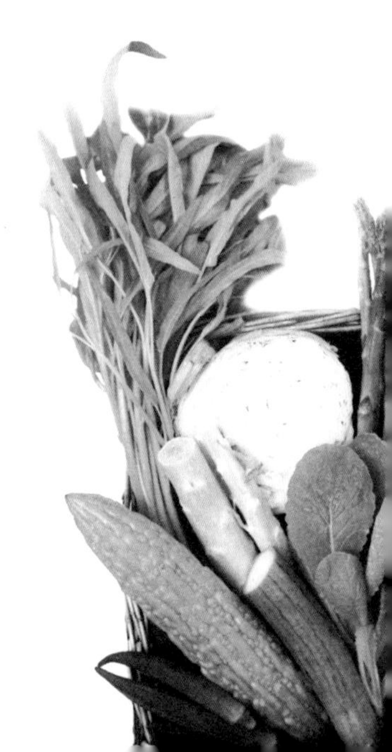

## Q 22 为什么推荐老年人多选深色蔬菜

根据颜色深浅，蔬菜可分为浅色蔬菜和深色蔬菜。深色蔬菜指深绿色、红色、橘红色和紫红色蔬菜。常见的深绿色蔬菜如上海青、油麦菜等；橘红色蔬菜如南瓜、西红柿和胡萝卜；紫红色蔬菜如紫甘蓝、红苋菜等。深色蔬菜富含胡萝卜素，是膳食纤维和维生素A的主要来源，其维生素$B_2$和维生素C含量均较高，而且含有更多的植物化合物。每天的深色蔬菜摄入量应占到蔬菜总摄入量的一半以上。

## Q 23 蔬菜怎么烹饪最健康

蔬菜的营养素含量除了受品种、产地、季节和食用部位等因素的影响外，还受烹调加工方法的影响。加热烹调除改变食物口感和形状外，一定程度上可降低非根茎类蔬菜的营养价值，如维生素的降解和矿物质的流失。下面几个小妙招让蔬菜烹饪更健康：

**先洗后切。**切后再洗会使蔬菜中的水溶性维生素和矿物质从切口处流失过多；洗净后应尽快加工处理、食用。

**开汤下菜。**沸水能破坏蔬菜中的氧化酶，从而降低对维生素C的氧化作用；另一方面，水溶性维生素对热敏感，加热会增加其损失。因此，水开后蔬菜再下锅更能保持营养。

**急火快炒。**缩短蔬菜的加热时间，减少营养素的流失。但是有些豆类蔬菜如四季豆需要充分加热。

**炒好即食。**已经烹调好的蔬菜应尽快食用，现做现吃，避免反复加热，这不仅是因为营养素会随储存时间延长而丢失，还可能因细菌对硝酸盐的还原作用增加亚硝酸盐含量。

## Q 24 老年人到底一天能吃多少水果

多数新鲜水果含水量为85%～90%，是维生素C、钾、镁和膳食纤维（纤维素、半纤维素和果胶）的良好来源。增加水果摄入量可降低心血管疾病的发病和死亡风险，降低胃肠道癌症的发病风险。老年人水果进食量并无特殊要求，可参照《中国居民膳食指南（2022）》推荐量，成人一天摄入200克水果，可分2~3次进食，以减少胃肠道不适的发生。

## Q 25 哪些水果适合老年人吃

除了老年人自身可能过敏的水果，老年人选择水果并无特殊要求。目前水果品种日益丰富，易于购买。水果供应的季节性很强，但不宜在一段时间内只吃一种水果，还是尽可能选择不同种类的应季水果，每种吃得量少些，种类多一些。此外，蔬菜不能替代水果。水果中某些维生素及一些微量元素的含量与新鲜蔬菜不同，而且水果含有的果糖、果酸、果胶等物质要比蔬菜丰富。

## Q 26 吃水果到底是饭前吃好还是饭后吃比较好

从营养学角度来讲，饭前、饭后吃水果并不影响水果的营养价值。饭前吃水果不仅可以促进肠道蠕动，而且可以在一定程度上增强饱腹感，对预防肥胖有一定好处。不过，对于存在胃酸分泌过多的老年人，空腹或者餐前不适合进食水果，以免引起胃部不适。而饭后立

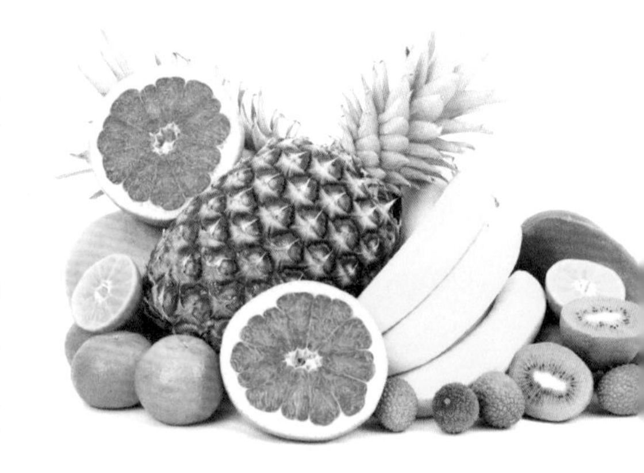

即吃水果，只要不是吃水果前已经很饱了，或者一次进食水果数量比较大，其实并无大碍。老年人消化能力有所下降，建议老年人餐前半小时或餐后1小时吃，以减少胃肠道负担。同时，一次吃水果的数量不要过多，少量多次为宜。

## Q 27 血糖高了就不能吃水果吗

只要血糖控制稳定了还是可以吃水果的！但需要注意水果的种类以及吃的时间和量。首先要避免血糖生成指数高的水果，如榴莲、大枣、香蕉、山楂、桂圆和菠萝蜜等。常见的水果如草莓、蓝莓、樱桃、柚子、梨、苹果、杏、橙子、桃、李子、猕猴桃等可交替选用。其次不要餐前或餐后立马吃水果，尽量在餐后2小时进食。同时注意吃的量，每日200~300克，分成2~3次食用。

此外，对于同样的水果，个体间血糖反应会有一定差异。要做好饮食记录和血糖监控，这样可以帮助了解自己对不同水果的血糖反应，从而知道自己能吃哪种水果和吃多少。

## Q 28 喝果汁更方便，能完全替代吃鲜果吗

果汁是由水果压榨去掉残渣而制成，但这些加工过程会使水果中的营养成分如维生素C、膳食纤维等损失。在水果被压榨或打成汁时，许多营养成分比如维生素C、不可溶性纤维、果胶、胡萝卜素等大大流失，易氧化的维生素E也被破坏掉了，只余下少量溶于水的成分，如果糖、小部分维生素和极少量不易测得的可溶性纤维，水果的营养学价值就大打折扣了。此外，由于果汁制作过程中破坏了细胞壁，果汁中的游离糖大大增加，容易升高血糖。一杯果汁可能拥有好几个水果的含糖量，不知不觉中就摄入了不少的能量。果糖的大量快速摄入，有可能引发果糖不耐受，引起腹泻等症状。如果

清洁消毒不彻底，或者保存不当，还会产生微生物污染的风险。但是在外出需要携带方便的情况下，或者水果不足时，可以用果汁等制品进行补充。如果真的想要饮用果汁也要控制摄入量，建议每次饮用不超过300毫升。

## Q 29 老年人每天应该喝多少奶

根据《中国居民膳食指南（2022）》推荐，老年人每天应摄入300~400毫升牛奶或蛋白质含量相当的其他奶制品。例如，早餐饮用一杯牛奶（200～250毫升），午饭加一杯酸奶（100~125毫升）即可。运输不便的地区，可采用奶粉冲调饮用；奶酪、奶皮也是不错的浓缩奶制品。调查显示，我国居民如不饮用奶，日常饮食中摄入的钙仅能满足身体需要量的一半。而牛奶是钙元素的良好来源，牛奶中的钙含量高、吸收利用率好。摄入300毫升以上牛奶可弥补日常膳食中钙摄入的不足，长期坚持有利于预防骨质疏松的发生和发展。

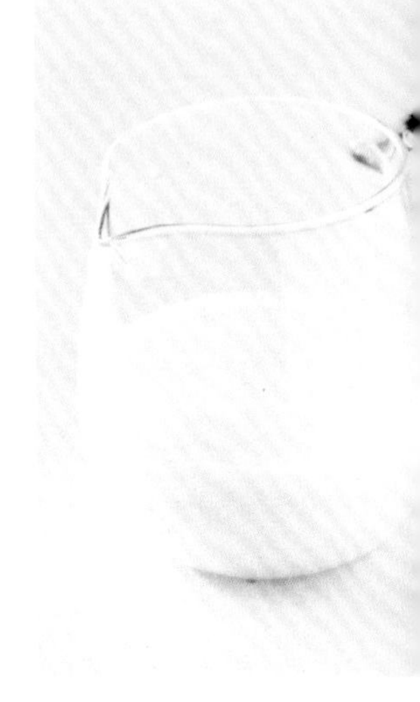

## Q 30 老年人如何科学选奶

常见奶类有牛奶、羊奶、马奶等，其中以牛奶的消费量最大。鲜奶经加工后可制成各种奶制品，市场上常见的有液态奶、奶粉、酸奶、奶酪和炼乳等。老年人可以选择不同种类的奶制品，与液态奶相比，酸奶、奶酪、奶粉有不同风味，又有不同蛋白质浓度，可以多品尝以丰富饮食多样性。其中奶酪的蛋白质、脂肪、钙、维生素A、核黄素含量是鲜奶的7~8倍。特别要提醒的是乳饮料不属于奶制品，老年人不宜进食。

## Q 31 喝奶腹泻怎么办

牛奶中含有乳糖，随着年龄的增长，人体乳糖酶的分泌逐步减少。一次进食过量的奶类，会导致乳糖摄入过多，引发乳糖不耐受，出现腹胀、腹泻、腹痛等症状。为避免出现乳糖不耐受，老年人可选择舒化奶，舒化奶将牛奶中的乳糖进行了预消化，肠道不良反应发生率显著下降。切勿空腹时进食牛奶或其他奶类，应饭后进食或少量多次进食；也可选用酸奶，酸奶经发酵后，乳糖含量降低，可以有效避免乳糖不耐受。

## Q 32 老年人该如何科学选购全谷物食品

全谷物是指虽经处理但未经进一步加工，保留了完整颖果结构的谷物籽粒；或虽经碾磨、粉碎、挤压等方式加工，但皮层、胚乳、胚芽的相对比例仍与完整颖果保持一致的谷物制品。全谷物中膳食纤维、维生素、矿物质等营养成分都是精白米的数倍。全谷物的升糖速度也比精米白面慢，餐后血糖更加平稳。进食全谷物更多的人群，其糖尿病发病率、总死亡率均更低。

全谷物食品是指配方中含有全谷物原料，且其质量占成品质量的比例不少于51%的食品（以干基计）。全谷物食物种类多样，营养丰富。推荐每天吃全谷物食物50~150克，相当于一天谷物的1/4~1/3。全谷物面包、燕麦片等，都可以作为膳食的一部分。全谷物如小米、玉米、燕麦、全麦粉等都可以直接混搭，作为主食或粥类，一日三餐中至少一餐用全谷物，如早餐吃小米粥、燕麦粥、八宝粥等。午餐、晚餐可在小麦面粉中混合玉米粉或者选用全麦粉；白米中放一把糙米、燕麦等（适宜比例为全谷物占1/4~1/3）来烹制米饭。

## Q 33 如何识别粗杂粮

杂粮指除主粮以外的其他所有粮食。包括薯类、谷物类和杂豆类，常见的如土豆、红薯、高粱、荞麦、青稞、燕麦、绿豆、红豆、豌豆、蚕豆等。购买粗杂粮时，要注意选择未经加工的粗杂粮，或虽经加工，但是仍能保持杂粮大部分营养素的制品。可参照全谷物摄入量，每日食用50~150克即可。

## Q 34 大豆会伤肾，所以老年人尽量不要吃大豆及豆制品吗

首先说答案，没有任何证据表明食用大豆及豆制品对肾功能有损害。大豆制品是钙和优质蛋白质的良好来源，经济实惠。大豆制品口感细软、品种多样，是老年人补充蛋白质的良好选择。

## Q 35 大豆制品属于优质蛋白，老年人吃得越多越好吗

我国大豆制品有上百种，通常分为非发酵豆制品和发酵豆制品两类。非发酵豆制品有豆浆、豆腐、豆腐干、豆腐丝、豆腐脑、豆腐皮、香干等，发酵豆制品有腐乳、豆豉等。大豆制品也是钙和优质蛋白质的良好来源，在改善居民营养，特别是提高贫困地区居民的营养状况方面具有重要作用。大豆制品口感细软、品种多样，备受老年人的喜爱。老年人可以食用豆腐、豆腐干、豆皮、豆腐脑、黄豆芽及豆浆等不同形式的豆制品，以保证摄入充足的大豆类制品，达到平均每天相当于15克大豆的推荐水平即可。

## Q 36 豆类都是优质蛋白吗

大豆包括黄豆、黑豆和青豆，大豆蛋白质含量较高，可用于制作豆制品。豆制品是优质蛋白的良好来源。除此之外的干豆类，都属于杂豆类。杂豆类主要有赤豆、芸豆、绿豆、豌豆、鹰嘴豆、蚕豆等。与大豆相比，杂豆中碳水化合物含量较高，含50%~60%的淀粉，所以杂豆类经常被作为主食看待。杂豆蛋白质含量约20%，低于大豆，但氨基酸的组成与大豆相似，接近于人体的需要，尤其是富含谷类蛋白质缺乏的赖氨酸。与谷类食物搭配食用，可以起到很好的蛋白质互补作用。各种豆馅还是烹制主食的好搭档，豆浆机制成的五谷豆浆也是营养价值高的佐餐伙伴。有些杂豆食物还可做成可口的菜肴，比如芸豆、花豆、红豆煮松软后，再适当调味，可制成美味凉菜；绿豆或红豆泡涨发芽可以炒菜。

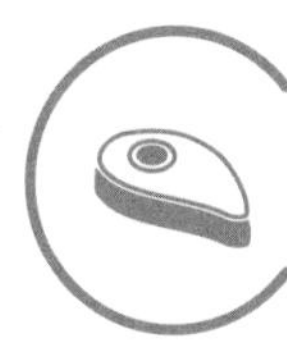

# 适量吃鱼、禽、蛋、瘦肉

## Q 37 老年人每天吃多少鱼合适

老年人平均每日应当摄入40~50克的鱼，鱼的蛋白质含量高、脂肪和碳水化合物含量低，富含维生素A、维生素D、维生素E和矿物质，有利于降低心脑血管疾病发生的风险，帮助保护心血管，对调节血脂和血压也有益处。

## Q 38 老年人每天吃多少肉比较好

老年人每天吃40~50克畜禽肉比较合适，建议多吃瘦肉，少吃肥肉。尽量换着吃猪肉、羊肉、牛肉等畜肉和鸡、鸭等禽肉。

## Q 39 老年人到底多吃白肉好还是红肉好

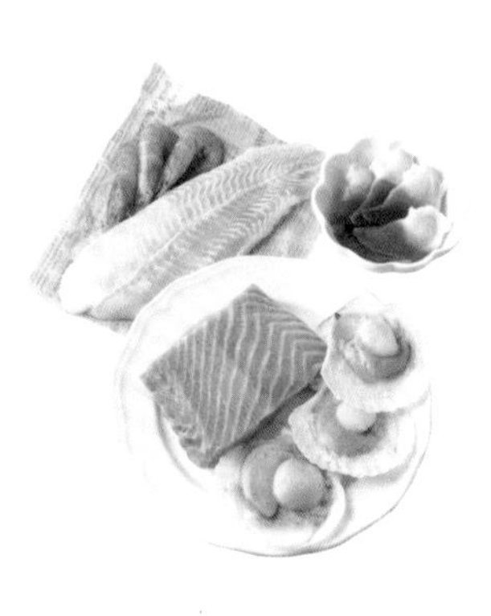

老年人尽量选择优质蛋白质，多吃白肉，少吃红肉。白肉一般指禽类及水产品类的食物。鱼肉、禽肉是老年人的首选肉品，它们的脂肪含量低，肌纤维短、细、软，更易消化吸收。建议每日的摄入量为50~100克。有条件的家庭可以多选择一些海鱼和虾，增加优质蛋白和$\omega-3$多不饱和脂肪酸的摄入量。畜肉的肌色较深，呈暗红色，故有“红肉”之称，包括猪、牛、羊、马、驴等，建议每日的红肉总量控制在50克以内。红肉的脂肪含量较高，应尽量选择瘦肉。动物内脏因胆固醇含量较高，老年人不宜过多食用。建议每周只吃1~2次动物内脏，每次不超过50克。

## Q 40 老年人到底一天吃几个鸡蛋好

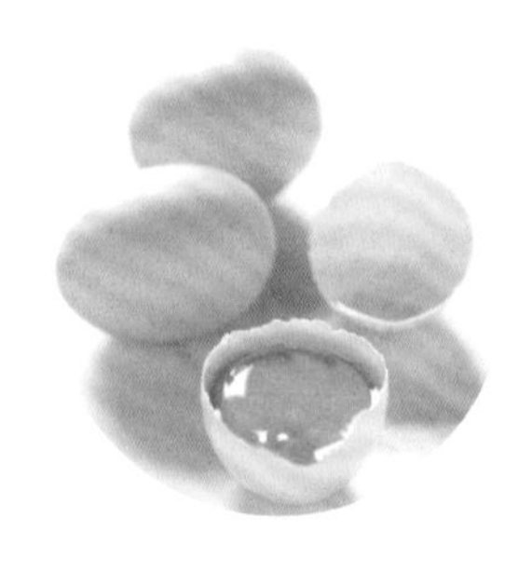

鸡蛋是优质蛋白质的来源，老年人一天吃几个鸡蛋比较合适要根据实际情况进行分析，健康老年人平均每天吃40~50克，大概1个鸡蛋；如果患者年老体虚建议一天吃1~2个鸡蛋补充营养；如果患者有心血管疾病史，则建议适量摄入，每周2~4个鸡蛋即可。

## Q 41 怕得冠心病，吃鸡蛋最好丢弃蛋黄吗

冠心病患者的饮食原则是低盐、低脂、低胆固醇，冠心病患者可以吃鸡蛋，但要减少蛋黄摄入，蛋黄是减少而不是丢弃！虽然蛋黄含有比较多的胆固醇，摄入过多会使冠心病患者的胆固醇水平上升，加重冠状动脉粥样硬化的发生和发展；但蛋黄富含人体必需氨基酸、卵磷脂、多种维生素和微量元素，其中卵磷脂是细胞膜的主要构成成分，对细胞的正常代谢及生命过程具有决定作用，每天摄入半个到1个蛋黄不会增加冠心病的发病风险。

## Q 42 “土鸡蛋”比“洋鸡蛋”营养价值更高吗

其实二者差别不大。从营养成分上讲，鸡蛋的蛋白质、脂肪、维生素等营养成分是基本稳定的，只是土鸡蛋的蛋白质、碳水化合物、胆固醇、钙、锌、铜、锰含量略高一些，而脂肪、维生素A等含量略低，但这种差别微乎其微。土鸡蛋蛋黄大，在色香味口感上要略优于普通鸡蛋。建议不要过度迷信土鸡蛋的营养宣传。

## Q 43 “营养都在汤里，吃肉不如喝汤”对吗

除了水，汤的营养全部来自原料，原料中有水溶性营养素和非水溶性营养素之分。如水溶性维生素C、矿物质会部分进入汤内，而非水溶性的蛋白质90%以上仍然留在肉里，汤里的含量不足总数的10%。那些看似浓白的“营养物质”其实是肉中的大量脂肪溶解在了热汤里，长期喝这种浓汤，很容易变胖，还会增加高血脂的发生风险。同时，肉汤中嘌呤含量很高，嘌呤代谢异常的痛风患者和高尿酸血症患者均应慎食。所以说，最好的方法是既吃肉又喝汤；嘌呤代谢异常的老年人建议少喝汤。

## Q 44 老年人为什么尽量不要吃熏腌香肠

熏腌香肠里的钠含量一般是鲜肉的4倍以上，因而食用这些熏肉香肠后，可引起血压、血糖升高，成为疾病的诱因和元凶。并且摄入大量的熏肉还会对胃部造成严重的刺激，导致胃酸分泌过多，严重时会造成胃胀、胃痛等；不仅如此，熏肉经过长时间的腌制，亚硝酸盐类的含量更是高出鲜肉的50%，这是一种致癌物质，长期摄入过多会增加胃癌、食管癌等的发病风险。

## Q 45 多吃猪蹄、肉皮可以补充胶原蛋白吗

吃猪蹄、肉皮并不能补充胶原蛋白。猪蹄和肉皮里的胶原蛋白进入胃内后，经过胃液的消化、肠道的吸收，变成氨基酸之类的小分子，输送至身体需要的各个组织，并不能够直接输送补充到我们皮肤上。而且猪蹄里的脂肪含量较高，如果经常食用容易引起身体发胖。

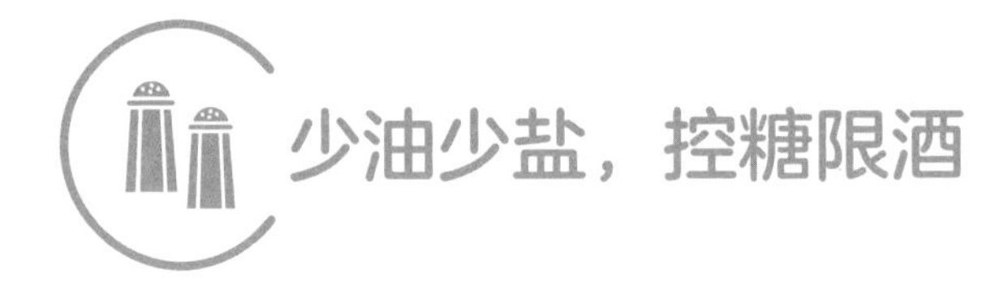

# 少油少盐，控糖限酒

## Q 46 怕长胖，老年人吃油越少越好吗

老年人需要适当减少烹调油摄入量。因为老年人的各项机能都有所退化，消化功能也有所减退，胃肠道蠕动会变慢，消化吸收功能也会变差，而含油量多的食物本身就很难消化，如果老年人经常吃一些含油量比较多的食

品，容易增加消化系统负担，如果没有完全代谢掉，还可能会导致肥胖，而且油脂中含有的脂肪及热量都可能过高，如果老年人经常吃这类食品，自身的代谢系统又不能够很好地代谢掉，还可能会导致胆固醇升高，出现高胆固醇血症等疾病。所以老年人要减少烹调油摄入量，尤其是一些油炸食品，比如炸花生、炸鱼干、炸丸子、油条、油饼、炸鸡等油炸食品一定要少吃，还要注意限制含油量较高的加工制品的摄入，如饼干、蛋糕、薯条等。烹调油可以选择富含ω-3、ω-6、ω-9系列脂肪酸的食用油，如橄榄油、茶油、葵花籽油等。

## Q 47 老年人一天吃多少油最合适

根据营养学家分析，老年人每天应从主副食品中摄入50克油脂为宜。脂肪摄入过多，热量增加，就易引起各种老年性疾病，如高脂血症和动脉粥样硬化等疾病。但是，低脂肪饮食对老年人健康长寿也不利。控制老年人摄入脂肪多少，可以用测定血清胆固醇的方法来衡量。如血清胆固醇超过251.5毫克/100毫升时，就应当注意限制脂肪的摄入量；血清胆固醇低于189.6毫克/100毫升时，可不必限制脂肪的摄入量。

## Q 48 怎么吃油才健康

不能过量。油脂中含有的热量是非常高的，用油多了，很容易引起肥胖，而肥胖又会增加心脑血管疾病的发生风险。所以，对于正常人来说，总用油量一般要控制在每天25~30克，并且不能超过这个量。对于老年人或血脂异常的人群来说，每天摄入油脂的量应更低。

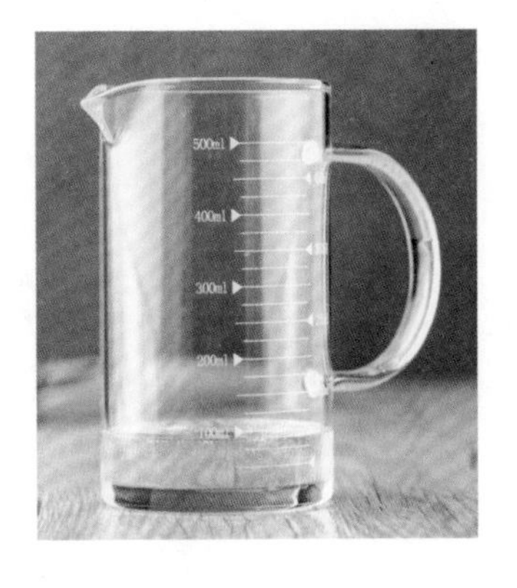

**油不宜过热。**很多油都非常容易被氧化，如果温度太高并且达到一个极限，食物上会形成一些人们看不到的致癌物质，而这些致癌物质又会逐渐影响人们的身体健康。所以，人们在平时使用烹调油时，一定要注意烹饪时的油温和时间。

**不能反复用油。**如果一种油反复使用，就会发生一系列的化学反应，产生有毒物质。重复使用的次数越来越多，有毒物质也会越来越多。所以，在我们日常使用中，一种油最多只能使用两次。

**不要只用一种油。**如果长期只吃一个品种的油，种类会比较单一，这个对我们的身体健康也会产生影响。从营养搭配的角度来说，建议在烹饪的时候最好能够做到几种油交替搭配去食用。

**照顾特殊群体。**特殊人群应该要特殊对待，对于一些血脂不正常的人或体重不正常的人，用油和正常人是不一样的。对于血脂异常和有心脑血管疾病的老年人，建议优先选择富含单不饱和脂肪酸的烹调油，如橄榄油、茶油等。

总之，食用油是老年人日常生活中不可或缺的一种调味剂。油对人体带来的好处除了可以提供能量并且使食物的口感比较好以外，最主要的作用是食用油对人体的健康特别重要。一旦用油方式不对，即使是健康的油和健康的食材，也会对身体健康带来不利影响。所以，一定要注重用油的方法。

## Q 49 老年人为什么要少吃“坏”脂肪

“坏”脂肪主要是指对身体不利的脂肪，包括饱和脂肪酸和反式脂肪酸，可以引起动脉阻塞、肥胖，从而导致心脑血管疾病，这些脂肪主要存在于动物油脂和“垃圾”食品中，过多食用会升高胆固醇并对心脏或其他器官造成负担，前列腺癌的发生也与这些“坏”脂肪存在密切联系。随着年龄的增加，尤其是当一个人进入老年后，对脂肪的需求日益减少。老年人代谢过程较慢，体力劳动减少，因此，要对上述富含“坏”脂肪的食物加以限制，应以豆油、花生油、葵花籽油等植物油为脂肪的主要来源。

## Q 50 老年人为什么不要吃得太咸

老年人吃得太咸容易引发高血压、脑卒中和胃癌等疾病，平时一定要控制饮食中盐的摄入，提倡低盐饮食，每天盐的摄入量不超过5克，如有高血压、心衰和严重水肿，每天盐的摄入最好为2~3克。

## Q 51 如何警惕“隐形盐”

《中国居民膳食指南（2022）》提高了“限盐”标准，建议11岁以上的中国居民每人每天摄入不超过5克的盐。单凭味觉来判断盐分的高低是不可靠的，一些甜品，像奶酪、冰激凌、面包等，虽然吃起来的味道是甜的，似乎与咸味不沾边，但这些甜品在制作过程中都加入了盐，而且甜味也容易掩盖咸味。如果稍微留意一下甜味食品（如饼干、蛋糕、果冻、巧克力、奶味饮料、咖啡、薯片等）外包装上的配料表，会发现它们之中很多都含有“隐形盐”，且含量不算低。

日常生活中的高盐食物主要集中在以下10类：酱、咸鱼虾等海鲜、咸菜酱菜类、加工豆制品、咸蛋、薯片饼干类、面制品类、罐头制品、咸坚果、调料。所以，控盐不仅需要饮食清淡，还要学会看包装食品的营养标签，特别要留意钠的含量。

## Q 52 控盐小技巧，你会吗

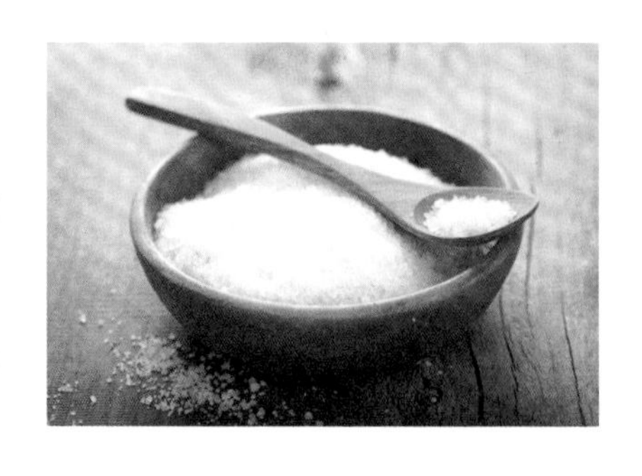

**做到“四少一多”。**即少糖、少盐、少酱油、少味精、多醋。糖的甜味能抵消掉盐的咸味，而醋的酸味则能增强盐的咸味，所以少吃一些甜咸的菜肴和食物，平时调味可以多用醋、柠檬等。还有很多人在炒菜的时候会放不少鸡精、味精、生抽等调味，感觉做出来的菜更加可口鲜美，殊不知，这些调味品中钠含量较高，如果用了它们，就不要再往菜里放盐了。同时，日常生活中还应该尽量避免腌制食品、熟食和虾酱等含钠高的加工食品。

**建议“餐时加盐”。**既可以照顾到口味，又可以减少用盐。在炒菜起锅时，少加盐或不加盐，而在餐桌上放一瓶盐，等炒好的菜端到餐桌时再放盐。由于吃饭时放的盐主要附着于食品和菜肴表面，来不及渗进内部，而人的口感主要来自菜肴表面，所以，只要添加一点盐，吃起来咸味就已经足够。

**超市买零食紧盯配料表。**在超市购买加工食品时，一定要盯紧营养成分表，如果每100克的加工食品中钠含量达到600毫克，那就说明这个食物的钠含量已经算是不低了。

**不要用菜汤拌饭。**带汤的菜肴中会有很多盐分溶解在菜汤当中，很多人喜欢用菜汤来拌饭吃，其实无形之中就多吃了不少的盐。

**炒好的蔬菜尽快吃掉，尽量不剩。**因为炒蔬菜放置过久，汤汁里面的盐分由于高渗透压作用，就会被吸收进入菜中。而且，菜肴尤其是叶类蔬菜放置过久，还会有亚硝酸盐的问题。

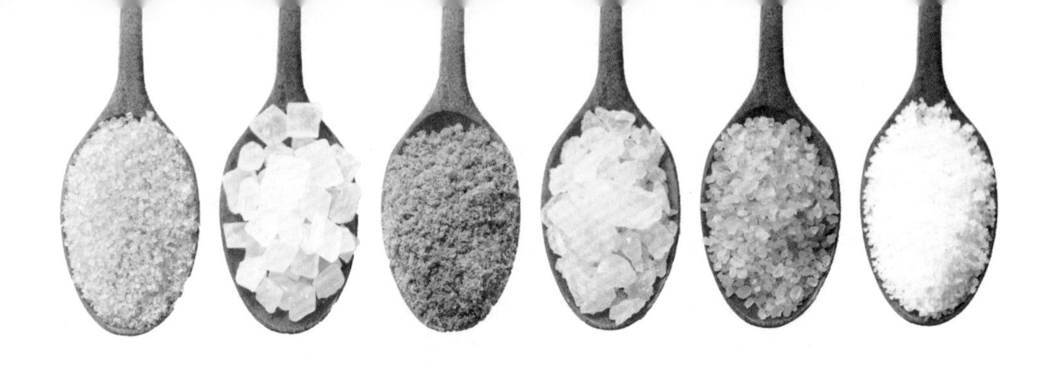

## Q 53 什么是“添加糖”

添加糖是指人工加入食品中的糖类，具有甜味特征，包括单糖和双糖，常见的有蔗糖、果糖、葡萄糖、果葡糖浆等；常用的白砂糖、绵白糖、冰糖、红糖都是蔗糖一类。

## Q 54 什么是“功能糖”

功能糖是一类具有特殊功效的糖类碳水化合物，主要包括功能性低聚糖、功能性膳食纤维和功能性糖醇。由于功能糖的特殊功效，使得其在食品中可以作为一种功能性配料添加，也可以作为食品中蔗糖的替代原料，降低食品中糖对特殊人群的影响。从纯粹的化学角度说，功能糖其实是指功能性低聚糖、功能性膳食纤维、功能性糖醇等几种具有特殊生理功效的物质的统称。

## Q 55 老年人为什么不要吃太多甜食

老年人相对运动较少，不需要太多能量，如果吃太多的甜食，过多的糖分进入体内以后会转化为脂肪，造成老年性肥胖，肥胖会增加心脏负担，对老年人来说不是件好事。此外，脂肪还会使血中胆固醇升高，增加动脉硬化和心脑血管疾病的风险。老年人如果吃太多甜食，过多的糖分会增加胰岛细胞的负担，容易诱发糖尿病。此外，过多的糖分能降低白细胞的吞噬能力，同时会大量消耗人体内的B族维生素，造成胃酸过多、消化不良。甜食中的糖还会使口腔内酸度增加，增加龋齿风险。

## Q 56 “零糖”饮料不含热量可以随便喝吗

市面上的“零糖”饮品其实是指每100毫升饮品含不超过0.5克糖。“零糖”饮料的甜味源自甜味剂。甜味剂是低热量或不含热量的化学物质，食品工业广泛用作糖的替代品来使食物及饮品添加甜味。要注意的是，使用人造甜味剂可能会让身体认为你的热量被吸收掉了，从而吃下更多其他食物来获得减少的热量。经常食用甜味剂会过度刺激糖受体，可能令人较难将甜味与热量摄取联想起来，导致更偏好甜食，增加体重。

## Q 57 多喝红酒可以预防心血管疾病吗

目前对于红葡萄酒是否优于其他类型酒还存在一定争议。基础研究发现，红葡萄酒除了可以升高高密度脂蛋白胆固醇，还含有类黄酮和白藜芦醇等抗氧化剂，可改善血管内皮功能，减轻炎症反应，可能有益心脏健康，也会降低肥胖和糖尿病风险。但要获得有效剂量的白藜芦醇需要每天饮用超过60升红葡萄酒，这个量其实是常人无法达到的。相较于此，医生更重视酒精对人体健康带来的危害。

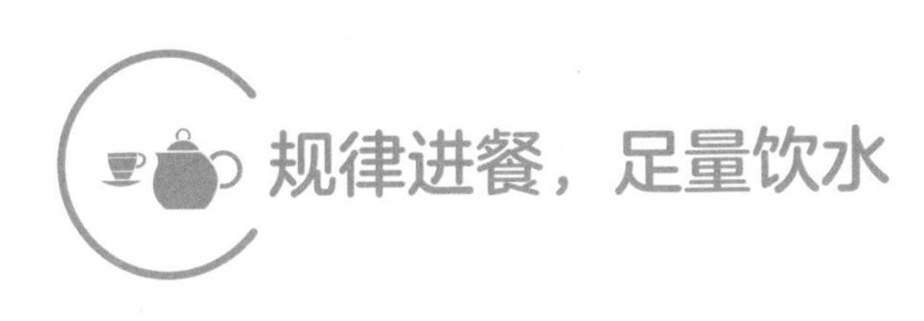

# 规律进餐，足量饮水

## Q 58 进餐需要定时定量吗

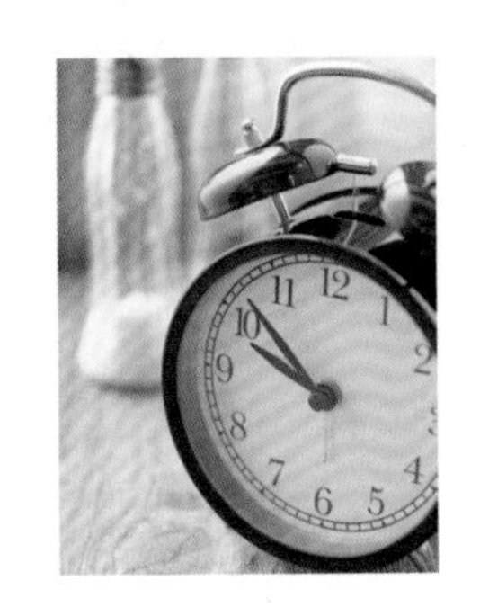

大家可能会发现一个现象，对于那些长期不吃早餐的人来说，早上不会觉得饿，因为长期不进食早餐，机体消化器官早上分泌很少的消化液，而对于减肥的患者来说，开始几天节食会饥饿感明显，而后面不觉得饿了也是因为机体消化器官应对饮食改变做出了调整。进食后，需要胃、胰腺、胆道系统和小肠这些消化器官分泌相应的消化液包括胃酸、消化酶、胆汁、肠液等进行食物的消化吸收。消化器官分泌这些消化液的时段和量是有节律的。如果进食时间不规律则会导致消化液分泌的时间节律紊乱，而进食量一时多一时少会导致消化液分泌量的紊乱，长此以往导致机体消化不良，损伤脾胃功能，甚至会引起胃溃疡、十二指肠溃疡、营养不良等疾病。应当吃饭的点，机体忍着饥饿不进食，此时胃仍按照以往的节律分泌胃酸，没有食物去中和胃酸，胃酸就可能刺激胃壁，从而促使胃溃疡的发生。因此定时定量进餐对于维护机体良好的消化吸收功能是非常必要的。

## Q 59 老年人一天需要喝多少水

一般来说，成年人一天排出的水分在2500毫升左右。而每天平均从固态食物中可获得约1000毫升水分，蛋白质、糖类和脂肪新陈代谢可供给300毫升代谢水。此外的1200毫升水分必须以液态食物和白开水、饮料、汤水等形式来补充，即5~8杯，才可保证体内水分平衡。无论是饮水过少还是过多均不利于机体健康，长期过量饮水，会加重心脏、肾脏的负担。饮水过少则会导致血液黏度过高，增加脑梗、血栓的风险，特别是早晨起来的时候血液黏稠度高。饮水宜少量多次。对于有肾脏疾病、心衰的老年人的饮水量则需要依据病情而定。

## Q 60 矿泉水肯定比白开水好吗

由于矿泉水含有多种对人体有益的矿物质，所以饮用矿泉水后，会有效补充人体所必需的营养元素。相比较于白开水，矿泉水可能含有相对较多的对人体有益的矿物质，但其含量的差别有限。对于健康老年人，在均衡饮食的基础上，一般不容易出现矿物质微量元素的明显缺乏。因此，饮用矿泉水的受益有限，矿泉水不一定比白开水好。

## Q 61 喝茶有什么讲究吗

我国是茶的起源地，饮茶是我国传统饮食文化之一。茶叶含有茶多酚等多种对健康有益的成分，经白水浸泡，可以溶出到茶水中。经常适量饮茶，不但可以补充水分，而且对健康有益。要注意冲泡茶叶的温度和方式。比如，冲泡红茶的温度宜接近100℃，冲泡绿茶的温度以80℃为宜，泡2~3分钟即可。不宜大量饮用浓茶，特别是缺铁性贫血的老年人，因为茶叶中的鞣酸会影响铁的吸收。另外茶叶中含有咖啡因，对于睡眠不佳的老年人，注意饮茶的时间和量。

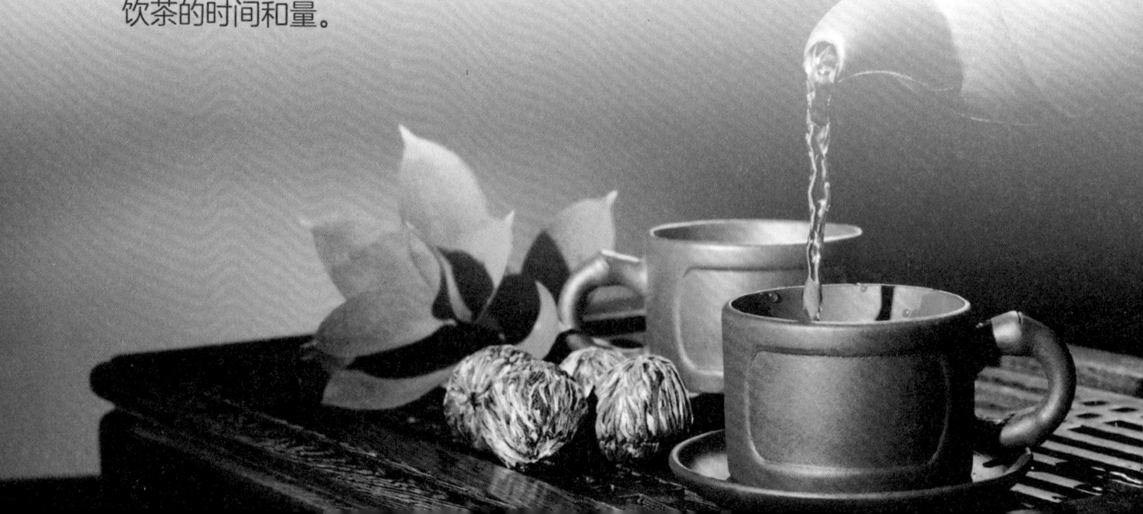

## Q 62 老年人常饮绿茶真的能减少心血管疾病吗

绿茶基本保存了茶叶鲜叶中的有效成分。茶叶具有抗凝、促溶、抑制血小板聚集、调节血脂、提高血中高密度脂蛋白及改善血液中胆固醇与磷脂比例等作用，可防止胆固醇等脂类团块在血管壁上沉积，从而预防冠状动脉变窄，特别是茶叶中含有儿茶素，它可使人体中的胆固醇含量降低，血脂也随之降低，从而使血压下降。因此，饮绿茶有一定防治心血管疾病的作用。

## Q 63 老年人为什么不宜喝浓茶

茶叶中含有鞣酸，它可影响肠道对铁的吸收，从而引起贫血。茶水的浓度越大，鞣酸的含量就越高，对铁的吸收影响就越严重。浓茶中的咖啡碱能使人兴奋、失眠、代谢率增高，不利于休息，还可使高血压、冠心病、肾病等患者心跳加快，甚至心律失常、尿频，加重心肾负担。浓茶利尿容易导致脱水。此外，咖啡碱还能刺激胃肠分泌，不利于溃疡的愈合；而茶中鞣质有收敛作用，会使肠蠕动变慢，加重便秘。

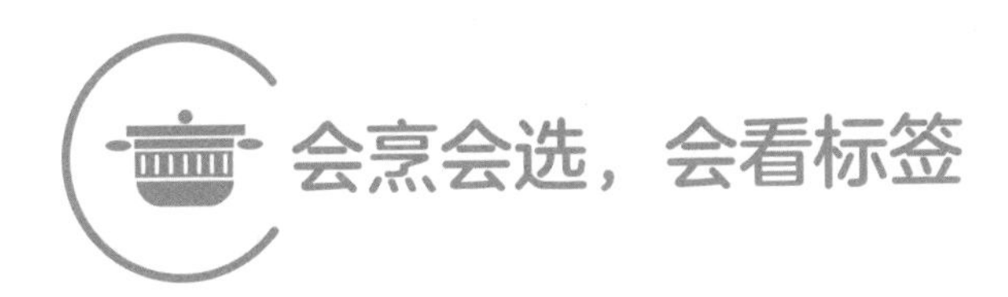

# 会烹会选，会看标签

## Q 64 怎样烹调才能保持蔬菜营养

蔬菜所含的维生素类容易在烹调中丢失，其中维生素A、维生素D、维生素E和维生素K这几种脂溶性维生素，以及番茄红素、胡萝卜素等脂溶性生物活性成分，特别容易氧化损失和溶油损失，应该避免油炸的烹调方式。B族维生素和维生素C以及多酚类等水溶性抗氧化成分，容易发生溶水损失，在大量水煮和焯烫的时候，这些成分会大量溶于水中，除非把菜汁都喝掉。保留营养物质应该采取少油炸、多蒸煮的方式，对于水溶性的营养物质还应该少放水。除了生吃外，蒸菜和急火快炒的方式损失维生素比较少。质地嫩的蔬菜还可采用凉拌、焯之类的方法，质地硬的蔬菜推荐焖的方法。

## Q 65 油冒烟再下锅炒菜更美味吗

油冒烟下锅炒菜虽然美味，但是对健康是不利的。油在高温下开始冒烟的时候，就已经产生很多致癌物了，120℃以上会产生丙烯酰胺，200℃以上会产生杂环胺，300℃以上会产生大量苯并芘，这些都是人体致癌物。另外像花生油、大豆油都富含不饱和脂肪酸，在高温时容易被氧化，这种氧化的脂肪酸容易升高血脂，导致动脉粥样硬化，增加冠心病的发生风险。

## Q 66 如何制定食物采购计划

食物采购计划可以依据中国居民膳食宝塔中推荐的各类食物的摄入量来制定以满足机体的营养物质需要。膳食宝塔推荐，谷类200~300克，其中全谷物和杂豆类50~150克；薯类50~100克；蔬菜300~500克；动物性食物120~200克；奶类300~500克；水果200~350克。依据每天的需要量乘以家庭成员数量即可得到这些食物的大体购买需要量。谷类、杂粮存放时间较长，可以一次性购买较多储备着。蔬菜肉鱼和水果需要进食新鲜的，可2~3天购买一次或者每天购买。蛋类相对存放时间较蔬菜长，可以2周购买一次。还可经常备些健康的零食如：坚果、水果干、奶酪、奶片等。

## Q 67 老年人如何选择零食

坚果类包括花生、瓜子、松子、板栗、榛子等；奶类包括奶酪、奶片、酸奶等；薯类包括红薯、土豆等；干果类如葡萄干、红枣干等；水果类如柿子、山楂、桃、梨子等；肉类如鸡肉肠等。这几类食物都富含多种维生素和矿物质，可以补充热量、蛋白质和有益的脂肪酸，适量摄入有益于老年人。尽量不要选择加工的油炸、高脂肪、高糖的零食。

## Q 68 老年人牙齿不好，吃不了普通饭菜怎么办

老年人牙齿不好，咀嚼能力下降，除了镶假牙帮助咀嚼食物外，在饮食上可以将食物切细、剁烂。如将鸡蛋做成鸡蛋羹或鸡蛋花；肉用搅拌机搅烂后和稀饭一起煮烂。米饭可以多放些水，提前浸泡一下，煮的时间长点。豆子、坚果、杂粮可以用豆浆机或破壁机打成豆浆、米糊。蔬菜避免选择粗纤维多的，选择易消化的如番茄、南瓜、冬瓜、嫩菜叶等，咬不动水果或蔬菜也可以用榨汁机榨成果汁或菜汁。避免煎炸、熏烤、爆炒等烹调方法。考虑到食物烹调时间加长，难免会增加维生素的流失，可以让老年人每天服用一粒复合营养素，以弥补烹调过度造成的维生素损失。

## Q 69 老年人为什么要适量吃点坚果

坚果是我国传统的膳食组成部分，可以分为树坚果类（如核桃、腰果、开心果、杏仁、松子等）和种子类（如花生、葵花子、西瓜子等），坚果含有多种不饱和脂肪酸，富含蛋白质、矿物质、维生素E、B族维生素等，每周摄入50~70克有助于改善血脂，降低心血管疾病的发病风险。

## Q 70 坚果杂豆类老年人咬不动怎么办

豆子、杂粮等需要用力咀嚼的食物，可以打成粉来吃，或者直接去超市买粉状产品来吃，比如糙米粉、红豆粉、芝麻粉、绿豆沙、红豆沙等，还可以用豆浆机打成豆浆、米糊来吃，比如黑豆核桃浆、黄豆燕麦浆、山药糙米糊等。

## Q 71 保健品越贵越好吗

保健品并不是价格越贵效果就越好，相同功效的产品，通过华丽的包装，加上广告宣传，价格自然就上升了。另外保健品往往是食物中各种营养成分和药性成分的浓缩产品，改变人体功能的“效力”就会强一些，每种保健品的作用不同，适合不同的人群。如伴有高血脂、冠心病的老年人可以口服高纯度鱼油帮助改善血脂和血液循环，但对于有出血倾向的老年人则不适合。绝经期女性伴有更年期综合征，可以选用大豆异黄酮调节机体雌激素水平，改善不适症状，对于其他人则不合适。保健品用对了固然有利于健康，如果使用不当，也会给身体带来危害。因此老年人需要根据自己的饮食和身体状况选择适合的产品，而不能觉得越贵越好。

## Q 72 哪些食物中含反式脂肪酸多

反式脂肪酸是由植物油经氢化作用而成。食品制造商采用氢化作用将多种非饱和植物油在室温下从液态变成固态用于延长销售期。以下食物含反式脂肪酸较多，包括人造黄油、人造奶油、起酥油、煎炸油、奶油蛋糕、炸薯片、炸鸡块、方便面、糕点、饼干、蛋黄派、冰激凌、沙拉酱、巧克力、咖啡伴侣等。

## Q 73 老年人为什么要限制反式脂肪酸的摄入

因为反式脂肪酸会增加血液中低密度脂蛋白胆固醇含量，同时还会减少可预防心脏病的高密度脂蛋白胆固醇含量，增加患冠心病的风险；食用后会增加人体血液黏稠度以及凝聚力，容易导致血栓的形成；还容易诱发糖尿病。

## Q 74 老年人如何增加食欲

老年人生理机能下降，如果长期罹患慢性病还需服用药物，就更容易出现食欲减退，这种情况下极易导致营养不良的发生。鼓励老年人采取不同烹调方式，丰富食物的色泽、风味，增加食物本身的吸引力。不要盲目追求所谓“健康饮食”夸大的某些食物成分对健康的影响，也不要神化某种或某些食物的作用。在确保安全的前提下，适度增加身体活动量，增强身体对营养的需求；家人做好陪伴，同时鼓励老年人积极参加群体活动，保持乐观的情绪也有利于增加食欲。

## Q 75 老年人吃素到底好不好

虽然动物性食物含有饱和脂肪酸和胆固醇，但是却富含人体所需的多种营养素。维生素$B_{12}$在动物性食物中含量高，而在植物性食物中含量少，同时动物性食物中的铁、锌、铜等微量营养素的吸收率显著高于植物性食物。鱼类不仅富含钙，还有维生素D以及DHA（即二十二碳六烯酸）等，这些有益成分在植物性食物中含量较少。老年人容易出现肌肉流失、贫血等，营养不良风险高，肉类是补充优质蛋白、铁、维生素$B_{12}$的良好来源，对于维持肌肉、改善贫血大有裨益。老年人长期吃素会导致营养素摄入不全面，某些重要营养素缺乏，从而影响机体健康，因此，膳食中适当安排素食可以调剂饮食，改善健康；但并不推荐全素饮食。素食老年人尤其需要注意动物性食物来源的营养素的额外补充。

## Q 76 老年素食者如何补充营养

素食者包括蛋奶素食者和严格的纯素食者。蛋奶素食者容易缺乏铁、锌等微量元素，如果不增加蛋奶豆制品的摄入量可能会出现蛋白质的摄入不足。严格素食者不仅容易缺乏铁、锌等微量元素，还容易缺乏钙、维生素D、维生素$B_{12}$等，严格素食者需要补充这些营养素。如果豆类和坚果类摄入不足，则可能出现优质蛋白质的摄入不足，此时推荐适量补充乳清蛋白。

## Q 77 如何看懂食品标签

老年人在选购预包装食品（即通常所说的包装食品）时，需要关注食品标签信息，包含食品类别、配料表、净含量、适用人群、食用方法等。食品类别是由国家规范的食物名称，如食品类别为奶的食品营养价值显著高于食品类别是饮料的食品，例如娃哈哈AD钙奶的食品类别是饮料，其营养价值就明显低于奶类。再看配料表，配料表是按照先大后小、先多后少、原料辅料添加剂的顺序排列的，因此，在配料表中越靠前，其含量越高。例如两款黑芝麻糊，一款的主要成分是黑芝麻，另一款的主要成分是大米，显然前者营养价值高些。配料表中还有食品添加剂，如增稠剂、防腐剂、色素、甜味剂等。最后还会列出生产日期、保质期和储存条件等。

## Q 78 如何看懂包装食品的营养标签

一看营养成分表。营养成分表是关于该食品主要营养成分的说明，以表格形式出现，其标注的营养成分至少应包括能量、蛋白质、脂肪、碳水化合物（或糖类）和钠，其他营养成分可标注在这五项之后。营养成分表中往往有三列数据：第一列说明的是该食品中含有的主要营养素的种类；第二列反映的是单位（如每100克或100毫升食品，或者是每份）食品中各种营养素的含量；第三列是营养素参考值（NRV）的百分数，反映的是食品中的营养素与人体每天需要量的比值。

二看营养声称。营养声称主要告诉我们食品中能量或营养成分含量水平，我们可根据自身需求进行选择，如肥胖或有控制体重需求的人群，需关注碳水化合物、脂肪等指标，选择有“低碳水化合物”“低脂肪”声称的食品；高胆固醇血症人群，需要优先选择有“低胆固醇”“不含饱和脂肪”声称的食品。

三看营养成分功能声称。营养成分功能声称指某营养成分可以维持人体正常生长、发育和正常生理功能等作用的声称，例如：钙是骨骼和牙齿的主要成分，并维持骨密度。

## Q 79 老年人怎样选择新鲜的蛋和奶类

鲜蛋外壳清洁、坚固，常有一层粉状物，手感较沉，灯光下蛋黄轮廓清楚，如果蛋壳发黏或者散黄则为不新鲜。蛋类保存条件很重要，尽量冷藏保存，最好每周一买，不能放置过久。

新鲜奶为乳白色或微黄色，均匀流动，无沉淀、凝块和杂质，无黏稠和结块，具有乳香味。浅粉红色或黄绿色、有凝块或絮状物、有明显的异味或加热呈豆腐渣样则为不新鲜奶。

## Q 80 老年人需要补充益生菌吗

随着年龄的增长，老年人容易出现消化吸收功能减弱，肠道菌群失调而出现腹泻便秘等情况。益生菌可以滋养结肠黏膜细胞，提高食物中钙、磷、铁的利用率，以及某些B族维生素和维生素K的合成，尤其是对不可溶性膳食纤维的消化具有重要作用，还能抑制腐败菌的生长，防止肉食消化不良而引起的腹部不适。益生菌还可以降低结肠癌的发生风险。对于胃肠消化不良、伴有腹泻腹痛便秘等消化道症状的老年人补充益生菌是有益的。

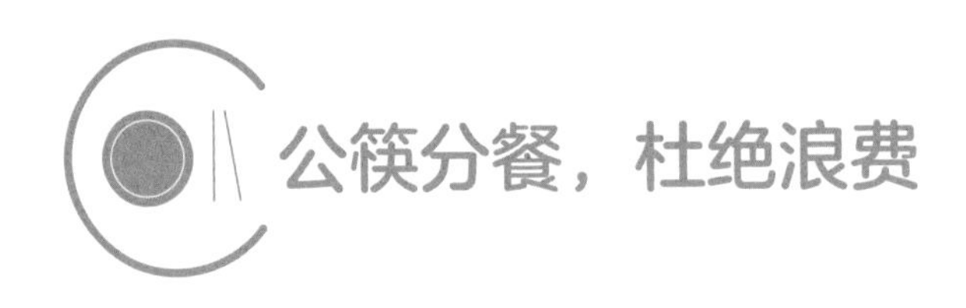

# 公筷分餐，杜绝浪费

## Q 81 外出就餐如何点餐

外出就餐与家庭就餐相比，容易出现食物摄入过多、营养摄入不均衡的情况，一般表现在肉类、脂肪、精制碳水化合物的超量和全谷、蔬果等的不足，不但是一种浪费，也有损自身健康。外出就餐提倡按需点菜，并坚持平衡膳食原则，注意食物多样、营养均衡。根据用餐人数估计菜量，平衡蔬菜和肉类的合理摄入量。先确定凉菜、热菜的数量；再结合荤素都有、蔬菜种类颜色多样、口味清淡、烹调方法健康合理的原则搭配菜品。不要选择大量肉类菜品，烹饪方式多选蒸、煮、炖、炒，少油炸、红烧。主食不要选择单一的米饭、面条，注意选择含有全谷物的主食如杂粮或杂豆以及薯类。点餐时可以提出少油、少盐、少糖的健康诉求。

## Q 82 一家人吃饭就不用分餐了吗

在家吃饭，鼓励使用公筷公勺，分餐享用。这样可以有效降低经口、经唾液传播的传染性疾病的发生和家庭成员间交叉感染的风险；此外，分餐还有利于观察老年人饮食情况，明确摄入食物的种类、总量，有利于实现营养均衡。

## Q 83 隔夜菜能吃吗

隔夜菜是指首次烹饪时间超过8~10小时的菜，对于人口数量较少的家庭和老年人，家庭用餐后剩余饭菜的情况难以避免。隔夜菜的危害在于细菌滋生、霉变、亚硝酸盐含量增加及营养素流失，因此对于需要隔夜的菜应进行合理处理和保存，在注意食物安全和保持营养的条件下，隔夜菜是能食用的。合理处理“隔夜菜”要注意以下几点：新鲜出锅的饭菜应用干净的器皿盛放并尽快加盖冷藏保存，避免不适宜的温度造成细菌繁殖和霉变；烹饪过的蔬菜尤其是叶菜类不易储存，最好一次性吃掉；隔夜菜要在短期内一次性吃完，食用前彻底加热，不能反复加热，如果发现食品已经变质，则应弃去。

## Q 84 如何储存食物更健康

合理储存食物的目的是保持新鲜，避免污染。粮食、干果类食品储藏的基本原则是低温、避光、通风和干燥。经常采取的措施是防尘、防蝇、防鼠、防虫及防止霉变。储放食物特别要注意远离有毒有害物品，如杀虫剂、消毒剂和亚硝酸盐等，防止污染食物和误食。动物性食物的蛋白质含量高，容易发生腐败，应特别注意低温储藏。一般低温储藏分为冷藏和冷冻。常用的冰箱冷藏温度是4~8℃，冷冻温度为-23~12℃。新鲜蔬菜若存放在潮湿和温度过高的地方容易产生亚硝酸盐，所以也要存于低温环境并尽快食用。不适宜冷藏的食物，如热带水果、黄瓜、焙烤食品（如面包）等，尽量现买现吃。

烹煮好的食物也应尽快食用。如需存放2小时以上，特别是在气温较高的夏、秋季节，应将存放温度控制在5℃以下，以减慢微生物的生长速度，防止致病菌大量繁殖。冰箱不要塞太满，冷空气需要足够的循环空间来保证制冷效果；生、熟食物不要混放，熟食在上，生食在下；剩饭菜在冰箱中存放后尽快吃完，重复加热不能超过一次；定期检查冰箱，发现食物有变质腐败迹象要马上清除；定期清洗冰箱，擦洗冰箱内壁及各个角落。

## Q 85 冷冻食物有保质期吗

冷冻食物同样也有保质期。从食品安全的角度，冷冻可以抑制微生物生长和增殖，同时抑制食品自身化学反应，让食物保存时间更长。但现实中，由于大部分冷冻食物无法做好密封处理，食物会因为冷冻带走水分，使口感变差；冷冻时间过长会使肉中的脂肪和蛋白质发生缓慢氧化，维生素等营养成分也会分解流失。此外，尽管冷冻状态下，大部分细菌被抑制，但仍然有些嗜冷菌会存活，建议在家储存冷冻食品时，在保质期内尽快食用。冰箱储存肉类的适宜时间见表2。

表2　冰箱储存肉类的适宜时间

| 食物种类 | 冷藏（4℃） | 冷冻（-18℃） |
| --- | --- | --- |
| 新鲜猪肉 | 3~5天 | 4~12个月 |
| 新鲜牛肉 | 3~5天 | 4~12个月 |
| 新鲜羊肉 | 3~5天 | 4~12个月 |
| 肉馅（猪、牛、羊、鸡肉） | 1~2天 | 3~4个月 |
| 香肠（已打开包装） | 1周 | 1~2个月 |
| 培根（已打开包装） | 1周 | 1个月 |
| 新鲜鸡肉 | 1~2天 | 12个月 |
| 新鲜鱼肉（多油脂） | 1~2天 | 不超过4个月 |
| 新鲜鱼肉（少油脂） | 1~2天 | 6~8个月 |
| 新鲜贝类、鱿鱼 | 1~2天 | 3~6个月 |
| 熟肉 | 3~4天 | 2~6个月 |

注：鲭鱼、沙丁鱼等属于多油脂鱼；鳞鱼、鳕鱼、金枪鱼、罗非鱼等属于少油脂鱼。含脂肪多的肉类不宜久藏，因脂肪酶在-23℃以下才会受到抑制。

## Q 86 冰箱储存食物有讲究吗

密封。如果冷冻室内温度反复变化，有些食品可能会变白变干，因此在冷冻前应充分密封好。

颜色。注意冷冻食物的颜色，如果不再是最初的颜色，可能变干或出现了油脂氧化。

质量。如果冷冻食品变得冻霜太多，食品质量可能会发生变化。

# 老年人如何科学摄入营养素

## Q 87 什么是营养素

营养素是指为维持机体繁殖、生长发育和生存等一切生命活动和过程，需要从外界环境中摄取的物质。营养素必须从食物中摄取，能够满足机体的最低需求，即生存。来自食物的营养素种类繁多，根据其化学性质和生理作用可将营养素分为七大类，即蛋白质、脂类、碳水化合物、矿物质、膳食纤维、维生素和水。根据人体对各种营养素的需要量或体内含量多少，可将营养素分为宏量营养素和微量营养素。

## Q 88 多吃胶原蛋白可以抗衰老吗

胶原蛋白作为蛋白质家族中的一员，主要存在于动物的皮肤、骨骼、牙齿、韧带和血管中，可以支撑机体、维持皮肤的弹性，以及促进伤口愈合。蛋白质在体内需要水解成氨基酸，才可以被人体所吸收，再合成人体所需要的蛋白质。普通食物中的胶原蛋白都是大分子蛋白质，吸收率很低。可被吸收的小分子肽是否具有美容护肤等作用仍然存在学术争议。

## Q 89 什么是优质蛋白质食物

优质蛋白质食物，是指含有的必需氨基酸种类齐全、数量充足、比例合适，容易被人体消化吸收，且吸收后利用率高的食物。例如，动物蛋白质食物中的蛋、奶、肉、鱼，以及大豆及豆制品蛋白质。

## Q 90 老年人为什么要补充足够的优质蛋白质

人体在40岁左右开始出现肌肉量的减少，在70岁以前每十年大概会丢失8%；70岁以后肌肉丢失的速度明显增快，每十年丢失可达15%。肌肉衰减可导致骨质疏松的风险增加，是老年人死亡的独立危险因素。良好的营养状况对延缓老年人肌肉衰减具有关键作用，其中摄入足够的优质蛋白能够延缓老年人的肌肉衰减。另外优质蛋白质可以很好地被人体吸收利用，用于合成人体所需要的生物活性蛋白，如免疫球蛋白等，有助于维持机体的免疫力。

## Q 91 必需脂肪酸可以抗衰老吗

必需脂肪酸是指人体不能合成，或合成速度过慢不能满足身体的需求，必须由食物供应的脂肪酸，如亚油酸和α-亚麻酸。必需脂肪酸在体内有许多重要的生理功能，是细胞膜的成分，能够维持细胞膜的结构和功能，必需脂肪酸营养状态良好，能保持皮肤光泽，机体如果缺乏必需脂肪酸，会影响机体免疫力、伤口愈合、视力、脑功能以及心血管健康等。饮食中适量的必需脂肪酸能够延缓机体的衰老过程。

## Q 92 含必需脂肪酸多的食物有哪些

必需脂肪酸是指对维持机体功能不可缺少、但机体不能合成、必须由食物提供的脂肪酸，包括亚油酸、α-亚麻酸。亚油酸广泛存在于我们日常食用的烹饪油中，如大豆油、花生油、葵花籽油、玉米油等，所以人体不容易缺乏。α-亚麻酸在体内可代谢转换为大家熟知的EPA（即二十碳五烯酸）、DHA，EPA和DHA具有抗炎、抗氧化、抗凝、免疫调节的功能，但是这种转换率较低，所以老年人可以单独进行鱼油（富含EPA、DHA）的补充。

## Q 93 卵磷脂能够改善老年人脑功能吗

脑细胞组织里，五分之一的物质基础是卵磷脂。我们大脑神经信号想要正常传导，需要乙酰胆碱，而卵磷脂是乙酰胆碱重要的物质构成基础。卵磷脂的充分供应将保证机体内有足够的胆碱与人体内的乙酰结合为“乙酰胆碱”，从而为大脑提供充分的信息传导物质。所以，卵磷脂对于大脑的组成以及大脑工作的完成有重要作用。长期补充卵磷脂可以减缓记忆力衰退的进程，预防或推迟老年痴呆的发生。

## Q 94 如何补充卵磷脂

蛋黄中含有丰富的卵磷脂，牛奶、动物的脑、骨髓、心脏、肺脏、肝脏、肾脏以及大豆和酵母中都含有卵磷脂。卵磷脂在体内多与蛋白质结合，以脂肪蛋白质（脂蛋白）的形态存在，卵磷脂以多种形式存在于自然界当中，所以建议人们尽量摄取足够多种类的食物。有两种我们常见的食物——大豆和蛋黄，其卵磷脂含量是很高的。这两种食物具有共同的特点：第一，卵磷脂含量比较集中；第二，所含卵磷脂的质量比较高。另外，坚果、动物肝脏、海带和紫菜等也含有卵磷脂，没有相关饮食禁忌的一般人群，也可以适当食用。

## Q 95 摄入膳食纤维有益于健康长寿吗

膳食纤维有益肠道健康，具有促进排便、改变肠道菌群、增加饱腹感和降低血糖及血胆固醇的作用。充足的膳食纤维摄入能促进肠道有益微生物的生长，抑制有害微生物或条件致病菌增殖、保证人体与其身体内外表面微生物的互利共生，从而增强免疫力，预防多种疾病。但需要注意的是，过量摄入膳食纤维会影响矿物质吸收，溏便老年人不适宜过多摄入膳食纤维。

## Q 96 哪些食物含膳食纤维比较多

膳食纤维是一类复杂的碳水化合物，一般认为不能被人体胃肠道直接消化，因而无法产生热量，但对于生理健康非常重要。膳食纤维的来源广泛，主要有豆类、全谷物、蔬菜、水果和坚果等。

## Q 97 老年人要不要额外补充维生素

老年人由于身体机能减退，饮食摄入减少，往往会存在维生素的缺乏，缺乏维生素会导致老年人经常性的口腔溃疡，造成失眠，影响正常的生活。对于已经出现维生素缺乏临床表现的老年人，应在医生或营养师的指导下，直接服用多种维生素片进行补充，或者多吃新鲜的水果蔬菜进行补充。但机体对矿物质、维生素需要量有一定的范围，补充剂量应依据《中国居民膳食营养素参考摄入量（DRIs）》，使用过程中既不能剂量太低，否则无法满足需要量要求，又不能过量摄入，否则会对机体造成毒副作用。

## Q 98 补硒可以抗氧化防衰老，大量补硒更健康吗

根据目前对微量元素的研究进展，有20余种元素被认为是构成人体组织、参与机体代谢、维持生理功能所必需的，其中硒就是属于人体必需的微量元素，它参与合成人体内多种含硒酶和含硒蛋白。中国营养学会将硒列为15种每日膳食营养素之一。正是由于“硒”的高抗氧化作用，适量补充能在不同程度上防止器官老化与病变、延缓衰老、增强免疫、抵御疾病、抵抗有毒害重金属、减轻放化疗副作用。但盲目大量补硒是不可取的，人体长期处在高硒状态下会出现皮肤痛觉迟钝、四肢麻木、头昏眼花、食欲不振、头发脱落、指甲变厚、皮疹、皮痒、面色苍白、胃肠功能紊乱和消化不良等症状。

## Q 99 老年人每天吃钙片就不用晒太阳了吗

阳光下的户外运动有利于促进维生素D的合成，而维生素D能促进人体对钙的吸收利用，从而延缓骨质疏松和肌肉衰减的发生发展，因此老年人应积极进行户外活动。

## Q 100 老年人如何正确补锌

老年人补锌可以通过饮食和药物两种途径来改善。很多食物含锌量高，且容易被人体吸收，平时可以多吃一些。例如红肉、动物内脏、贝壳类等都富含锌。但要注意的是，红肉和动物内脏对老年人来说，仍然要把控住适当的量，避免摄入过多的油脂和动物代谢废物。缺锌严重者还可选择补锌剂，但需要注意，补锌不可与补钙同时进行，科学做法是，先吃补锌食物，间隔30分钟以上，再吃补钙食物。如果是吃锌和钙的补剂，也应遵循这一原则。过量的锌摄入会引起胃肠道症状，如恶心、呕吐等。按照《中国居民膳食指南营养素参考摄入量（DRIs）》，我国一般成年男性和女性锌的推荐摄入量分别为12.5毫克/天、7.5毫克/天。据营养健康资料显示，锌元素的补充最高耐受量为40毫克/天。

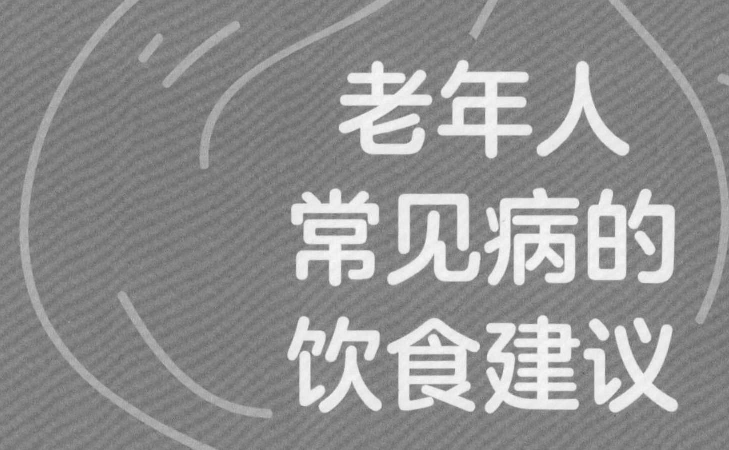

# 老年人常见病的饮食建议

## 老年糖尿病患者的饮食建议

老年糖尿病患者应避免错误限制饮食，要保证基本能量和营养素摄入，保持健康体重，保证平衡膳食，警惕老年糖尿病营养不良发生。

① 在合理控制总能量摄入的基础上，采取平衡膳食模式，食物多样化。每餐膳食尽量包括主食、蛋白质类和蔬菜三大类。含碳水化合物高的主食尽量避免单独食用，与蔬菜和蛋白质类食物搭配吃有利于控制血糖。同时细嚼慢咽，用餐过程持续20分钟，也有利于控制餐后血糖。

② 蛋白质是人体必需营养素，长期摄入不足会导致营养不良发生；蛋白质类食物饱腹感强，能延缓碳水化合物的吸收，有利于餐后血糖控制。老年糖尿病患者不要惧怕摄入蛋白质类食物，如果肝肾功能正常还应适当提高蛋白质的摄入量。肉、蛋、奶和大豆及其制品是优质蛋白质的重要来源，可以按照居民膳食宝塔推荐换着吃，肉类尽量选择鱼虾等水产品、禽肉以及瘦猪肉、牛肉，少用肥肉和动物内脏。大豆类制品饱和脂肪酸含量低，富含植物固醇，容易消化吸收，老年人应经常食用。牛奶及奶制品还富含钙，推荐每天食用300~400毫升牛奶或蛋白质含量相当的奶制品。

③ 主食定量，优选全谷物和低血糖生成指数食物。如果消化功能正常，主食宜杂粮细粮搭配着吃，可以选择杂粮饭、杂粮馒头包子、杂粮面条；玉米棒；薯类或根茎类蔬菜，如红薯、山药、芋头、土豆等。老年糖尿病患者也不要追求主食全杂粮，因膳食纤维摄入过多，可影响矿物质等其他营养素吸收。全杂粮饱腹感强且不好消化吸收，可能造成能量摄入不足。

④ 做到餐餐有蔬菜。蔬菜宜选用叶类（叶类最好占一半以上）、瓜

类、菌藻类。尽量不选择根茎类（如藕、土豆、芋头、山药等）和鲜豆类（如毛豆、豌豆、蚕豆等），如果吃这些蔬菜则需要抵扣主食（25克主食相当于100克淀粉类蔬菜，相当于70克鲜豆类）。进食南瓜、胡萝卜时，注意每餐不超过150克。

5— 适量吃水果。餐后血糖达标，可在两餐间选用水果100~200克，不宜餐前或餐后立即食用。尽量不选血糖生成指数过高的水果，如鲜枣、山楂果、柿子、桂圆、荔枝、榴莲、芒果、菠萝、香蕉和果干等。

6— 烹饪方式尽量选择炖、清蒸、烩、汆、煮等，避免煎、炸、红烧、勾芡。

7— 适量运动有助于控制血糖。若餐后血糖不达标或哪顿不小心吃多了，餐后1小时可进行适量运动；若血糖正常，可自由选择运动时间，但禁止餐前运动。

8— 对于肥胖的糖尿病患者，科学营养减重可以帮助改善胰岛素抵抗、减少甚至停用降糖药物。

成人糖尿病患者
食养原则和建议
自我管理
定期营养咨询，提高血糖控制能力
食物多样
养成和建立合理膳食习惯
规律进餐
合理加餐，
促进进餐后血糖稳定
能量适宜
控制超重肥胖和预防消瘦
食养有道
合理选择应用
食药物质
主食定量
优选全谷物和
低血糖生成指数食物
清淡饮食
限制饮酒，预防和延缓并发症
积极运动
改善体质和胰岛素敏感性


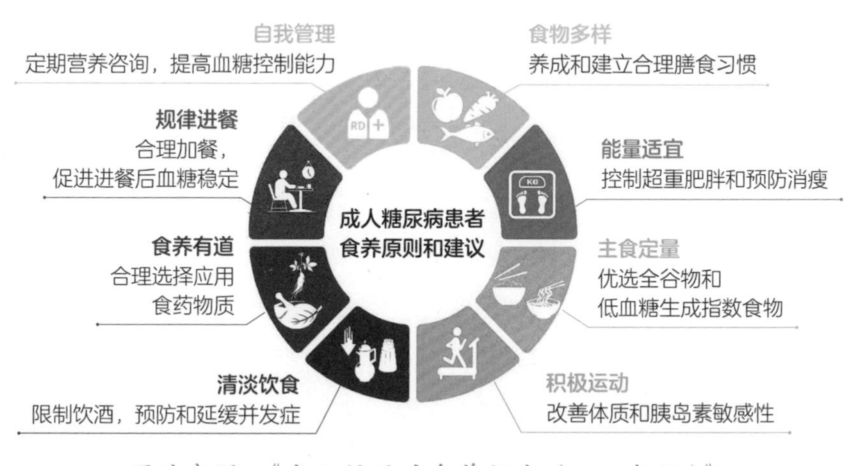

图片来源：《成人糖尿病食养指南（2023年版）》

（国家卫生健康委2023年1月12日印发）

## 老年高血压患者的饮食建议

老年高血压患者要合理搭配膳食，做到食物品种丰富。饮食以富含膳食纤维的全谷物、优质蛋白、新鲜蔬菜、水果、低脂奶制品为主，减少饱和脂肪酸和胆固醇的摄入。DASH饮食又被称为“得舒饮食”，是一种适用于预防、治疗高血压和降低心脑血管疾病风险的饮食方式，建议多吃全谷类食物和蔬菜、水果；肉类以禽肉、鱼肉为主；减少红肉、饱和脂肪酸、甜食的摄入；限制钠盐的摄入量；使用低钠调味品或食物的天然滋味调味，以增加食物的可口性。

1— 吃动平衡，健康体重。在平衡膳食基础上，适当摄入能量，保持健康体重。老年人营养不良、肌少症发病风险高，不能过度追求低体重。如果确实存在肥胖，可缓慢适当减重。提倡进行规律的中等强度有氧身体运动，减少静态行为时间。一般成年人应每周累计进行2.5~5小时中等强度有氧活动，或1.25~2.5小时高强度有氧活动。运动可以改善血压水平。建议非高血压人群（为降低高血压发生风险）或高血压患者（为降低血压），除日常活动外，应有每周4~7天、每天累计30~60分钟的中等强度身体活动。

2— 减钠增钾，饮食清淡。提倡低盐膳食，注意隐形盐，限制或不使用腌制品。常见高盐食物主要有：用大量盐处理的腊肉、熏肉、火腿、灌肠、腌菜、虾皮、海米等；含盐较高的调味品如酱油、蚝油、豆瓣酱等，使用上述调味品需减少食用盐用量；以及一些含盐加工食品。适当增加钾摄入量，保持足量的钙和镁摄入。每天摄入充足的新鲜蔬菜水果获得钾、镁盐，推荐饮用牛奶补充钙。肾功能良好者可选择高钾低钠盐。不建议服用钾补充剂（包括药物）来降低血压。肾功能不全者补钾前应咨询医生。

3— 减少脂肪和胆固醇的摄入。限制肥肉、动物油脂等饱和脂肪酸，尽量避免摄入动物内脏。烹饪用油可部分选用富含单不饱和脂肪酸的茶油、橄榄油、亚麻籽油。

4— 戒烟限酒，心理平衡。不吸烟，彻底戒烟，避免被动吸烟。戒烟可降低心血管疾病风险，强烈建议高血压患者戒烟。精神紧张可激活交感神经从而使血压升高。高血压患者应减轻精神压力，保持心理平衡。少饮酒、少吃辛辣和精细加工的食物。大量饮酒会使心率增快、加重症状。辛辣食物和膳食纤维低的精细加工食物容易导致排便困难，在用力排便时血压可能骤升诱发心脑血管意外。

5— 监测血压，自我管理。定期监测血压，了解血压数值及达标状态，遵医嘱进行生活方式干预，坚持长期治疗，自我管理。

成人高血压患者
食养原则和建议
减钠增钾
饮食清淡
合理膳食
科学食养
吃动平衡
健康体重
戒烟限酒
心理平衡
监测血压
自我管理

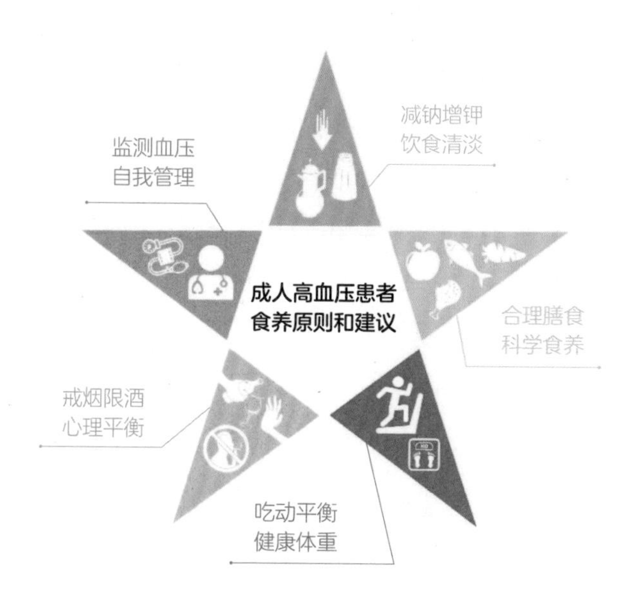

图片来源：《成人高血压食养指南（2023年版）》
（国家卫生健康委2023年1月12日印发）

## 老年高脂血症患者的饮食建议

血脂异常主要受饮食及生活方式的影响，饮食治疗和生活方式改善是治疗高脂血症的基础措施。无论是否进行药物调脂治疗都必须坚持控制饮食和改善生活方式。

1. 吃动平衡，保持健康体重。维持健康体重，减少体脂含量，有利于控制血脂；尤其对于超重和肥胖人群应通过控制能量摄入以减重，每天可减少300~500千卡的能量摄入。
   高脂血症人群，除部分不宜进行运动人群外，无论是否肥胖，建议每周进行5~7次体育锻炼或身体活动，每次30分钟中等及以上强度身体运动，包括快走、跑步、游泳、爬山和球类运动等。对于稳定性动脉粥样硬化性心血管疾病患者应先进行运动负荷试验，充分评估其安全性后，再进行身体活动。运动强度宜循序渐进、量力而行，以运动后第2天感觉精力充沛、无不适感为宜。

2. 严格控制饱和脂肪酸和胆固醇摄入。高脂血症患者每日烹调油应不超过25克。胆固醇每日摄入量应少于300毫克，而高胆固醇血症患者每日胆固醇摄入量应少于200毫克。尽量避免动物内脏（如猪脑、猪肝、牛肝等）和饱和脂肪酸含量高的油脂食物（如黄油、猪油、牛油等）。适当增加不饱和脂肪酸的摄入，如亚麻籽油，紫苏油。适当增加富含ω-3系列多不饱和脂肪酸的食物，如鱼类水产，尤其是深海鱼类。

3. 食物多样，蛋白质和膳食纤维摄入充足。适量控制精制碳水化合物摄入。主食避免全精白米面，保持品种丰富，除米饭、馒头、花卷等主食外，还可以选小米、玉米、荞麦、黑米、燕麦和杂豆类（红豆、绿豆、芸豆等）等各种杂粮谷物；此外，土豆、山药、红薯等根茎类蔬菜也可作为主食。限制含糖饮料、甜点、糖果的摄入。

合理选择肉类食物，建议以白肉为主，如鱼虾等水产品及去皮禽肉，其饱和脂肪酸含量相对较低。控制红肉摄入量，可选择牛肉、瘦猪肉，其脂肪含量相对较少。大豆及其制品不仅是优质蛋白来源，富含植物固醇，有利于血脂控制。

4 少盐控糖，戒烟限酒。限制钠盐，每天摄入量不超过5克，最好2~3克。适量饮酒因人而异，并需取得医师的同意。完全戒烟和有效避免吸入二手烟，有利于预防动脉粥样硬化性心血管疾病，并改善高密度脂蛋白胆固醇水平。

5 少量多餐，避免过饱，忌烟和浓茶。

6 合理烹饪食物。建议清蒸或炖煮，可减少膳食中脂肪摄入量，起到减少体内胆固醇的效果。

7 合理选择用油。建议在烹调时优选植物油，因其含不饱和脂肪酸，可以预防或降低心脑血管等疾病的发生。

会看慧选，科学食养，
适量食用食药物质
吃动平衡，
保持健康体重
因地制宜，
合理搭配
调控脂肪，
少油烹饪
成人高脂血症
食养原则和建议
食物多样，
蛋白质和膳食
纤维摄入充足
因时制宜，
分季调理
少盐控糖，戒烟限酒
因人制宜，辨证施膳

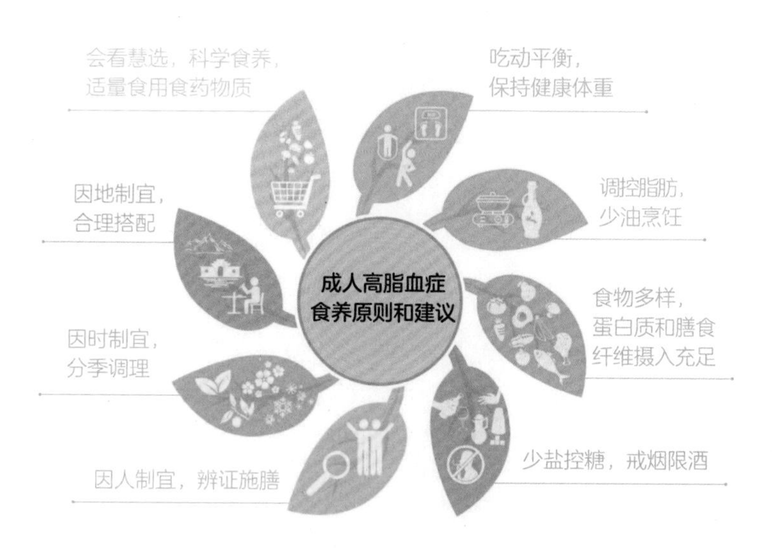

图片来源：《成人高脂血症食养指南（2023年版）》
（国家卫生健康委2023年1月12日印发）

## 老年冠心病患者的饮食建议

老年冠心病患者应降低膳食中饱和脂肪酸和胆固醇的含量，多吃富含膳食纤维的蔬菜、水果和谷类，尤其是可溶性膳食纤维可以减少冠心病的发病风险。

1. 控制总热量，保持正常体重。

2. 控制饱和脂肪酸、反式脂肪酸、胆固醇的摄入，尽量避免或减少动物内脏、肥肉、蟹黄、蛋黄、油炸或烘焙甜点等食物。

3. 补充适量的优质蛋白质。肉类以去皮禽肉、鱼类等白肉为主，红肉尽量选择瘦猪肉、牛肉，减少摄入饱和脂肪酸；蛋类选择蛋清，奶类选择低脂/脱脂牛奶或酸奶；大豆及豆制品是优质蛋白质的良好来源，同时富含植物固醇。

4. 合理选择用油。禁用动物脂肪，如猪油、黄油、鸡油等。建议在烹调时优选植物油，尤其是富含单不饱和脂肪酸的橄榄油、茶油、亚麻籽油等。

5. 适量控制精制碳水化合物食物，尽量减少含糖饮料、甜点、糖果等。消化功能允许的情况下，主食避免全部使用精制米面，可适当选用全谷类杂粮和薯类，增加膳食纤维的摄入量。

6. 保证新鲜蔬菜和水果的摄入量；平均每天补充坚果15克。

7. 少量多餐，避免过饱。忌烟和浓茶。

8. 进行适量的身体活动。

## 老年痛风患者的饮食建议

老年痛风患者建议采用低嘌呤膳食模式，低嘌呤膳食具有一定降低尿酸的效果，可显著减少痛风急性发作次数，对于不同病程阶段的痛风患者具有一定的改善作用。推荐老年痛风患者的膳食以《中国居民膳食指南（2022）》为基础，尽量避免高嘌呤食物，鼓励摄入低嘌呤的食物。

1 建议避免或限用的食物：

❶ 高嘌呤的动物性食物。避免食用海产品中带甲壳的海鲜类如贝壳、牡蛎、龙虾，动物内脏如动物肝脏、肾脏，浓肉汤；限量食用红肉类的食物，如牛肉、羊肉、猪肉等，海鲜中含脂的鱼类食物如沙丁鱼、鱼皮等。

❷ 果糖。避免添加高果糖、谷物果糖的饮料如汽水、果汁；适当限制天然水果汁、含蔗糖的甜食、食用糖、含有较多果糖的过甜水果。

❸ 酒精。饮酒可显著增加痛风发作的风险，如啤酒本身含有大量的嘌呤成分，与痛风发作明显相关。

2 建议选择的食物：

❶ 水。充足摄入水分保持充足的尿量。

❷ 乳制品。乳制品中含有的乳清蛋白和酪蛋白可促使尿酸水平下降，尤其以脱脂/低脂牛奶及低能量酸奶为主，建议规律摄入脱脂/低脂的乳制品。

❸ 蔬菜和水果。推荐摄入新鲜的蔬菜和适量水果，充足的蔬菜摄入可降低血尿酸水平。

3 保持适宜的能量摄入。对于肥胖老年人，可缓慢减重达到或维持理想体重。

## 老年慢性肾病患者的饮食建议

慢性肾脏病（CKD）是一大类基础病因不同、分期不同的疾病，老年慢性肾脏病患者应针对自身病情，选择合理的个体化饮食，而不能照搬他人经验。

1. 优质低蛋白饮食是慢性肾脏病营养治疗的核心措施，但充足的能量摄入是前提。主食（包括淀粉类主食）、烹饪用油及动物性食品是能量的主要来源，患者不能因为惧怕蛋白或血脂异常而过度限制。可通过监测体重是否在正常范围来评估热量摄入是否合理。

2. 蛋白质是人体必需的营养素，长期摄入不足容易导致蛋白质-能量耗竭。低蛋白饮食不代表“无蛋白”饮食，肉、蛋、奶等动物蛋白及大豆制品都是优质蛋白的重要来源，机体能更好地消化利用，因此要适量摄入，并且平均分配在三餐。

3. 为减少植物蛋白摄入，可采用低蛋白米/面、小麦淀粉（或其他淀粉）、藕粉、粉丝、粉条等作为主食部分替代普通的米类、面类。如果血钾正常，还可选用土豆、红薯、山药、芋头等薯类替代普通主食。

4. 限盐。低钠饮食有利于肾病患者控制蛋白尿及血压，食盐的摄入量控制在3~5克/天。如果用酱油，5毫升酱油相当于1克盐。除了限盐以外，含钠的调味品和加工食品也要限制，如鸡精、味精、豆豉、豆瓣酱、蚝油、腐乳、咸菜、榨菜、腌菜、香肠、腊肉、熏肉、火腿肠、咸蛋、皮蛋、肉干、挂面等。

5. 合理控制钾摄入。慢性肾脏病患者如果血钾正常，不必控制钾的摄入。当出现高钾血症就需要限制摄入含钾高的食物，如干果蜜饯、腌制食品、调味酱（番茄酱、辣椒酱等）、饮料都是富钾食物，应尽量避免。几乎所有坚果类、菌藻类、豆类、深绿色蔬菜以及部分水果含钾较高，绿叶蔬菜应先浸于大量清水中半小时以上，在水里焯一下后再炒或凉拌。不论肉汤还是蔬菜汤均含有高量的钾，避免食用汤或汤泡饭；限量食用水果，每天不超过200克，避免选择香蕉、山楂、枣、牛油果等高钾水果。勿食用以钾代替钠的低钠盐、健康盐、无盐酱油等；避免饮用运动饮料、果汁、咖啡等；慎进食中草药，许多中药可引起高钾血症。

6. 当病情需要限制含磷高的食品时，应慎选动物肝脏、坚果类、干豆类以及各种含磷的加工食品等。

7. 可以酌情补充膳食纤维和对肾脏有保护作用的益生菌。

8. 慢性肾脏病3~5期患者容易发生营养不良，在控制蛋白质摄入的时候应对营养状况进行定期的监测和评估。

## 老年骨质疏松患者的饮食建议

老年骨质疏松是以骨量减少和骨组织微观结构破坏为特征的全身性疾病，患者要特别注重饮食的营养均衡，充分摄取钙等矿物质和维生素等，其预防比治疗更为重要。

1. 保证适量钙的摄入。老年人每日钙推荐摄入量为1000毫克。全国营养调查显示，我国居民平均每人每天钙摄入量不足400毫克，摄入未达标的问题仍然较为普遍。牛奶、奶酪、酸奶等奶制品，大豆及其制品含钙量高，是增加钙摄入的首选。同时要注意浓茶咖啡中的多酚物质、碳酸饮料的磷酸盐，高脂饮食中的脂肪酸都会减少钙的吸收，要合理摄入。如果膳食无法满足钙的需要量，可用钙剂补充，但要考虑有无高钙血症、高尿钙、肾结石等基础疾病，以及钙剂种类和钙含量，最好能在专业人员指导下使用。

② 注意维生素D的监测和补充。天然食物中维生素D含量较少，单纯依靠膳食补充不能满足需要。通常我们建议老年人增加户外活动，增加日晒是补充维生素D的安全有效措施。但老年人皮肤合成维生素D的功能下降，冬季阳光少同时不能保证足够面积皮肤暴露，因此应注意用维生素D制剂补充。中国老年人维生素D推荐摄入量是600U/d，骨质疏松患者可以在监测血清维生素D水平的基础上，进行合理补充。

③ 保证蛋白质摄入量。通过饮食增加蛋白质摄入是补充蛋白质的首选方案，肝肾功能正常的老年人应保证禽畜鱼肉、鸡蛋、牛奶、奶酪和酸奶等奶制品以及大豆制品的摄入，这些食物蛋白质提供了所有必需的氨基酸，更容易被机体吸收和利用。而来自谷物、坚果、种子和蔬菜等的植物蛋白质往往缺乏一种或几种必需氨基酸，吸收和利用相对不足。根据《中国老年人膳食指南（2022）》，每天应摄入300~500克鲜牛奶或相当量蛋白质的奶制品。动物性食物120~200克，其中鸡蛋每天一个，每周至少吃两次水产品。

④ 其他矿物质的补充。日常饮食中磷含量丰富，谷物及蛋白质丰富的食物如肉类、牛奶、奶酪、家禽和鱼肉均含有丰富的磷，一般人不易出现磷摄入缺乏。肉类中磷的生物利用度高于植物，而全谷物中的磷较难吸收。食品添加剂中磷的生物利用度较高，过度摄入含有添加剂的食物可能导致磷的无意识摄入增多，所以应该注意控制过多的肉类及加工食品的摄入，以天然食物中的磷为主要来源。镁广泛存在于天然食物中，如豆类、坚果、种子、全谷物和深色的蔬菜

以及牛奶、酸奶等奶制品，增加摄入含镁丰富的食物对维持骨骼稳态也十分必要。

5 避免过量摄入酒精、咖啡、碳酸饮料。

## 老年肌肉减少症患者的饮食建议

肌肉减少症在老年人中较为普遍，是与年龄相关的进行性疾病，表现为肌肉数量减少、肌力减弱和肌肉功能减退，是老年衰弱、生活质量下降、失能等的重要原因。

1 保证基本能量供应，不要盲目追求“千金难买老来瘦”的错误观点。老年人要定期监测体重，若出现不明原因体重下降应及时就医。

2 增加蛋白质摄入。老年人对蛋白质的消化吸收效率降低，蛋白合成代谢反应迟钝，因此，为保持正氮平衡和预防肌肉数量的减少及肌肉力量的丢失，肝肾功能正常的老年人应该保证每日肉、蛋、奶、大豆制品等优质蛋白的摄入，患有肌肉减少症的老年人在居民膳食常规推荐基础上应有所增加。若膳食摄入不足，可采用口服营养补充剂进行强化营养支持。在蛋白质种类的选择上，乳清蛋白优于酪蛋白、水解酪蛋白和植物蛋白，能更有效地促进肌肉蛋白合成。此外，将每日蛋白质摄入量均衡地分配至三餐，较一餐摄入大量蛋白质更能有效促进肌肉蛋白合成。

3 维生素D及钙。维生素D对肌肉功能有直接影响，血清25（OH）D水平降低与肌肉数量减少、握力下降、体力活动受限以及衰弱等有关。对于老年人尤其是已经存在肌肉减少的老年人，应该监测血清25（OH）D水平作为补充维生素D的依据。肌肉衰减症患者的每日钙摄入量明显低于健康者，建议老年人每日钙摄入量达到1000~1200毫克。为此，每日饮用300~400毫升牛奶及其制品，并辅以钙质补充剂是必需的。

4— ω-3多不饱和脂肪酸。ω-3多不饱和脂肪酸具有一定抗炎作用，可降低体内炎性水平，对提高肌肉力量和改善躯体功能有正向作用。

5— 抗氧化微量营养素。氧化损伤能使老年人功能下降，但补充大剂量抗氧化营养素（维生素C和维生素E等）并不能改善老年人肌肉量与力量。建议老年人应注意平衡膳食和食物多样化，选择深色蔬果、全谷物、豆类、坚果，利用这些富含抗氧化物的天然食物进行补充。

6— 规律性锻炼（每周至少3次）能增加肌肉力量和耐力，并且有利于预防衰弱和改善躯体功能。

## 阿尔茨海默病患者的饮食建议

阿尔茨海默病是以进行性认知功能障碍和行为损害为特征的中枢神经系统进行性病变，自理能力的丧失会影响食物的摄入和营养状态。鼓励摄入足够的营养以保证体重和体力。

1— 以中国居民膳食宝塔为基础，平衡膳食，注意食物品种多样性。合理的营养补充，可以维持修复包括神经突触在内的各器官和组织功能，延缓病程。

② 保证优质蛋白质供给。鱼、禽、畜肉、鸡蛋、牛奶和大豆制品都是优质蛋白的良好来源。而鱼、禽肉和大豆制品饱和脂肪含量低，可优先选择。对于咀嚼、吸收功能差的老年人，可将食物切细煮软。

③ 保证充足维生素、矿物质摄入。注意食物多样化，尽可能保证新鲜蔬菜水果和适量坚果的摄入。蔬菜水果选择颜色深的如红色、橙色、深绿色、黑（紫）色等，注意不同品种交替食用。对于咀嚼功能差的老年人，坚果可磨碎或制成粉食用。

④ 主食粗细搭配。老年人可根据自身消化功能尽可能做到粗细搭配，主食三分之一选择普通精白米面；三分之一选择全谷类杂粮或杂豆，可做成杂粮粥、杂粮饭或杂粮馒头等；三分之一选择红薯、山药、芋头等薯类，增加维生素、矿物质以及膳食纤维的摄入。

⑤ 减少饱和脂肪酸摄入，烹饪用油可部分选用富含单不饱和脂肪酸的橄榄油、茶油、亚麻籽油。有条件的可补充鱼油和卵磷脂。

⑥ 家人做好陪伴，保证患者规律进餐。对于进食减少或不能配合进食的患者，可选择合适的全营养制剂加餐或作为替餐，必要时予以管饲营养。

⑦ 监测体重，如果出现体重下降5%以上，应及时到营养科进行全面营养评估和营养治疗。

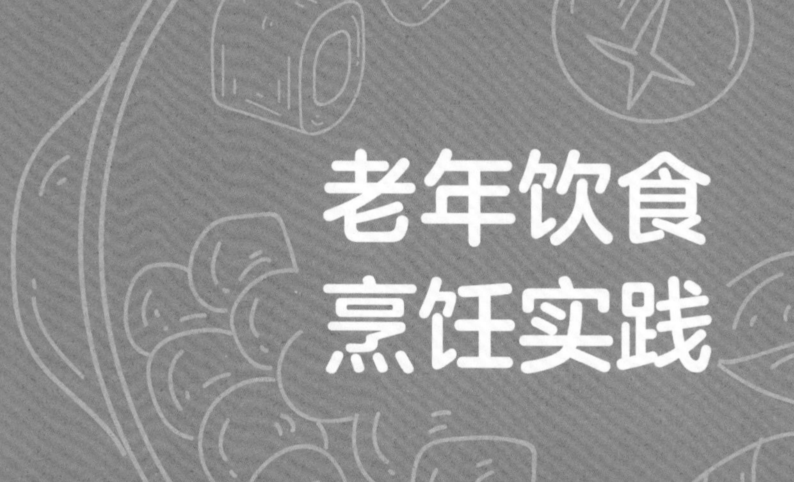

# 老年饮食烹饪实践

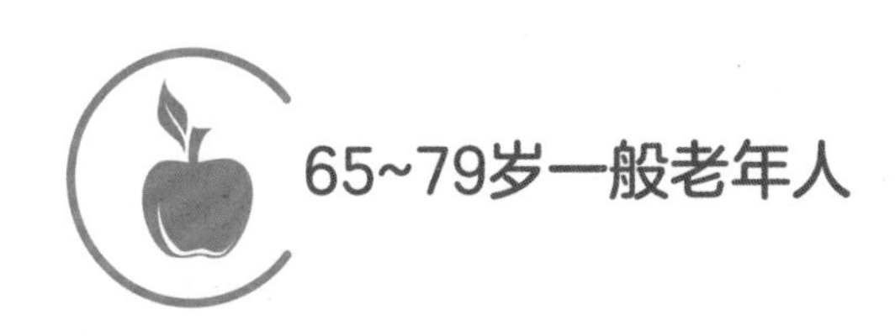

# 65~79岁一般老年人

营养不良风险增加，抵抗疾病的能力减弱，营养需求多样而复杂，需要更专业、精细和个体化的膳食指导。

## 一般老年人的生理特点

1. 各脏器功能出现不同程度的衰退，如消化吸收和咀嚼能力下降，视觉、味觉和嗅觉反应减退；呼吸功能、心脑功能衰退；肌肉衰减等。

2. 由于消化吸收功能衰退，导致老年人食欲下降，食量减少，合成代谢功能降低，分解代谢增加，容易出现营养不良，免疫功能下降，易患各种感染性疾病。

3. 老年人的代谢速度减慢，导致药物容易在体内蓄积。因此，老年人应当尽量减少用药，或者减少药物剂量。

4. 多病共存，老年人因为生理机能减退和组织器官衰老，容易患多种慢性病，比如高血压、糖尿病、冠心病、脑梗死、肺气肿、肿瘤、骨质疏松、前列腺增生、营养不良等。这些疾病常常共存，造成老年人生活质量下降，死亡率增高。

5. 老年人常常会出现失眠、多梦、焦虑等生理现象，这与老年人社交能力下降、活动量减少有关。

## 一般老年人的饮食特点

❶ 老年人消化吸收功能、食欲、味觉和视觉较差，饮食讲究色、香、味。

❷ 老年人合成代谢降低，分解代谢增加，需要补充足够的优质蛋白质，如动物性食物和大豆及其制品。

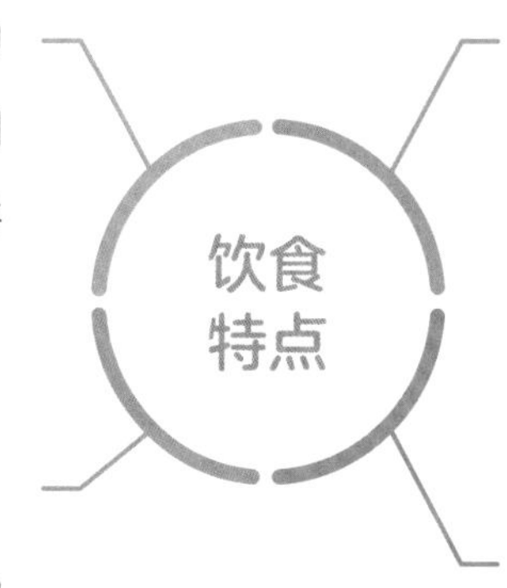


❸ 老年人大多牙齿不好，咀嚼功能减退，食物要细软，注意细嚼慢咽。

❹ 食物量可以少一点，但食物种类尽量多一点。

## 一般老年人的饮食原则

1 合理选择优质蛋白质，保质保量。合理选择并摄入充足的优质蛋白质，如动物蛋白质中的蛋、奶、肉、鱼，以及大豆及其制品。动物性食物摄入量争取达到平均每日120~150克。

2 努力增进食欲、享受美味。鼓励老年人积极参加群体活动，特别是户外活动，保持开朗、乐观的情绪；适当活动，增加机体对营养素的需求；食物品种多样、色泽鲜艳，烹饪方式多样，做到色香味俱全。

3 合理营养，延缓肌肉衰减。良好的营养状况可以延缓肌肉衰减，首先保证充足的蛋白质摄入，鱼、虾、禽肉、猪牛羊肉和大豆类食物的优质蛋白质比例不低于50%，每日饮奶；增加富含ω-3多不饱和脂肪酸和维生素D的海鱼类食物、蛋黄以及深色蔬菜和水果以及豆类等富含抗氧化营养素食物的摄入；保证充足阳光下的户外运动以及抗阻运动。

④ "慧吃慧动"、适宜体重。"慧吃"，指每天保证合适摄入量。首先，做到食物多样化。一日三餐荤素合理搭配。其次，做到食不过量，控制总能量摄入，保持能量平衡。"慧动"，指每天保证适宜活动量，每天活动6000步。推荐进行有氧运动，运动不宜在饱腹状态时，运动至全身微微出汗即可，注意及时补充水分。老年人通过调整饮食和身体活动，使BMI保持在20~26.9kg/$m^2$。

## 一般老年人一周食谱示例

| 餐次 | 第1天 | 第2天 | 第3天 | 第4天 |
| --- | --- | --- | --- | --- |
| 早餐 | 牛奶、鸡蛋、全麦餐包（见P92） | 牛奶、鸡蛋、蒸红薯 | 牛奶、鸡蛋、豆沙包 | 牛奶、鸡蛋、杂粮窝头（见P82） |
| 加餐 | 酸奶 | 牛奶 | 酸奶 | 牛奶 |
| 午餐 | 米饭、芹菜炒牛肉、家常豆腐（见P94）、番茄豆腐汤 | 米饭、胡萝卜青瓜炒肉、干锅有机花菜、凉拌桃仁豌豆苗（见P119） | 米饭、豆腐海带炖排骨（见P98）、炝炒红菜薹（见P102）、蒜蓉炒丝瓜 | 米饭、扁豆丝炒肉、鸡汤娃娃菜（见P86）、开胃番茄鱼片（见P90） |
| 加餐 | 苹果 | 橙子 | 猕猴桃 | 桃子 |
| 晚餐 | 米饭、水蒸鸡（见P106）、奶酪虾丸（见P128）、紫苏黄瓜（见P116） | 米饭、清蒸鲈鱼（见P130）、素蚂蚁上树（见P120）、海米炒冬瓜（见P112） | 米饭、蒜蓉扇贝（见P132）、豆皮菠菜卷（见P121）、鸭血汤（见P144） | 米饭、豆腐鱼（见P88）、香煎西葫芦（见P96）、手撕圆白菜 |
| 加餐 | 核桃 | 葵花籽 | 巴旦木 | 榛子 |

续表

| 餐次 | 第5天 | 第6天 | 第7天 | |
|---|---|---|---|---|
| 早餐 | 牛奶、鸡蛋、三丝荞麦面（见P118） | 牛奶、土豆鸡蛋饼（见P93） | 牛奶、鸡蛋、核桃麦仁粥（见P108） | |
| 加餐 | 牛奶 | 酸奶 | 牛奶 | |
| 午餐 | 米饭、番茄南瓜牛腩煲（见P114）、葱油笋尖、时蔬蛋花汤 | 米饭、韭菜薹小炒肉（见P124）、蒜薹蚕豆米（见P100）、清炒空心菜（见P104） | 米饭、水蒸鸡（见P106）、地三鲜、紫菜蛋花汤 | |
| 加餐 | 香蕉 | 葡萄 | 草莓 | |
| 晚餐 | 米饭、白藕焖鸡（见P110）、醋熘西葫芦、鸡汤娃娃菜（见P86） | 米饭、糍粑鱼（见P126）、时蔬天妇罗（见P122）、凉拌茄子 | 米饭、红烧肉、蒸豆干杏鲍菇、素烧冬瓜（见P84） | |
| 加餐 | 开心果 | 碧根果 | 松仁 | |

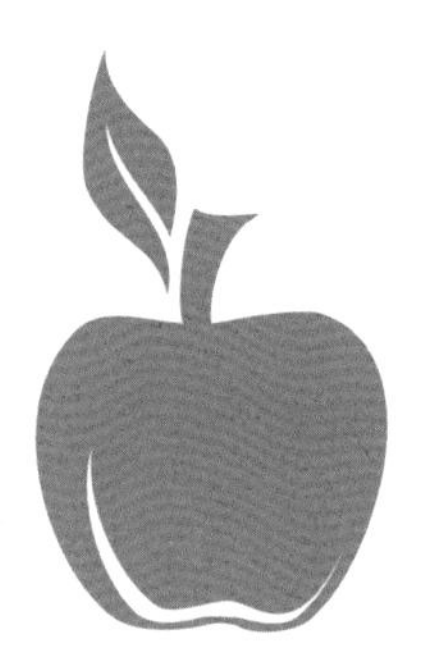

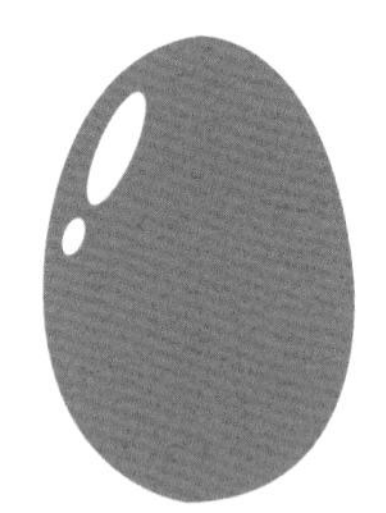

## 糖尿病患者的餐食制作要点

糖尿病患者的能量摄入与胰岛素和身体活动相适应，根据需要量合理控制能量及主食量。

糖尿病患者的饮食结构应调整为低血糖生成指数的膳食模式。糖尿病患者主食应使用杂粮替代部分主食，例如，一半主食，一半杂粮。杂粮可选小米、黑米、紫米、燕麦、荞麦、玉米糁和杂豆类（绿豆、红豆、黑豆、蚕豆、豌豆）等。淀粉类蔬菜，如红薯、山药、土豆、芋头和藕等也可用来替代主食，每进食淀粉类蔬菜100克相当于主食25克。不宜进食精白米面、糯米、白面包、馒头、饼干等。避免过度加热主食，过度加热后，主食吸收快，升血糖速度过快。

**蔬菜宜选择叶子类、瓜类和菌藻类**，其中深色蔬菜（绿色、红色、橙色、黄色）摄入量占一半。如前所述，淀粉类蔬菜，如藕、土豆、芋头、山药等只能当主食吃。进食南瓜、胡萝卜时升血糖较快，进食时注意每次不超过200克。常见水果均可选择，避免食用榴莲、大枣、香蕉、山楂和菠萝蜜等高血糖负荷或高血糖生成指数的水果，一日推荐摄入量200克，可分成2次作为加餐进食。

**常见瘦肉类均可选**，红肉如猪肉、牛肉、羊肉等畜肉类，白肉如鸡肉、鸭肉、鱼肉等鱼禽类，优选鱼禽肉。油脂宜选用植物油，并可适当搭配橄榄油。减少动物饱和脂肪（如猪油、牛油）、反式脂肪（奶油）的摄入。

进餐时尽量细嚼慢咽，延长进食时间。

正餐不要单独进食淀粉类食物，要配合蔬菜、肉蛋或豆制品一起食用。先吃部分肉类和蔬菜，再吃饭，更有助于控制餐后血糖。清淡饮食，以蒸煮为主，避免油煎、油炸。坚持锻炼，锻炼可以增加肌肉比例，减轻体重，改善胰岛素抵抗。

# 杂粮窝头

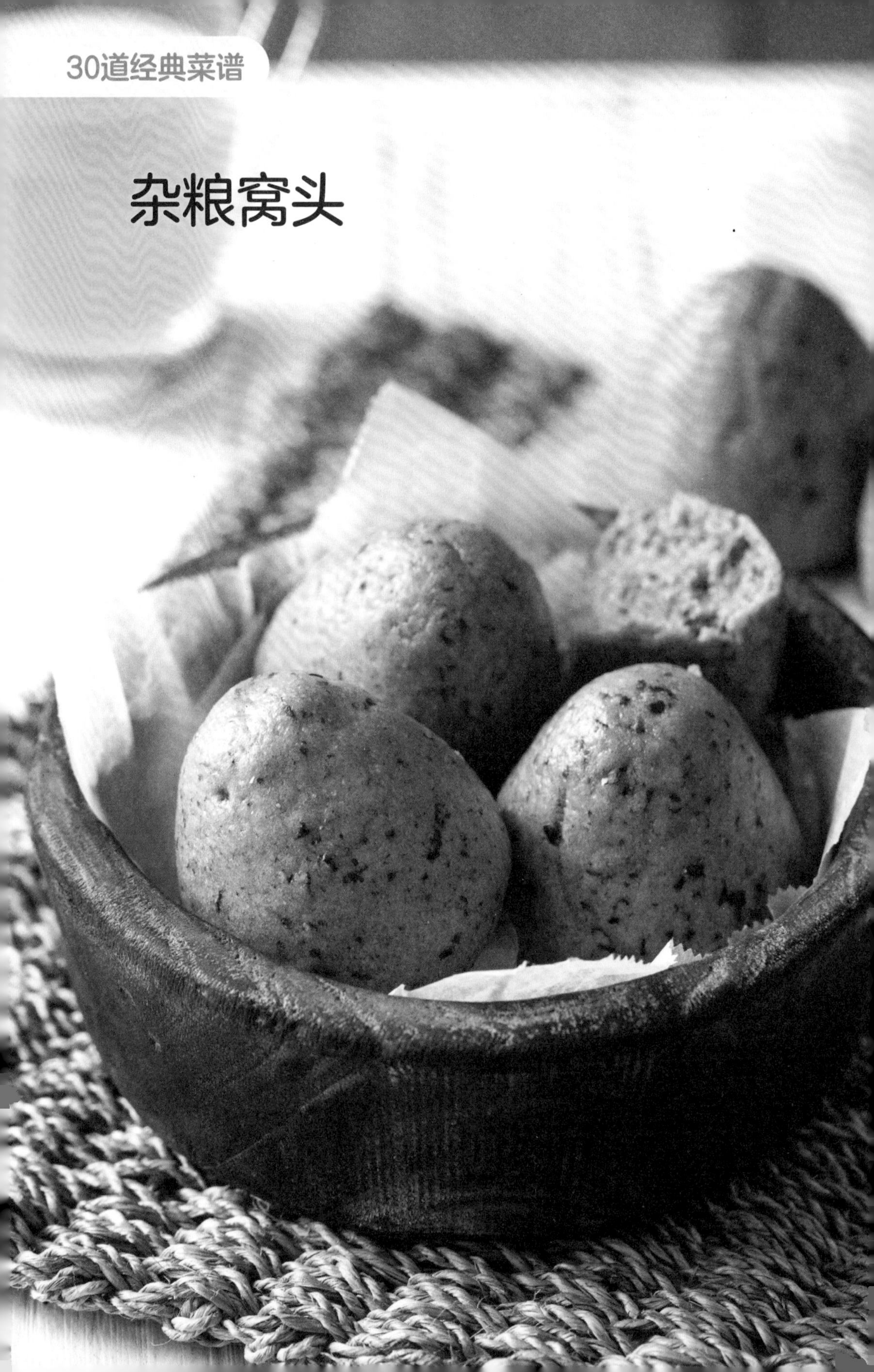

营养贴士 《黄帝内经》提出了“五谷为养，五果为助，五畜为益，五菜为充”的饮食调养原则，粗粮食品富含膳食纤维，多吃粗粮对人体健康非常有益。

烹饪秘籍

蒸制窝头的时间需要根据大小适当调整，窝头较小可适量减少时间，较大可增加时间。
红枣可根据血糖状况和医生要求而去掉或减量。

烹饪时间 80分钟
难易程度 高级

主料

紫米100克，玉米面400克
面粉200克

辅料

酵母5克，红枣6颗

## 做法

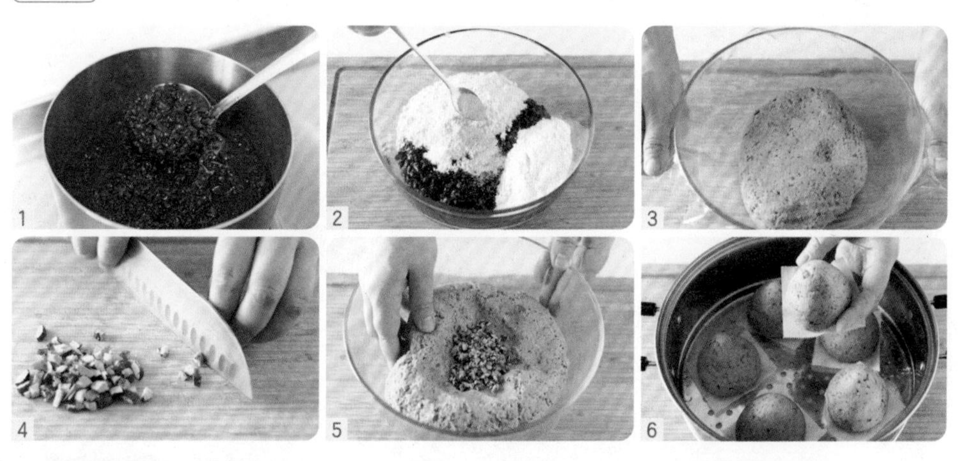

1 紫米提前2小时泡软，加入比煮粥略少一些的水，煮成软烂的紫米饭状。
2 将紫米饭、玉米面、面粉、酵母混合，揉成光滑略有些黏手的面团。
3 盖上保鲜膜，静置半小时左右。
4 醒面的时候可以处理红枣。将红枣洗净去核，切成碎末。
5 取出面团，加入红枣末，再次揉匀排气，分成大小适中的面团。
6 用手将面团捏出窝头的形状，再次静置醒发10分钟。

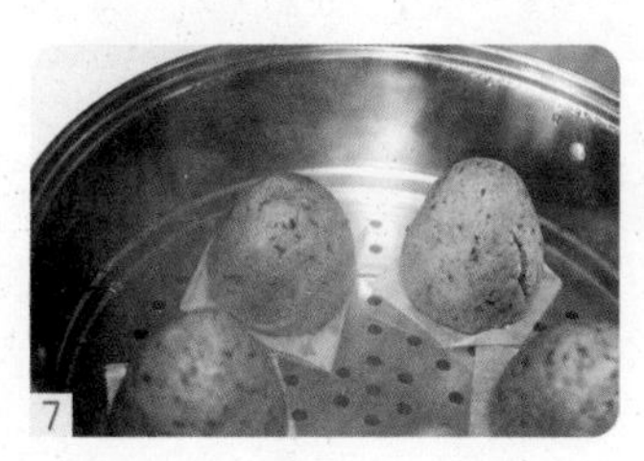

7 蒸锅中放入清水，水开后放入窝头蒸20分钟左右即可。

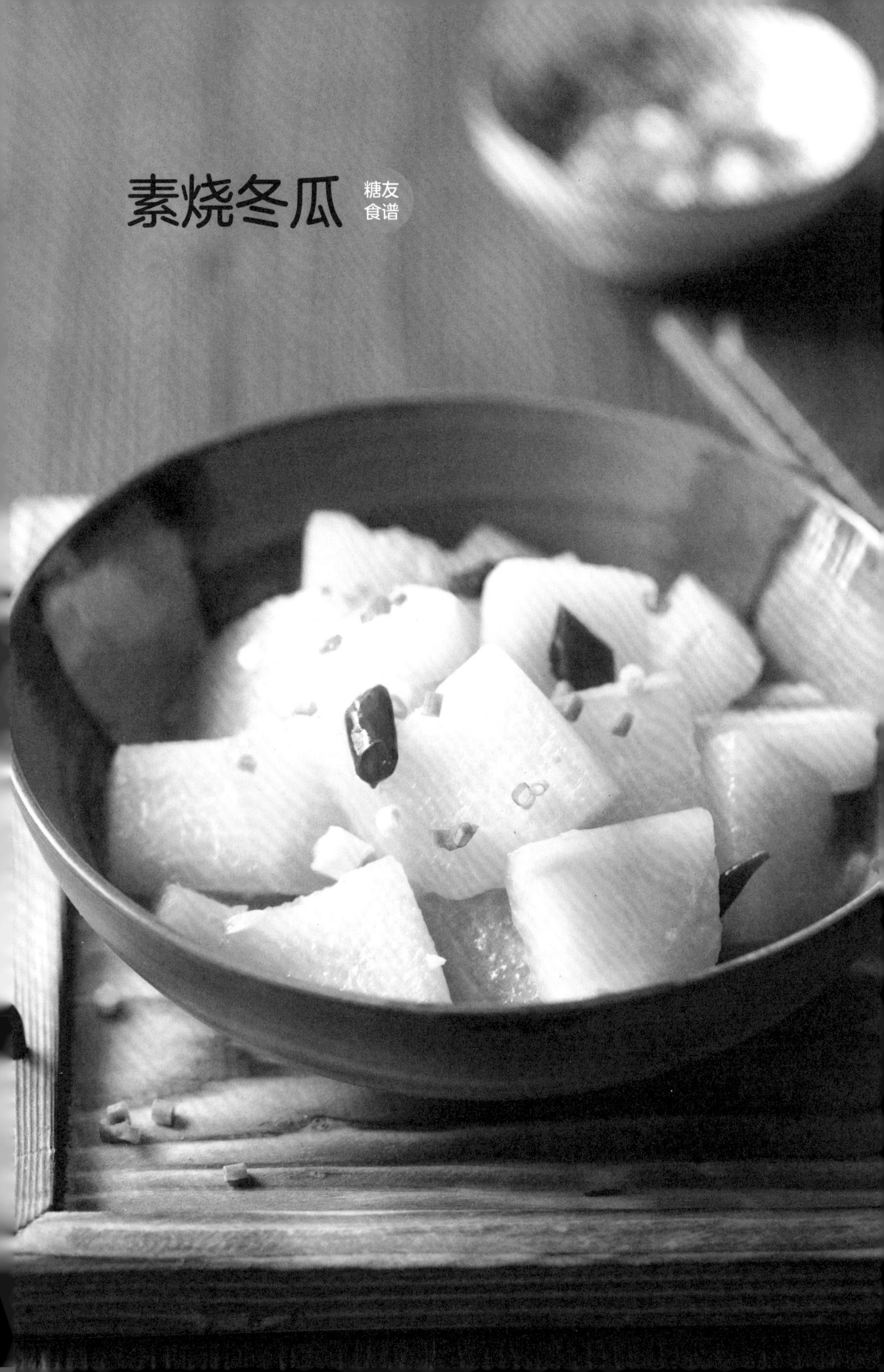

# 素烧冬瓜

糖友食谱

营养贴士 冬瓜利尿消肿、清热解毒、清胃降火，并有消炎之功效，在夏日食用尤为适宜。

烹饪时间 25分钟
难易程度 中级

主料
冬瓜300克

辅料
蒜2瓣，香葱1根
花椒粒适量，干辣椒2根
生抽1汤匙，盐2克
油2汤匙

### 烹饪秘籍

如果不喜欢软烂的口感，可以适当缩短焖煮冬瓜的时间。

花椒、干辣椒可根据个人口味、医生有无特别要求而去掉或减量。

如需作为半流质食进食，可将冬瓜切成小块并延长焖煮时间。

## 做法

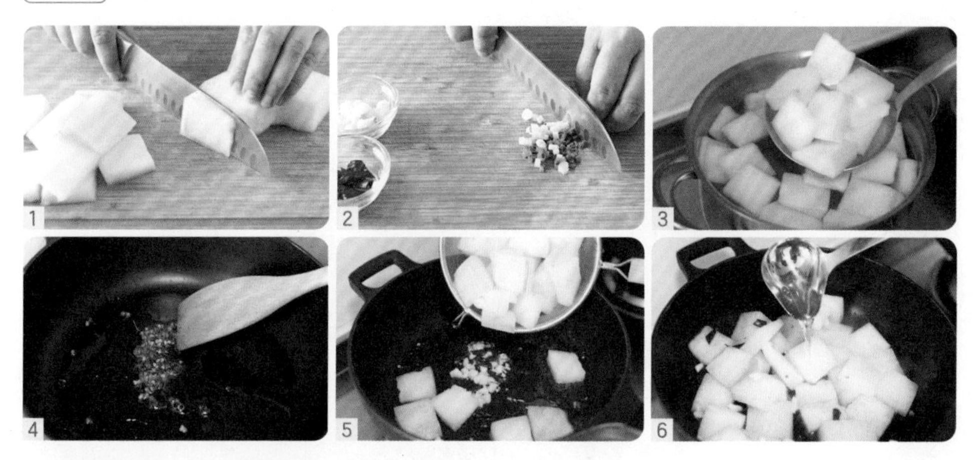

1 冬瓜洗净去皮，切成适宜入口的厚片。

2 葱蒜切碎，干辣椒斜着剪成圈。

3 烧半锅开水，水开后将冬瓜片下入，煮1分钟后捞出，冲凉水备用。

4 锅内倒入2汤匙油，小火将花椒粒煸出香味，捞出花椒粒。

5 下入蒜末、干辣椒爆香，倒入冬瓜大火快炒1分钟左右。

6 加入盐和生抽翻炒均匀，盛一勺煮冬瓜的水倒入炒锅中，转小火，盖上盖子焖煮10分钟左右。

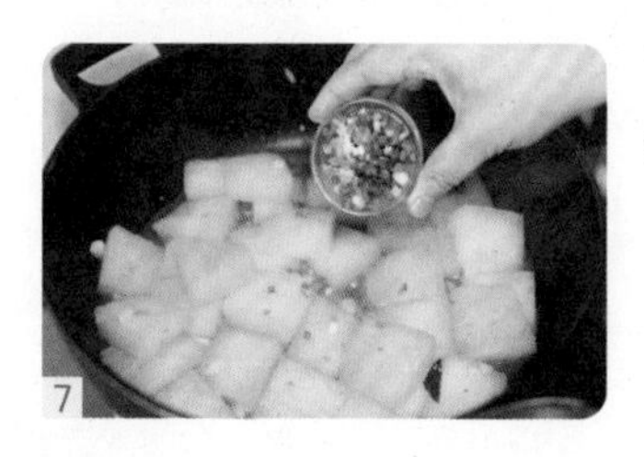

7 冬瓜变软后，撒入葱花，转大火收干汤汁起锅即可。

# 鸡汤娃娃菜 糖友食谱

烹饪时间 90分钟

（不含腌制和浸泡时间）

难易程度 中级

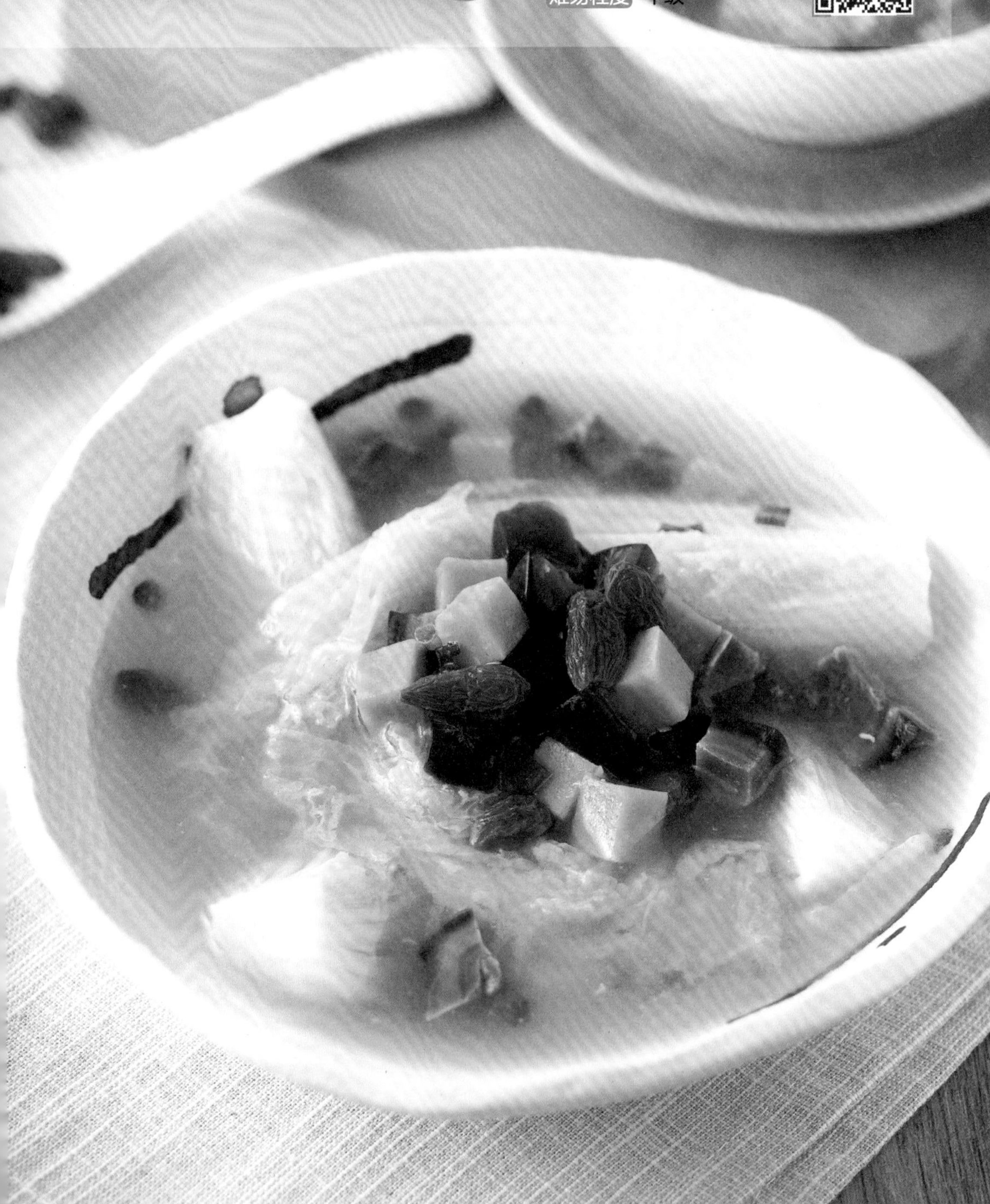

营养贴士

娃娃菜含有大量的膳食纤维，能够促进肠胃蠕动，帮助消化。其中含有的丰富维生素和微量元素能够帮助增强机体免疫功能。

主料

鸡骨架1副，娃娃菜1棵
香肠80克

辅料

盐半茶匙，枸杞子5克
料酒2茶匙，八角2个
桂皮1段，茴香2克
大葱1段，生姜15克
香葱1棵，皮蛋1个
鲜香菇3朵

烹饪秘籍

鸡汤可以根据自己的需要多煮一些备用，最好一次加足水，不要中途添加，这样炖出来的鸡汤才鲜美。

## 做法

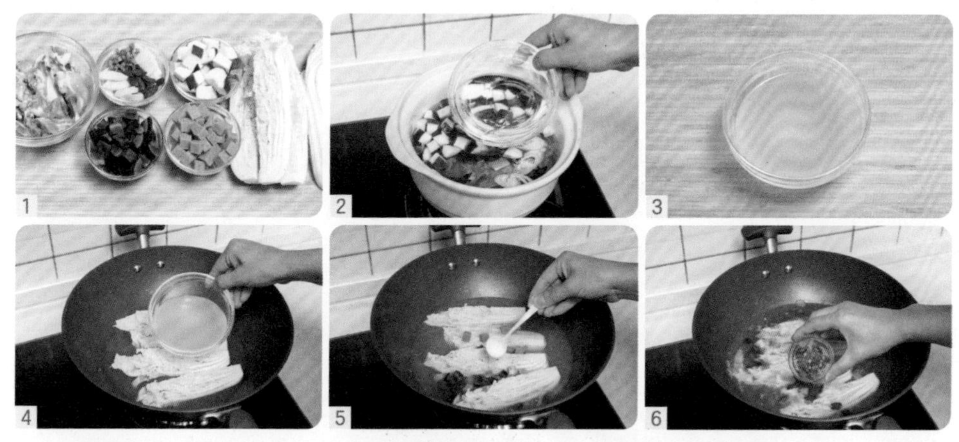

1 鸡骨架洗净后剁成大块；娃娃菜洗净后控干水，切成四半；鲜香菇洗净、去蒂，切成1厘米左右的丁；香肠和皮蛋都切成小丁；大葱洗净后切斜片；生姜洗净、去皮后切成薄片；香葱洗净后将葱叶切成葱花；枸杞子洗净备用。

2 鸡骨架放入砂锅中，加入香菇丁、料酒、姜片、大葱片、八角、桂皮、茴香，倒入约1000毫升清水，大火烧开后转小火熬煮1小时。

3 将熬好的鸡汤过滤出来备用。

4 锅中放入娃娃菜，倒入没过娃娃菜的鸡汤，大火煮开。

5 加入盐、香肠丁、皮蛋丁搅匀。

6 出锅前放入枸杞子，撒上葱花即可关火。

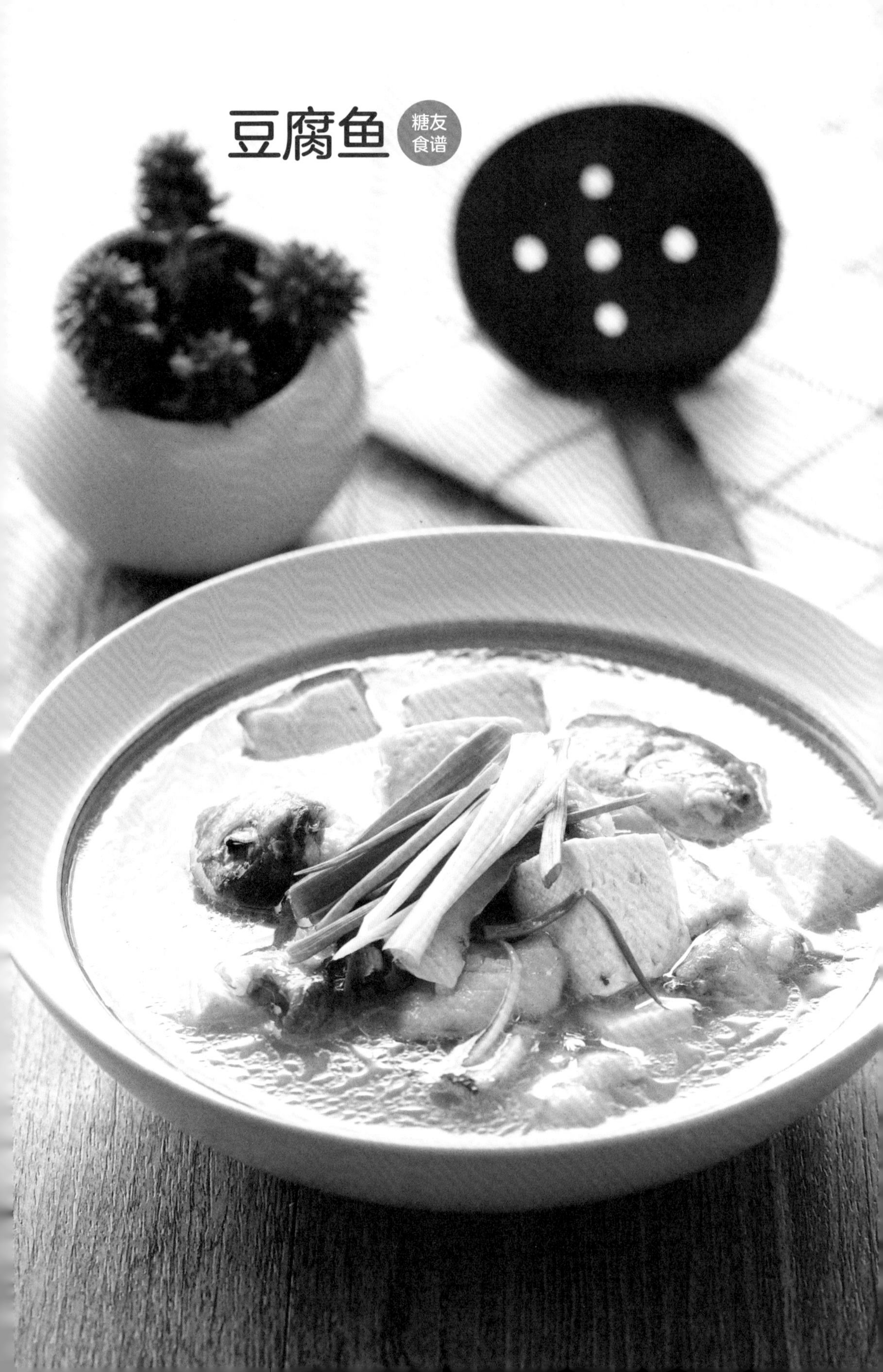
豆腐鱼
糖友食谱

营养贴士

鲫鱼含有全面而优质的蛋白质，且易于消化吸收，常食可增强抗病能力。中医认为，鲫鱼具有健脾利湿、和中开胃、活血通络等功效，特别是产妇食用，有补虚通乳的作用。

烹饪秘籍

鱼片下锅时，不要一下子全部倒进去，最好一片一片快速放入，保证鱼片受热均匀，口感一致。

烹饪时间 20分钟
难易程度 初级

主料

鲫鱼1条，老豆腐300克

辅料

生姜10克，大蒜4瓣
香葱5根，白胡椒粉半茶匙
盐1茶匙，油适量

做法

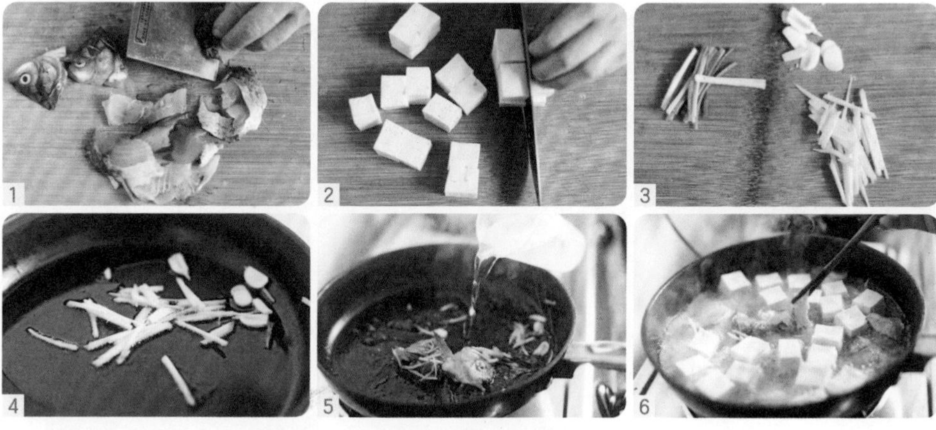

1 鲫鱼清洗干净，鱼头切两半，鱼身切薄片待用。
2 老豆腐洗净，切2厘米左右见方的小块待用。
3 生姜去皮洗净，切姜丝；大蒜去皮洗净，切蒜片；香葱洗净，切3厘米左右的长段。将一半姜丝放入鱼片中，并放入少许水，反复抓匀腌制。
4 炒锅内倒入适量油，放入蒜片和剩下的姜丝炒出香味。
5 接着放入鱼头，中小火慢慢煎2分钟，并倒入适量清水。
6 然后放入豆腐，大火煮至开锅后，放入鱼片，煮至鱼片变色。

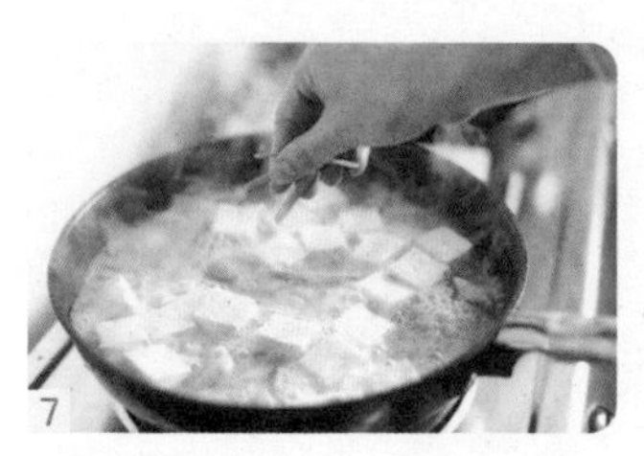

7 最后加入白胡椒粉和盐调味，放入葱段即可。

# 开胃番茄鱼片

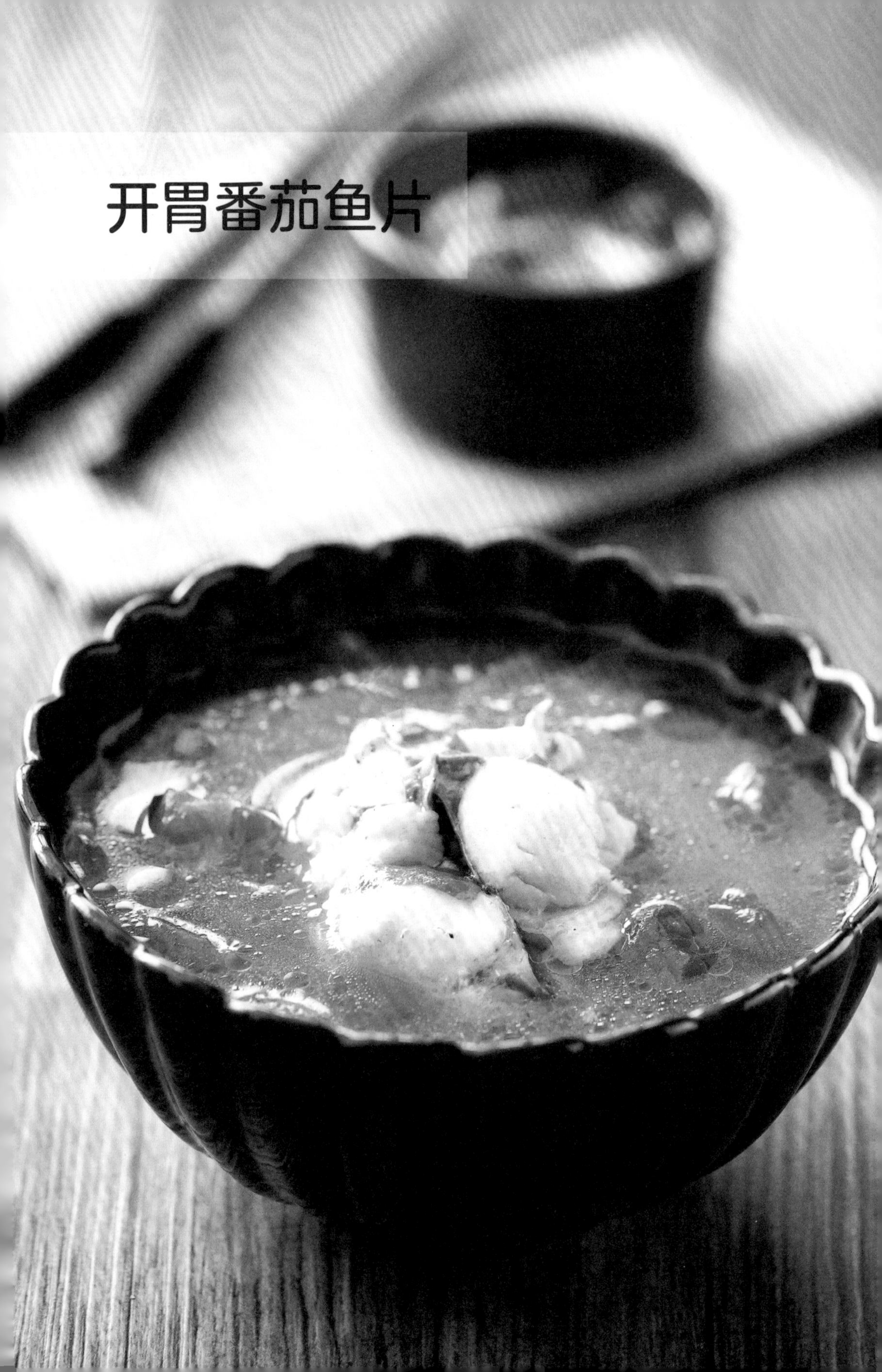

营养贴士 | 草鱼肉质细嫩，易于被人体消化吸收，具有开胃滋补的功效，是身体瘦弱、食欲不振人群的良好食物之一。

烹饪时间 45分钟
难易程度 中级

### 烹饪秘籍

鱼片尽量切得薄一些，会更加入味且口感更好。切鱼片的时候，可以在鱼身下垫一张厨房纸巾防止打滑。

如需作为半流质食进食，可将鱼片进一步切成小块或切碎。

**主料**

草鱼1条，番茄2个

**辅料**

油1汤匙，盐1茶匙
料酒1汤匙，淀粉5克
番茄酱20克，香葱1棵
蒜末10克

## 做法

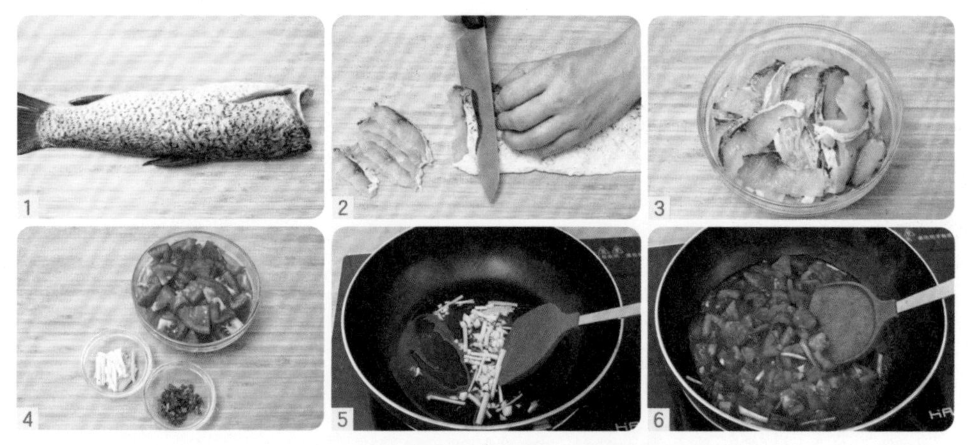

1 草鱼去鳞、去鳃，除去内脏及肚子里的黑膜，清洗干净并剁去鱼头。
2 将鱼身沿着鱼骨横切，剔除鱼骨后斜切，将鱼肉片成厚约0.5厘米的薄片。
3 将鱼肉放入大碗中，加入料酒、淀粉和一半盐，抓匀后腌制15分钟。
4 番茄洗净后去皮，切成小块；香葱洗净后将葱白切成段，将葱叶切成葱花。
5 炒锅中放油，烧至七成热后放入葱白段和蒜末，煸炒至出香味。
6 放入番茄酱、番茄块和适量清水，炒至番茄软烂成泥。

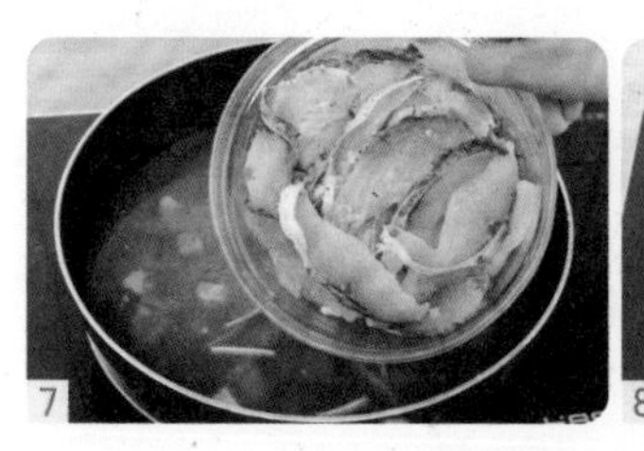

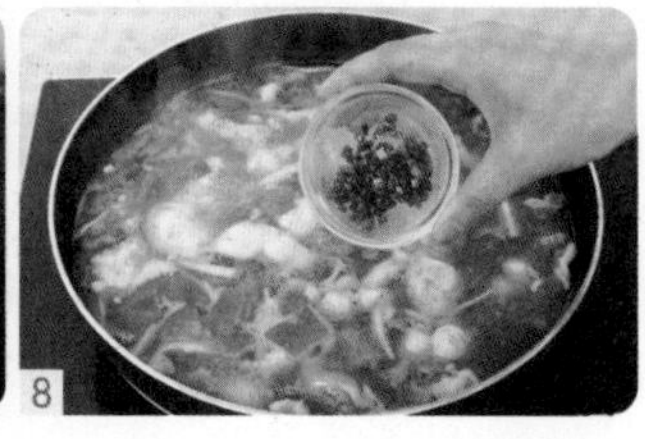

7 加入500毫升左右的清水，大火煮开后放入腌好的鱼片，煮至鱼片变白。
8 加入剩余的盐调味并搅拌均匀，最后撒上葱花即可关火。

# 全麦餐包 糖友食谱

烹饪时间 60分钟
难易程度 初级

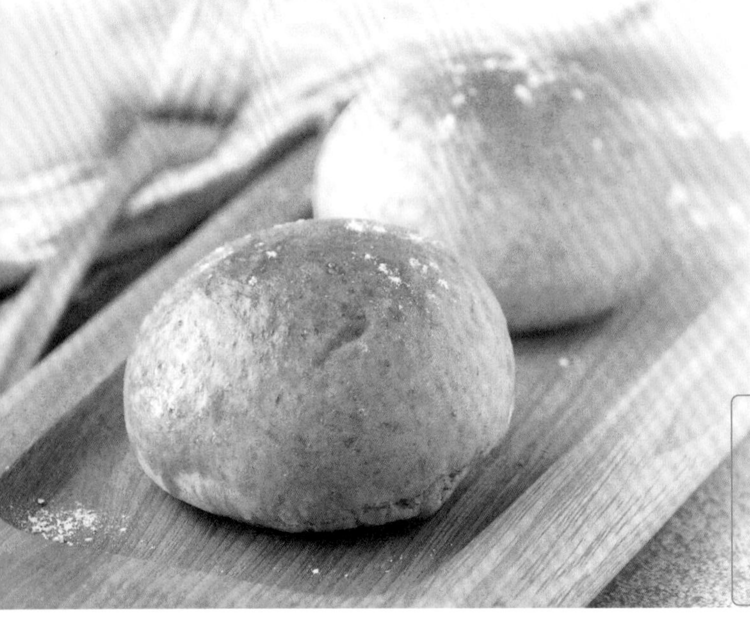

主料

全麦粉50克
高筋面粉50克

辅料

黄油20克，酵母粉2克
盐半茶匙

**营养贴士**

全麦餐包含丰富的维生素和膳食纤维，且热量不会很高。

## 做法

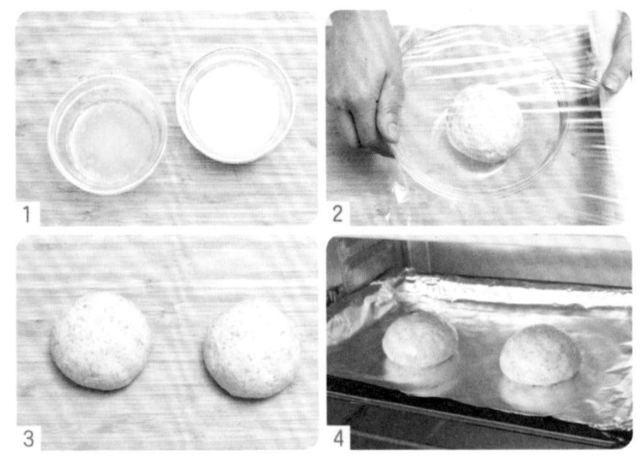

**烹饪秘籍**

烤制时可以在面坯表面刷一层蛋液，烤好后颜色会更漂亮。
把面团放在比较温暖的地方，这样可以加快发酵速度。

1 酵母粉放入适量的温水中，搅拌成酵母水；黄油隔水融化。

2 将盐、全麦粉、高筋面粉混合，加入酵母水和黄油，和成光滑的面团，封上保鲜膜，饧发30分钟左右。

3 将面团均等分成两份，然后制成圆形的面坯，松弛10分钟。

4 烤箱180℃预热2分钟，将面坯入中层烤制15分钟左右，至表面金黄即可。

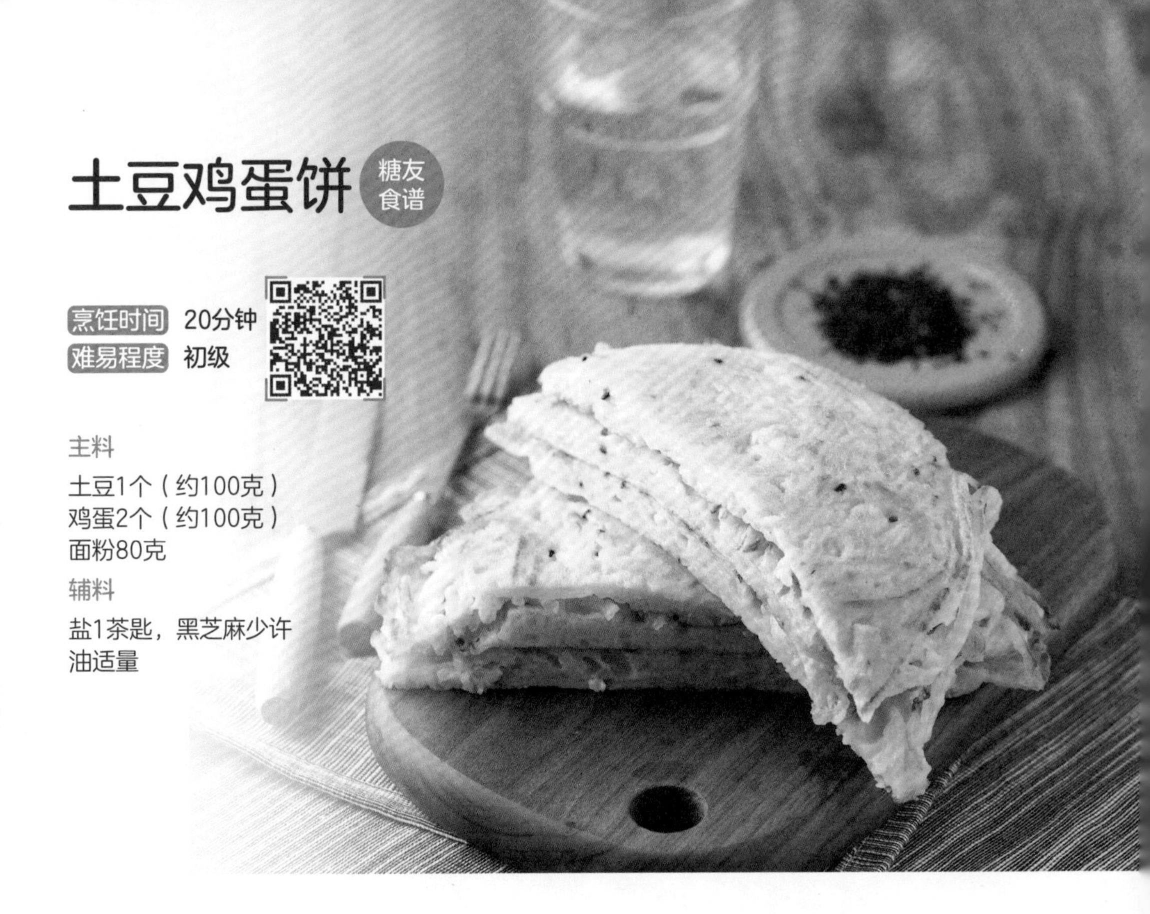

# 土豆鸡蛋饼 糖友食谱

烹饪时间 20分钟

难易程度 初级

主料

土豆1个（约100克）
鸡蛋2个（约100克）
面粉80克

辅料

盐1茶匙，黑芝麻少许
油适量

## 做法

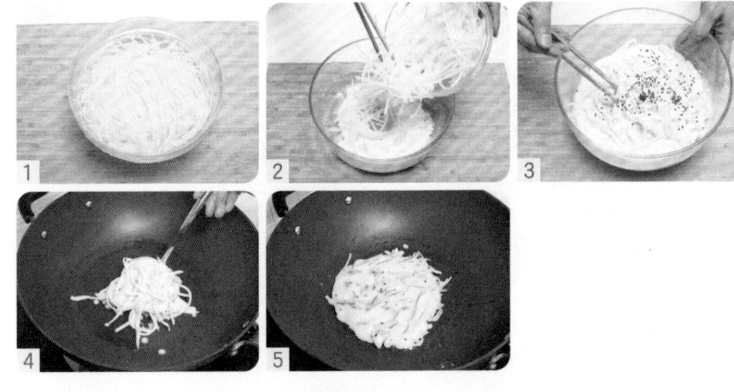

1 土豆去皮、洗净，用工具擦成细丝，清水浸泡备用。

2 面粉放入一个大一点的容器内，磕入鸡蛋，把切好的土豆丝沥水放入面粉中。

3 加入适量清水，搅拌成糊状，加盐和黑芝麻调味。

4 不粘锅内放入油，小火加热，将适量土豆面糊倒入锅内。

5 待底部定形后，翻面煎另一面，两面都摊成金黄色即可。

**营养贴士**

土豆里含有很多淀粉，能给人体带来能量。

**烹饪秘籍**

土豆泡水是为了防止其氧化变色。

# 家常豆腐

糖友食谱

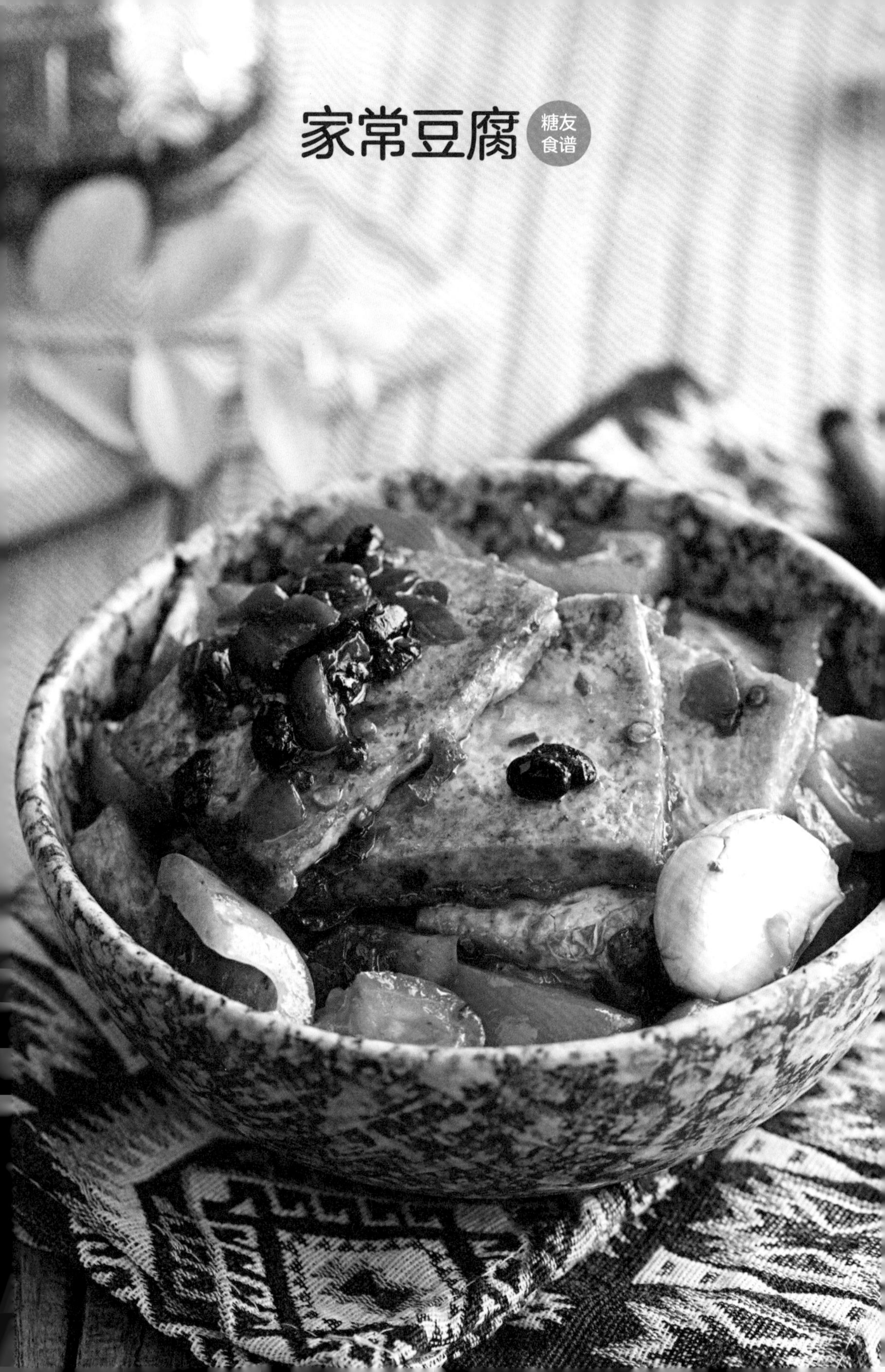

| 营养贴士 | 豆腐是钙和优质蛋白质的良好来源，能增加营养，增进食欲。 |
| --- | --- |

烹饪时间 35分钟

难易程度 中级

### 烹饪秘籍

这道菜中使用的生抽、老抽、老干妈都带有咸味，不需要在烹饪过程中再加盐了。

老干妈、泡椒可根据个人口味、医生有无特别要求而去掉或减量。

主料

老豆腐1块，鸡蛋2个

青椒1个，红椒1个

辅料

老干妈1汤匙，泡椒1汤匙

蒜2瓣，生抽1汤匙

老抽1茶匙，油适量

## 做法

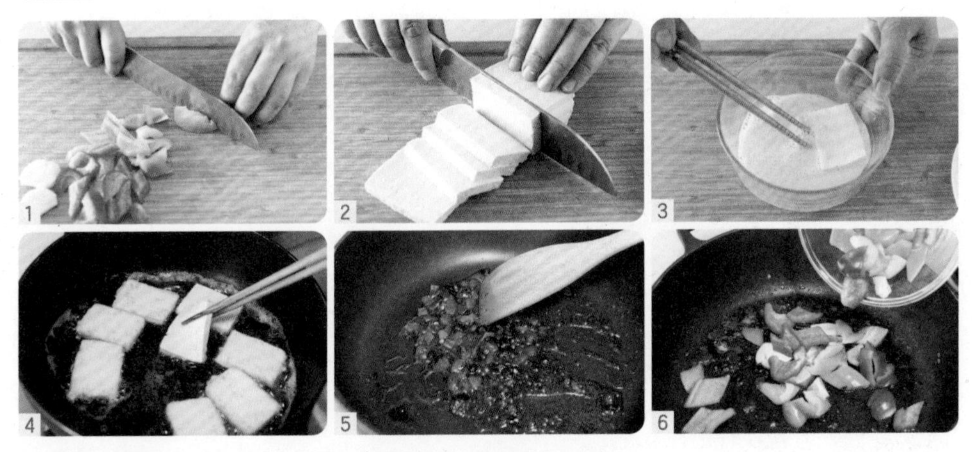

1 青红椒去子，切成利于入口的小块；蒜拍扁备用。

2 豆腐切成约长4厘米、宽3厘米的长方形厚片。

3 鸡蛋在小碗里搅打均匀，把豆腐片放入裹上一层蛋液。

4 平底锅内倒薄薄一层油，油热了即可放入裹好蛋液的豆腐，煎到两面金黄捞出备用。

5 另起炒锅，用少许油将老干妈和泡椒小火炒香。

6 继续放入青红椒和蒜瓣煸炒。

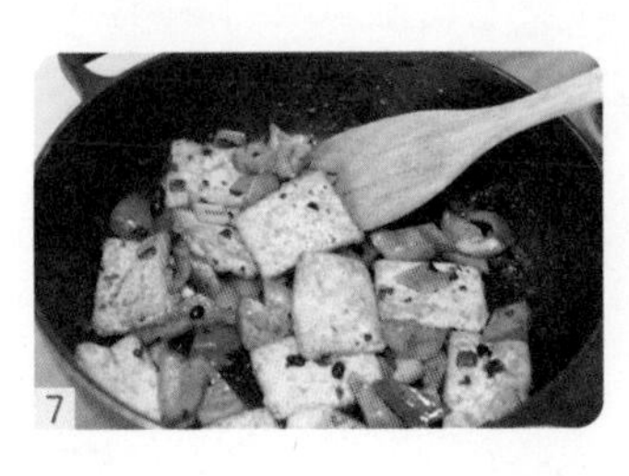

7 将煎好的豆腐片下入锅中，轻轻拨动使豆腐均匀裹上汤汁。放入老抽、生抽，快速翻炒几下即可。

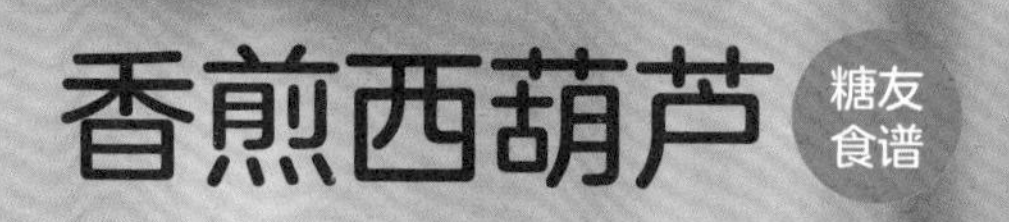

# 香煎西葫芦

糖友食谱

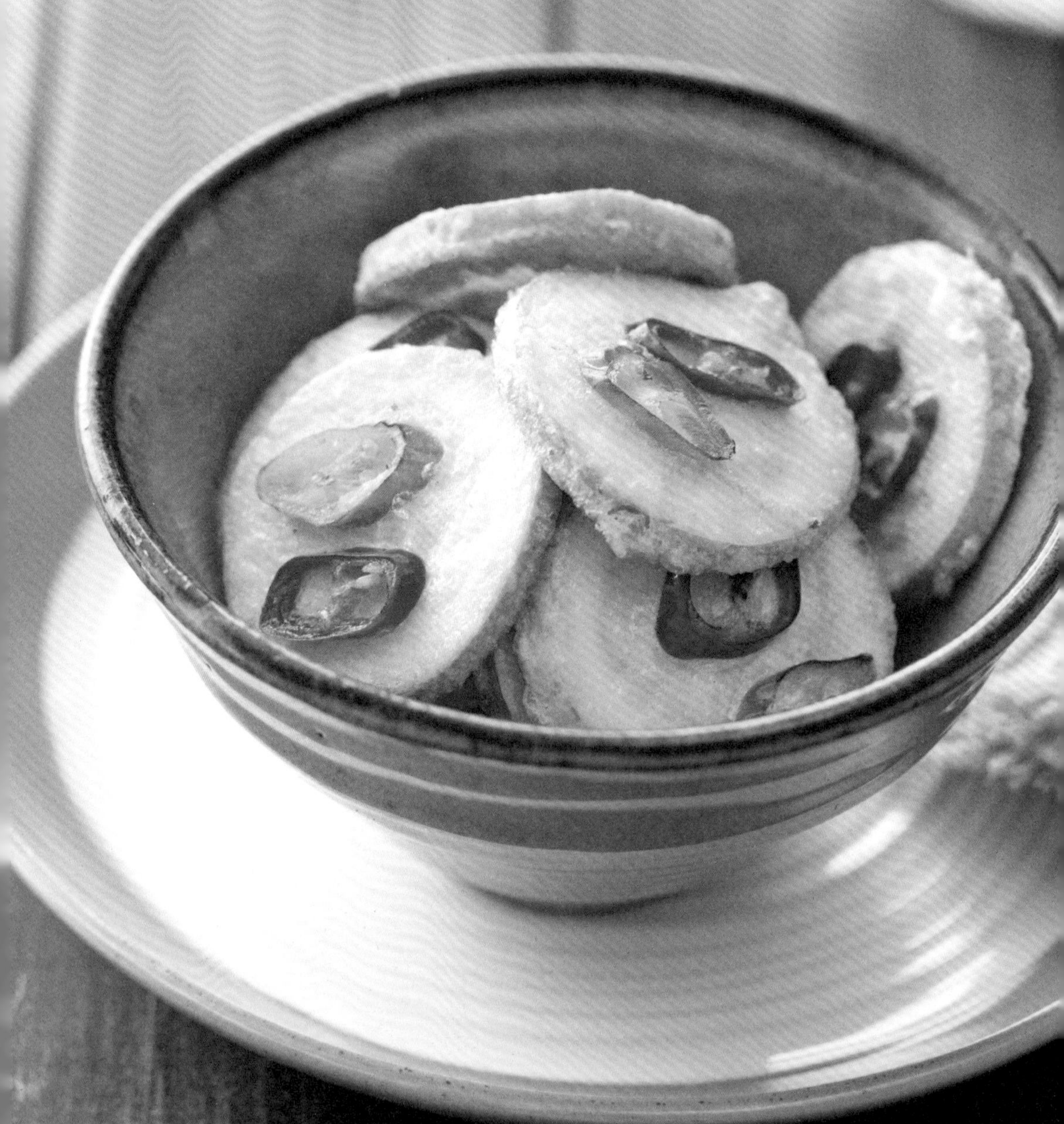

| 营养贴士 | 西葫芦富含维生素C、胡萝卜素、钾、钙等营养元素，尤其是钙的含量很高。 |
| --- | --- |

烹饪时间 20分钟

难易程度 初级

### 烹饪秘籍

西葫芦不吸油，所以只要少许油润锅就可以了。

主料

西葫芦1个

辅料

青辣椒1个，红辣椒1个
鸡蛋1个，面粉适量
油少许，盐适量

## 做法

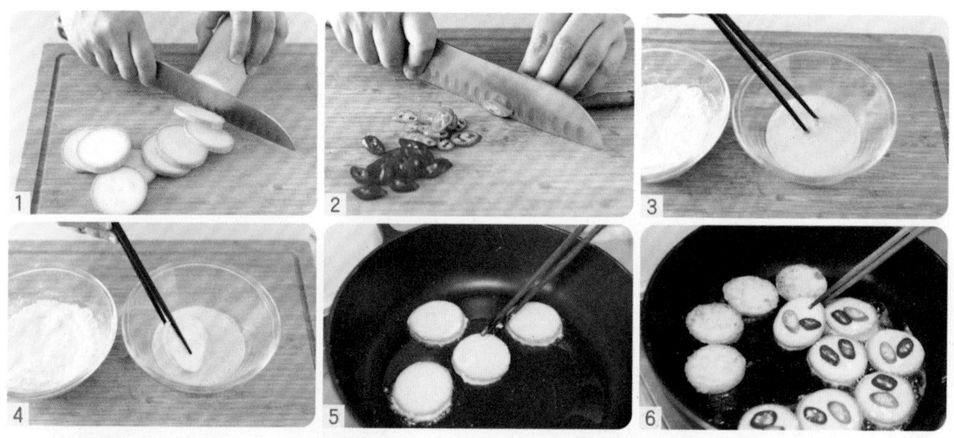

1 西葫芦洗净，切成0.5厘米左右厚的圆片。
2 青辣椒和红辣椒斜着切成大小相似的辣椒圈。
3 鸡蛋加入适量盐打散，和面粉分别放在两个小碗里备用。
4 西葫芦片两面粘上薄薄的一层面粉后，再裹上一层蛋液。
5 平底锅刷上很浅的一层油，放入裹好蛋液的西葫芦小火煎制。
6 在西葫芦片朝上的一面摆上青红辣椒圈点缀，一面煎熟后再翻面煎熟即可。

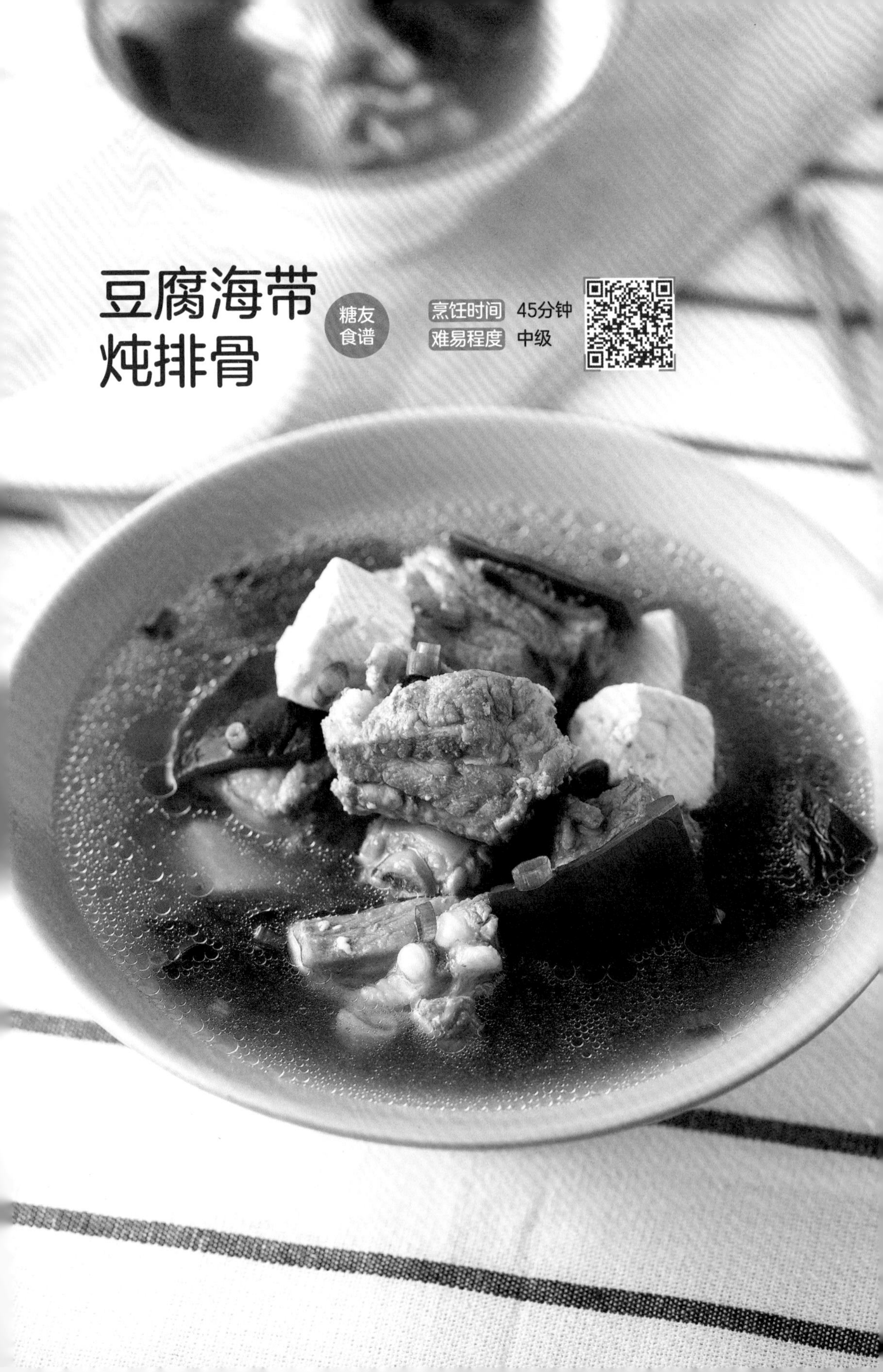

# 豆腐海带炖排骨

糖友食谱

烹饪时间 45分钟

难易程度 中级

| 营养贴士 | 排骨含有丰富的蛋白质和维生素，尤其含有大量的骨胶原和磷酸钙，能够为人体提供钙质，促进骨骼健康。 |
|---|---|

**烹饪秘籍**

放入豆腐后要轻轻搅匀，尽量不要把豆腐弄碎。不要选择嫩豆腐，否则也很容易煮碎。

主料

猪肋排400克，豆腐150克
海带150克

辅料

油1汤匙，生抽1茶匙
料酒2茶匙，八角2个
桂皮1块，生姜15克
香葱1棵

## 做法

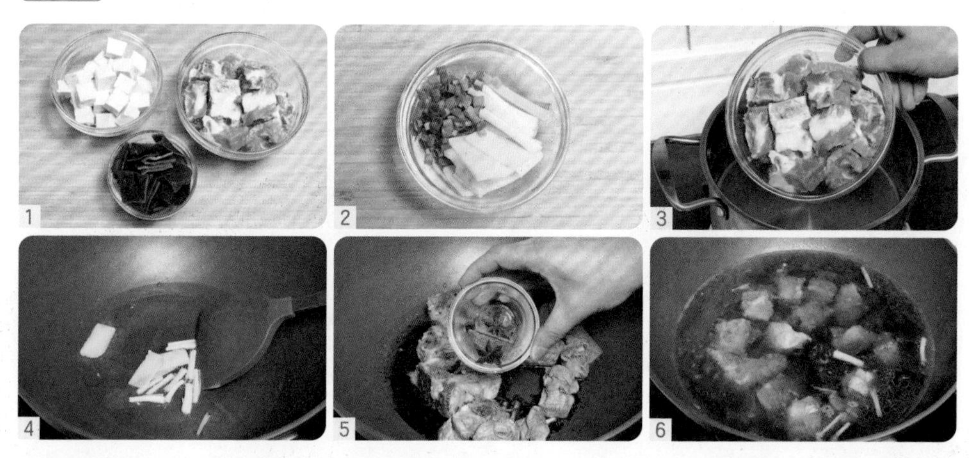

1 猪肋排洗净，控干水，剁成约5厘米长的段；豆腐切成1.5厘米见方的小块；海带洗净后控干水，切成边长3厘米的片。

2 生姜洗净，去皮后切成薄片；将香葱的葱白和葱叶分开，葱白切成段，葱叶切成葱花。

3 锅中备凉水，放入猪肋排，煮开后撇去表面的浮沫，捞出，再次清洗干净。

4 另起一锅，倒入油，约七成热后放入葱白、姜片煸炒出香味。

5 放入猪肋排，煸炒至表面微焦，加入料酒、生抽、八角、桂皮。

6 加入约800毫升的清水，大火煮开后转小火炖煮约20分钟。

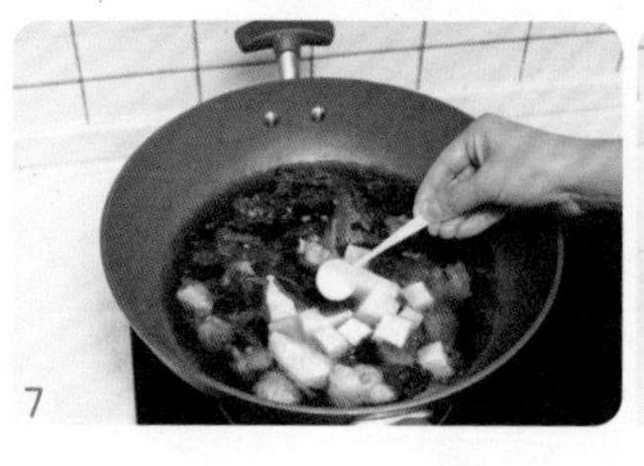

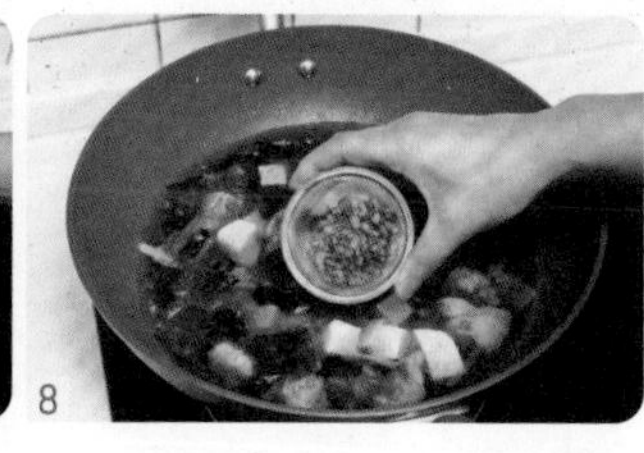

7 放入豆腐、海带，小火炖约10分钟至汤汁浓稠。

8 最后加入葱花，搅匀后即可关火。

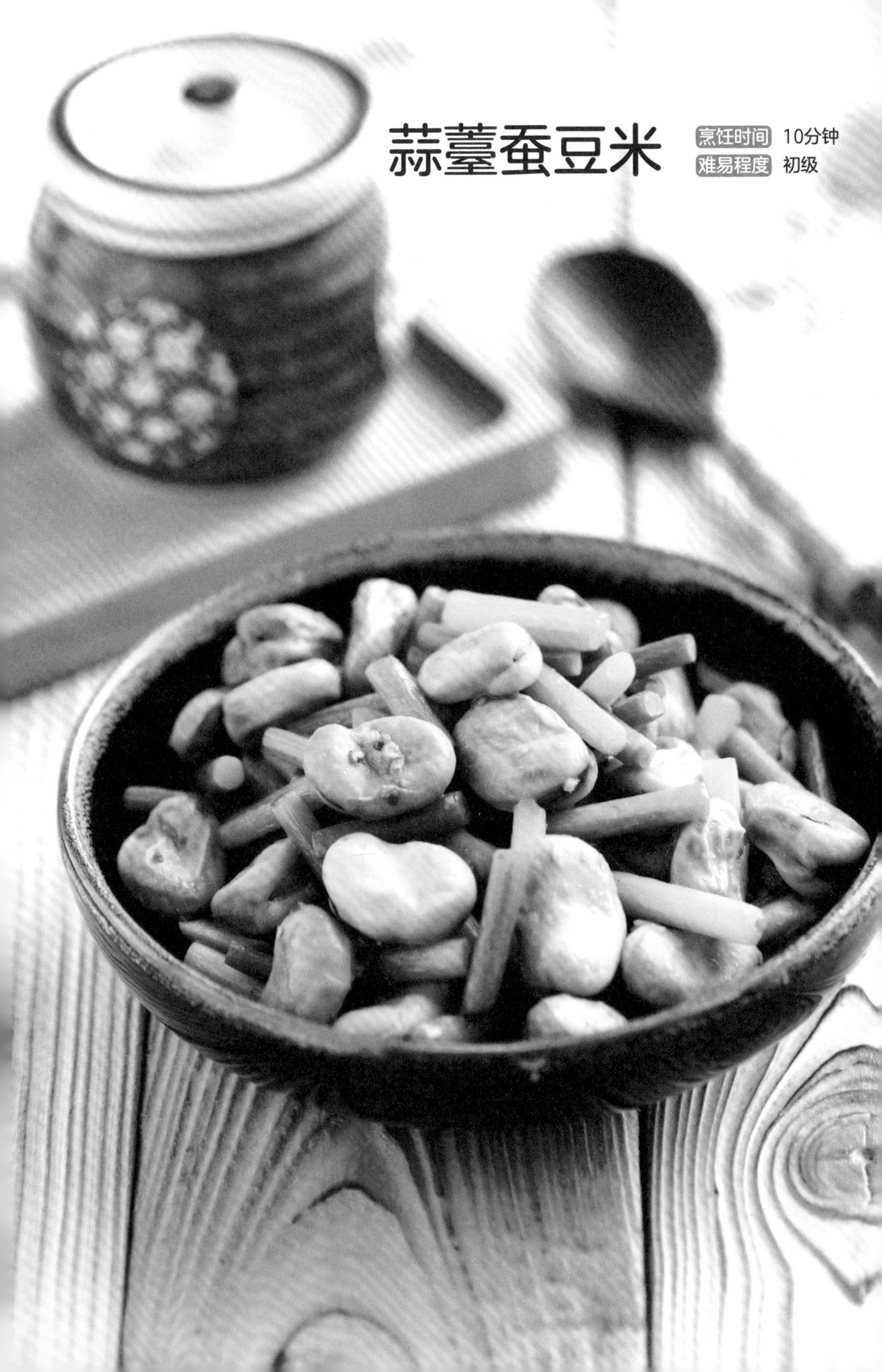

# 蒜薹蚕豆米

烹饪时间 10分钟

难易程度 初级

**营养贴士** 嫩蚕豆富含B族维生素，嫩蚕豆上市期不长，稍迟即老，长老的蚕豆淀粉质增加，因此蚕豆吃嫩的好。

**烹饪秘籍**

焯烫蚕豆米时，最好将蚕豆米煮至破皮，再炒时更易入味，口感更佳。

辣椒面可根据个人口味、医生有无特别需求而去掉或减量。

主料

蒜薹150克

蚕豆米300克

辅料

姜5克，大蒜2瓣

辣椒面1茶匙

蚝油半汤匙

鸡精半茶匙

盐半茶匙，油适量

## 做法

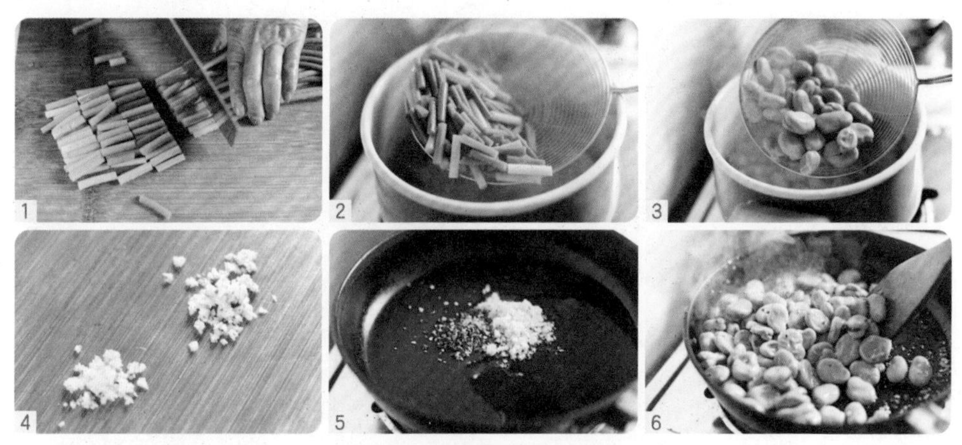

1 蒜薹择去头尾洗净，切成3厘米左右的段。

2 锅内加适量清水烧开，放入蒜薹焯烫至断生后捞出。

3 蚕豆米洗净，同样入开水锅中焯烫至熟，捞出沥水待用。

4 姜、大蒜去皮，洗净，分别切姜末、蒜末待用。

5 炒锅内倒入适量油烧至七成热，放入姜末、蒜末、辣椒面爆香。

6 然后放入焯烫后的蚕豆米，大火炒匀。

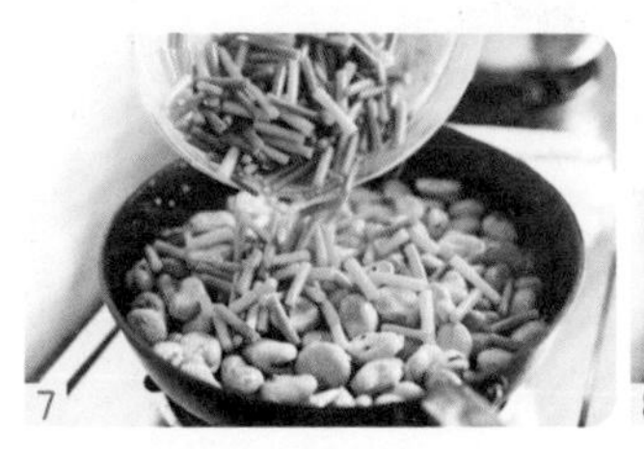

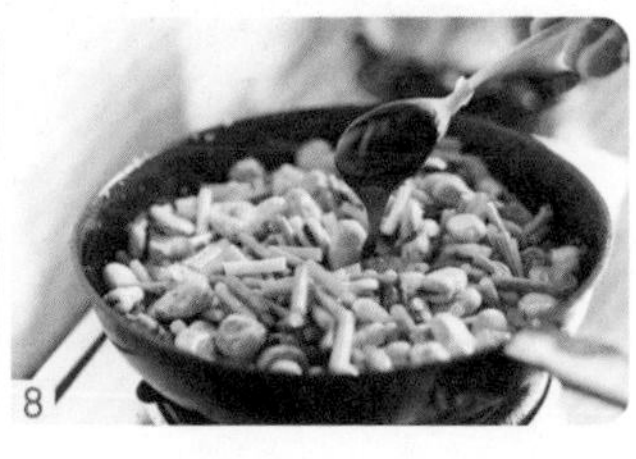

7 接着放入蒜薹，继续翻炒1分钟左右。

8 最后加入蚝油、鸡精、盐，翻炒均匀调味即可。

# 炝炒红菜薹 糖友食谱

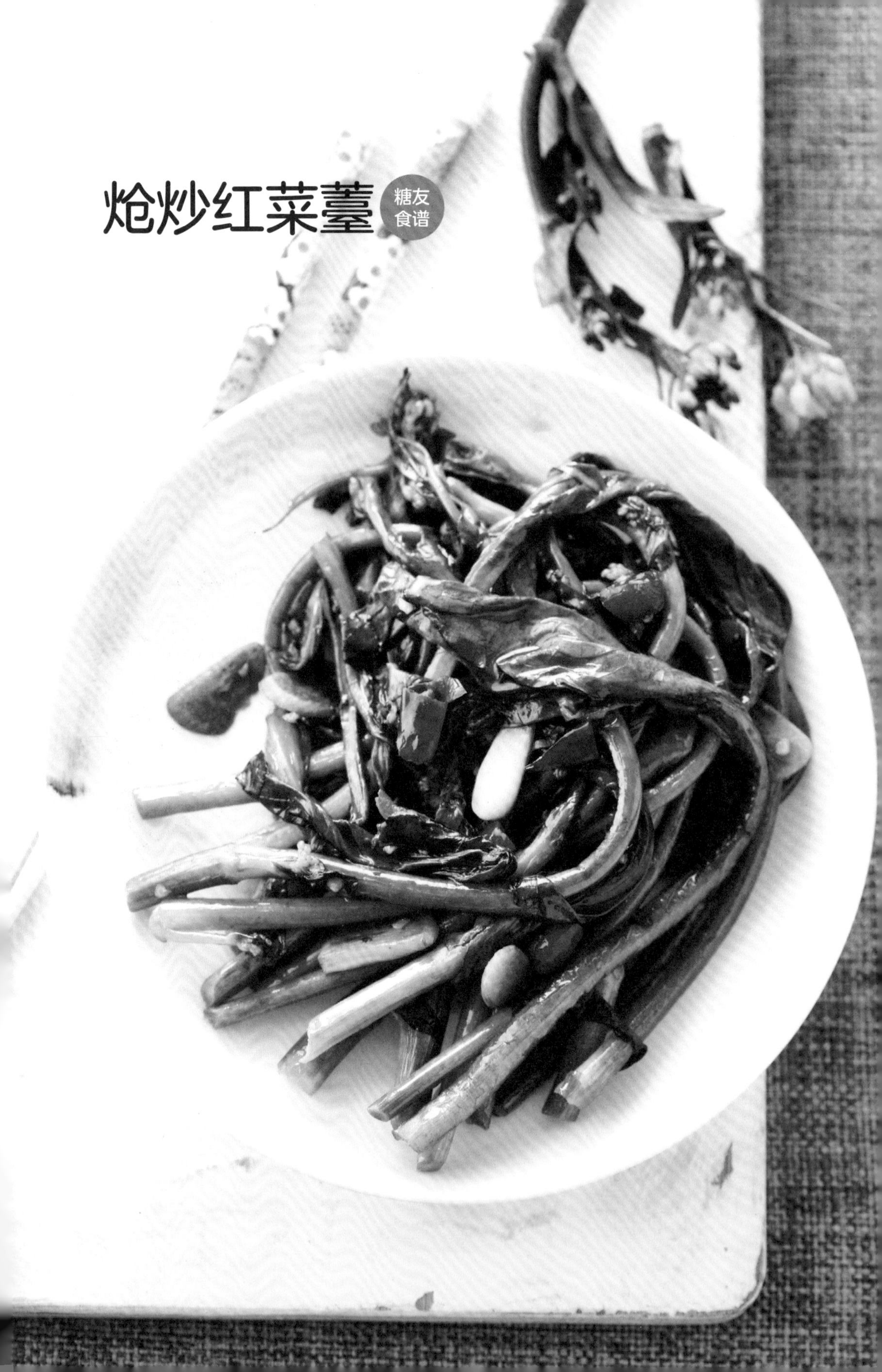

烹饪时间 8分钟
难易程度 初级

主料

红菜薹400克

辅料

生姜5克，大蒜2瓣
香葱2根，干红椒1个
花椒1小把
鸡精半茶匙
盐半茶匙，油适量

**营养贴士** 红菜薹富含胡萝卜素，有补肝明目的作用；红菜薹还含有较多的维生素C，能提高人体免疫力，维持人体组织及细胞的正常代谢与功能。

**烹饪秘籍**

可将红菜薹较老部分的皮削去不要，这样炒出来的红菜薹更鲜嫩。

干红椒、花椒可根据个人口味、医生有无特别要求而去掉或减量。

## 做法

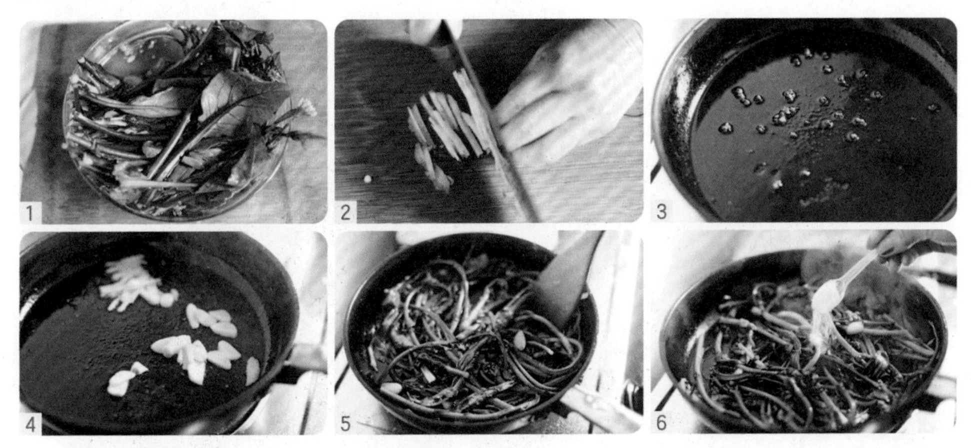


1 红菜薹择洗干净，沥去多余水分待用。

2 生姜、大蒜去皮，洗净，切姜丝、蒜片；香葱洗净，切葱粒；干红椒洗净，剪两段；花椒洗净待用。

3 炒锅内倒入适量油，烧至七成热，放入花椒爆香后，捞出花椒粒。

4 然后放入姜丝、蒜片，小火爆至出香味。接着放入剪好的红椒段爆香。

5 再放入洗净的红菜薹，大火快炒至断生。

6 最后调入鸡精、盐、香葱粒翻炒均匀即可。

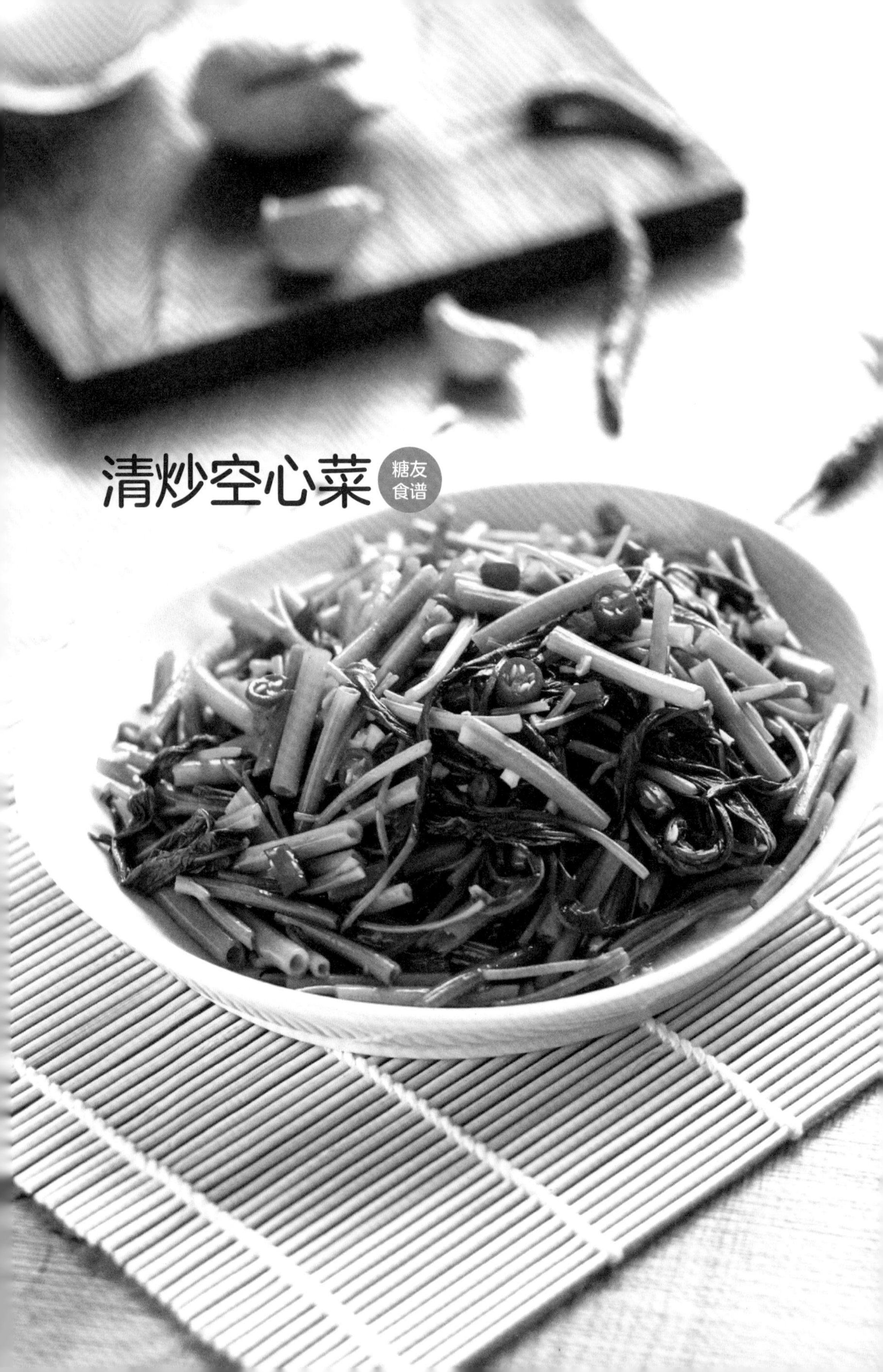
清炒空心菜
糖友
食谱

营养贴士 空心菜含维生素C、维生素$B_2$等，还含有丰富的膳食纤维，能有效促进肠蠕动。

**烹饪时间** 6分钟

**难易程度** 初级

### 烹饪秘籍

根茎部分和菜叶部分分开下锅，是为了保证菜叶不会炒得过死，口感更佳。

小米椒可根据个人口味、医生有无特别要求而去掉或减量。

**主料**

空心菜400克

**辅料**

生姜5克，大蒜5瓣

小米椒2个，鸡精半茶匙

盐半茶匙，油适量

## 做法

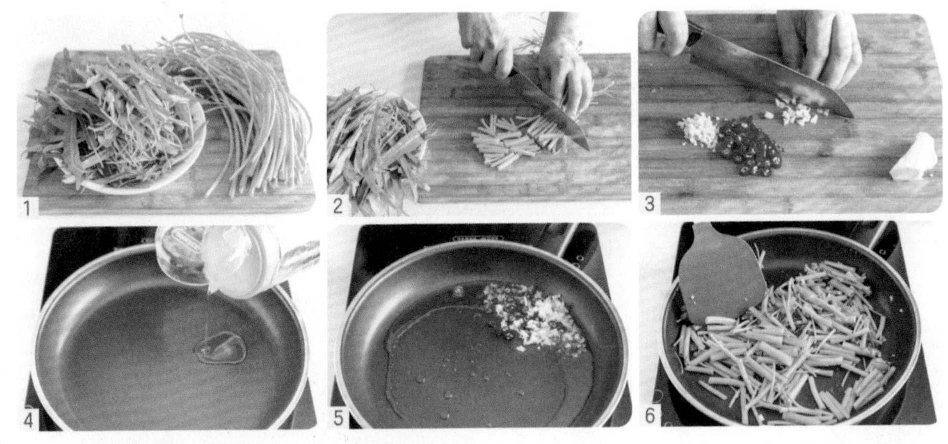

1 空心菜洗净，将菜叶择放在一边。

2 根茎部分切5厘米左右的长段。

3 生姜、大蒜去皮洗净，切姜末、蒜末；小米椒去蒂洗净，切碎粒；香葱洗净，切葱粒。

4 炒锅内倒入适量油，烧至七成热。

5 爆香姜末、蒜末、小米椒碎粒。

6 然后放入切好的空心菜根茎部分，大火快速翻炒至断生。

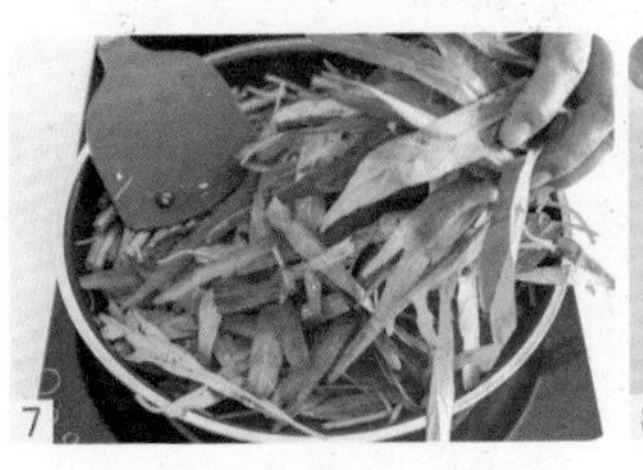

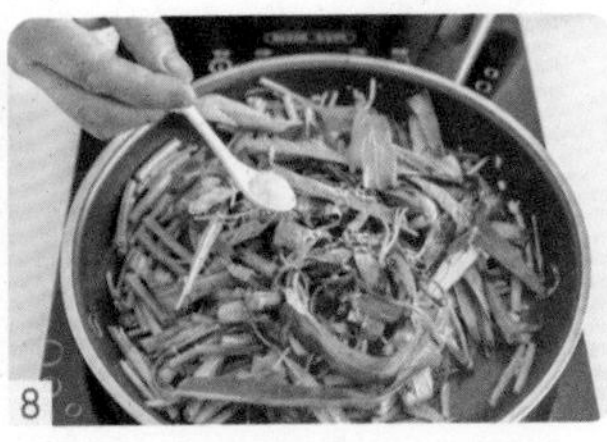

7 接着放入菜叶部分，继续大火快炒30秒左右。

8 再调入鸡精和盐，翻炒均匀调味。

# 水蒸鸡

糖友食谱

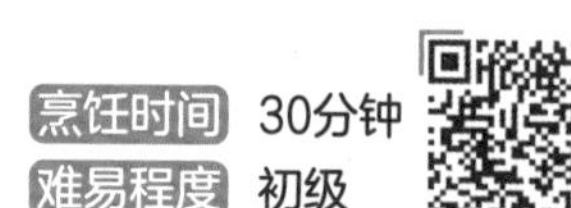

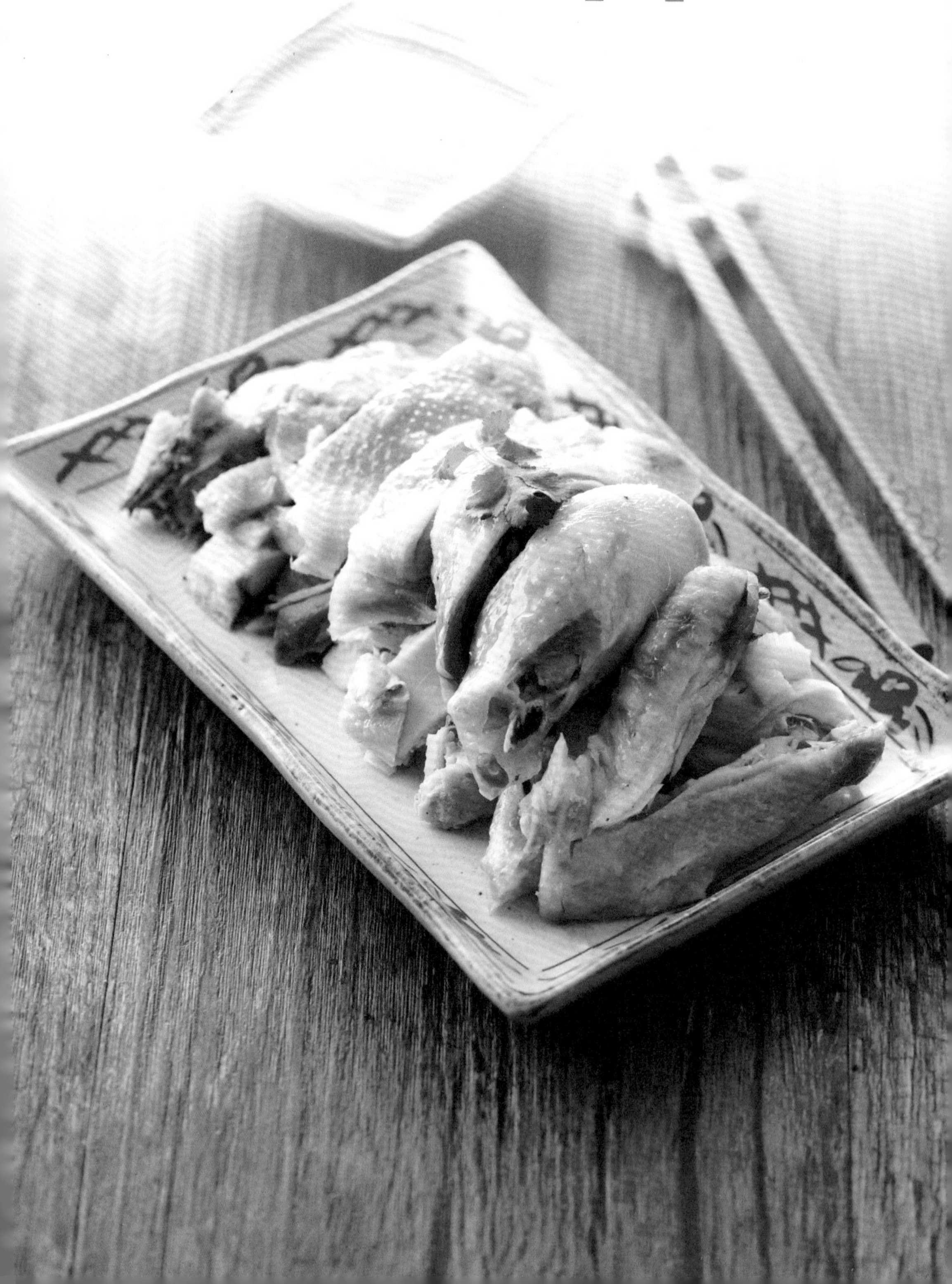

**营养贴士** 这一份水蒸鸡，对营养的破坏降到最低。鸡汤有补虚健体之效，初见之下平淡无奇，尝过之后方知越是平常越是妙不可言。

主料

三黄鸡1只

辅料

生姜10克，大蒜2瓣

香葱3根，生抽2汤匙

香油2茶匙

辣椒油2茶匙

盐1茶匙

**烹饪秘籍**

新鲜宰杀的三黄鸡，可放入清水内稍加浸泡去血水，并反复冲洗，这样蒸出来的鸡肉才会更加清香。辣椒油可根据个人口味、医生有无特别要求而去掉或减量。

## 做法

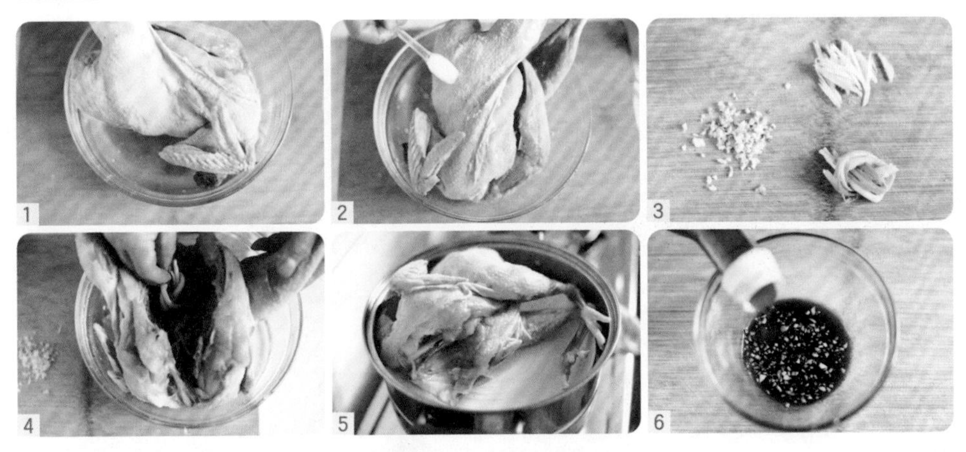

1 三黄鸡宰杀干净，在流水下反复冲洗干净血水待用。

2 取适量盐均匀抹至清洗干净的鸡身内外，腌制10分钟左右待用。

3 生姜去皮洗净，切姜丝；大蒜去皮洗净，捣成蒜蓉；香葱洗净，打葱结。

4 接着将姜丝、葱结放入鸡肚中，然后将鸡放入盘中，鸡肚向下。

5 蒸锅内加适量清水烧开，然后放入装有鸡的菜盘，中大火蒸约20分钟。

6 在蒸鸡的过程中，取一小碗，倒入生抽、香油、辣椒油、蒜蓉、少许盐搅拌均匀，调成料汁。

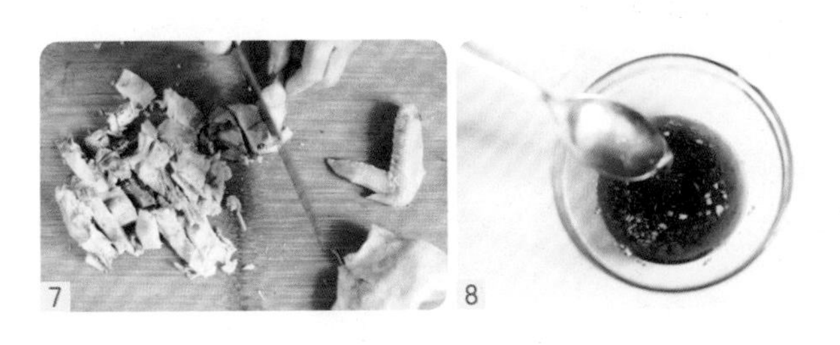

7 约20分钟后，关火取出鸡，掏出姜丝、葱结，将鸡切成大小适中的块。

8 取约2汤匙蒸鸡时溢出的汤汁，加入料汁内拌匀；食用时蘸着吃即可。

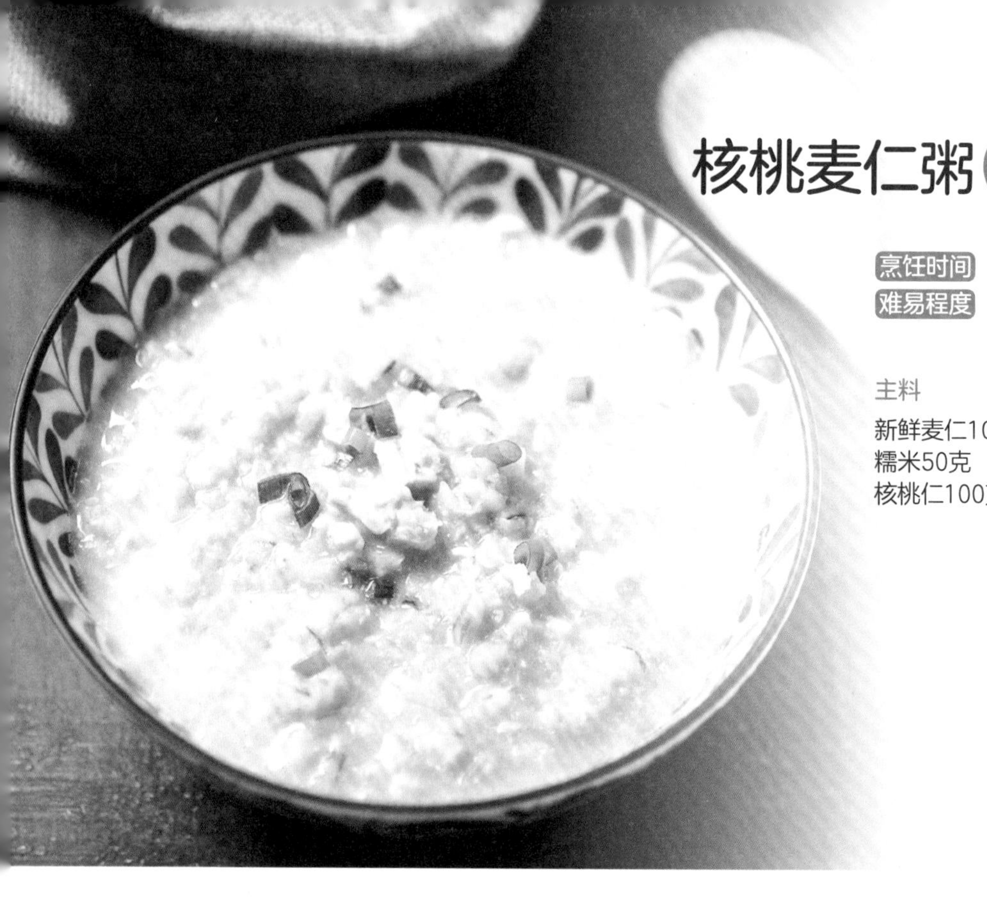

# 核桃麦仁粥

糖友食谱

烹饪时间 60分钟
难易程度 中级

主料

新鲜麦仁100克
糯米50克
核桃仁100克

## 做法

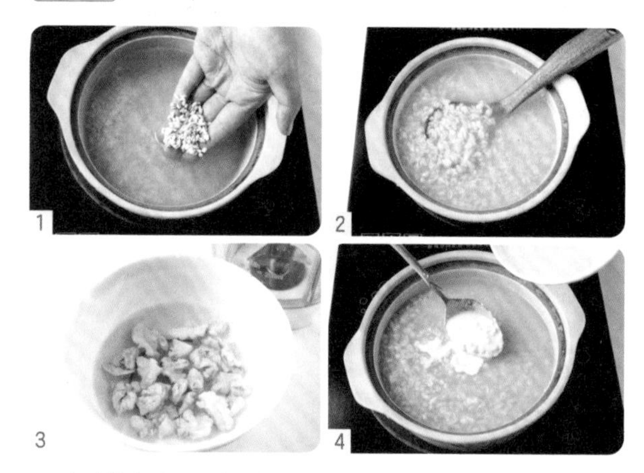

1 新鲜麦仁和糯米淘洗干净，加800毫升清水煮开。

2 转小火煮60分钟以上，不时搅拌，以防煳底。

3 核桃仁用开水浸泡，挑去种皮，加100毫升清水打成浆。

4 将核桃仁浆倒入麦仁糯米粥里，煮开即可。

### 营养贴士

核桃含有大量不饱和脂肪酸，好处多多。麦仁不含胆固醇，富含膳食纤维，可起到调理肠胃，促进消化的作用。

### 烹饪秘籍

将核桃仁打成浆煮粥，香滑味美。

新鲜麦仁上市时间短暂，但有冻品可供选择。

# 葱油莴笋丝 糖友食谱

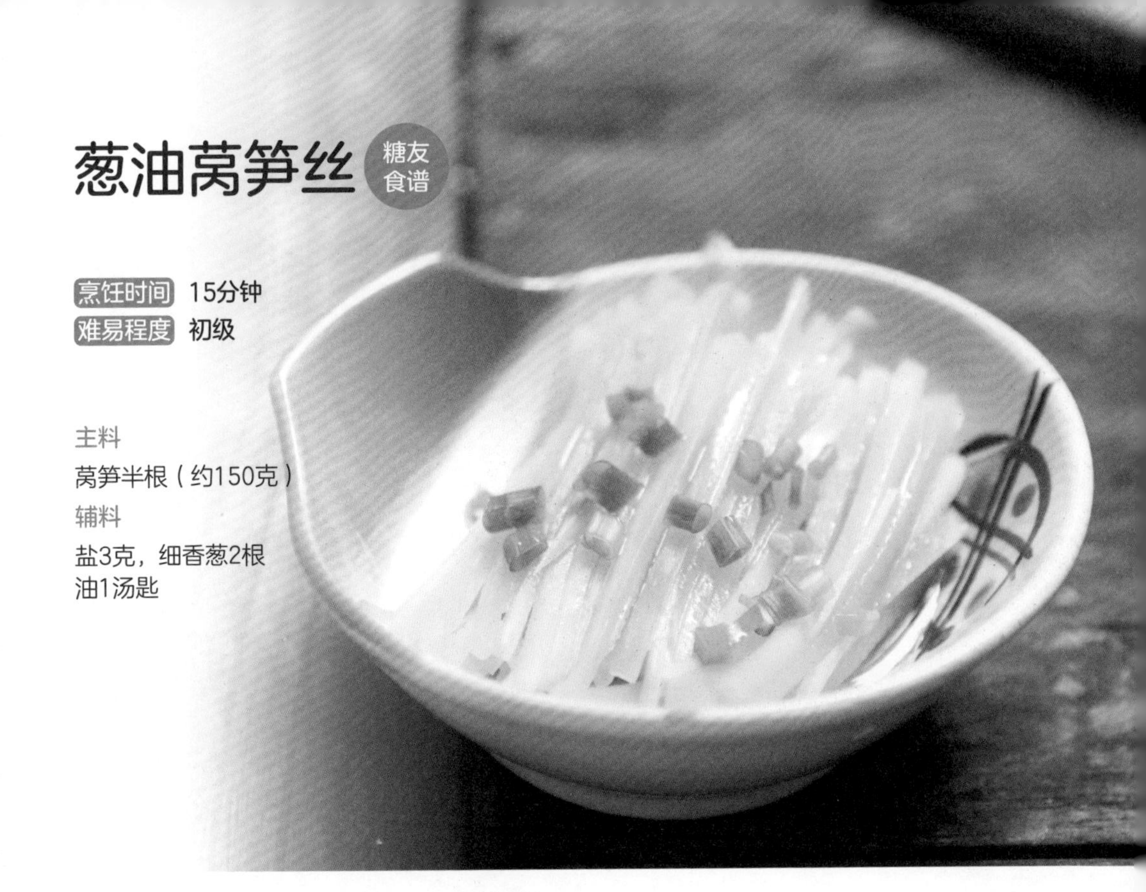

烹饪时间 15分钟
难易程度 初级

主料
莴笋半根（约150克）
辅料
盐3克，细香葱2根
油1汤匙

## 营养贴士

莴笋富含多种维生素和抗氧化物质，还有易被人体吸收的铁元素，特别适合贫血的人群食用。

## 烹饪秘籍

将葱花换成花椒粒，用油炸香淋上也可以。

## 做法

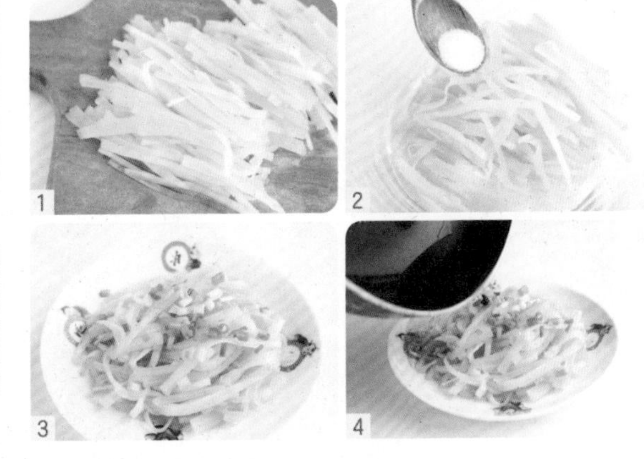

1 莴笋去皮，洗净，切成细丝。
2 将莴笋丝用盐抓匀，静置5分钟，挤去多余水分，放在盘中。
3 细香葱剥洗干净，切成葱花，放在莴笋丝上。
4 烧热油淋上，吃时拌匀即可。

# 白藕焖鸡

烹饪时间 1小时30分钟
难易程度 中级

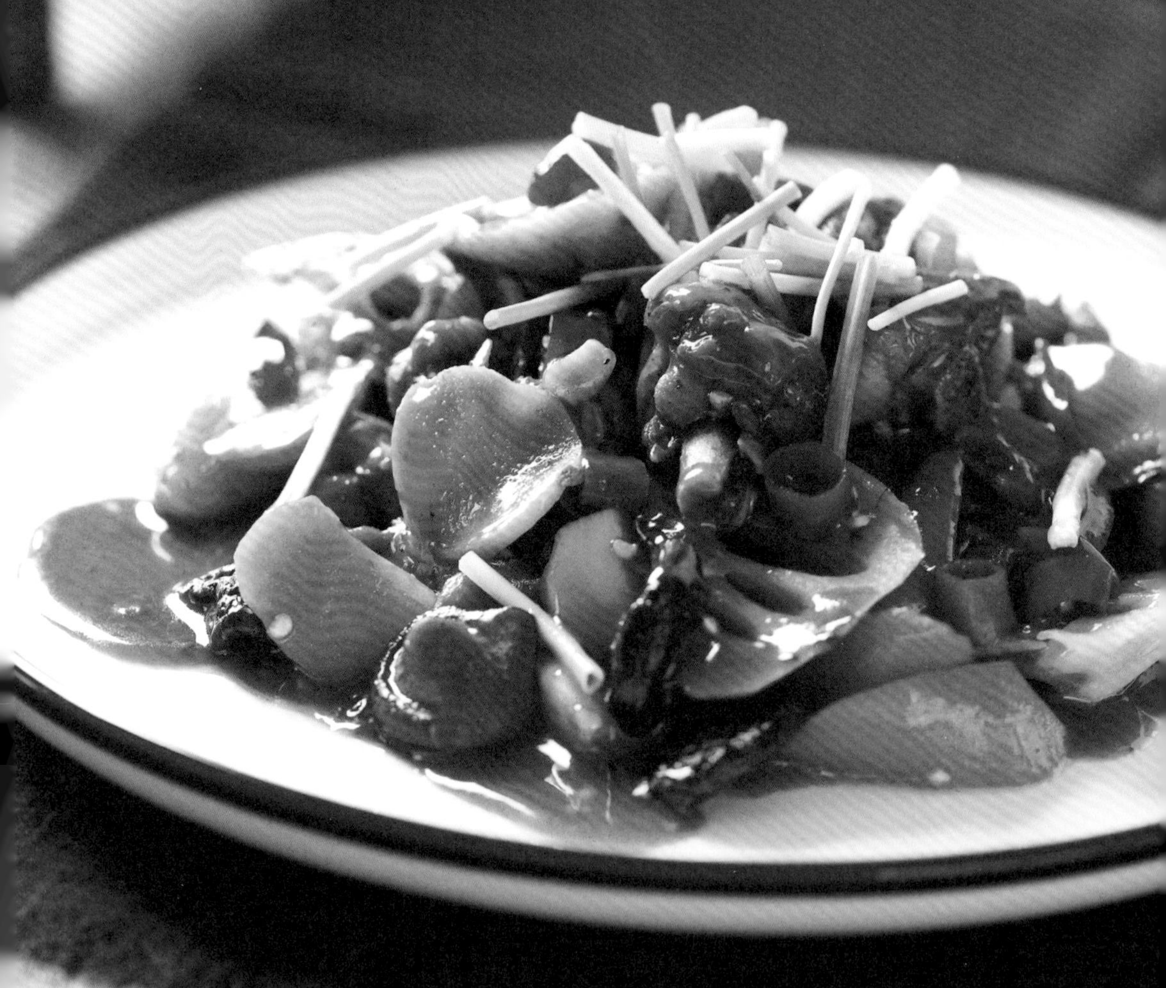

营养贴士　白藕富含维生素和膳食纤维，能帮助油脂排出体外，减少吸收，同时白藕也能提供人体需要的碳水化合物和微量元素。

烹饪秘籍

小米椒、黑胡椒粉可根据个人口味、医生有无特别要求而去掉或减量。

主料

鸡腿2只，白藕400克

辅料

胡萝卜1根，干香菇5朵
浓汤宝1块，生抽2汤匙
料酒2汤匙，蚝油1汤匙
白砂糖半茶匙，甜面酱1汤匙
小米椒2根，黑胡椒粉1克
姜3克，香葱2根，蒜5克

做法

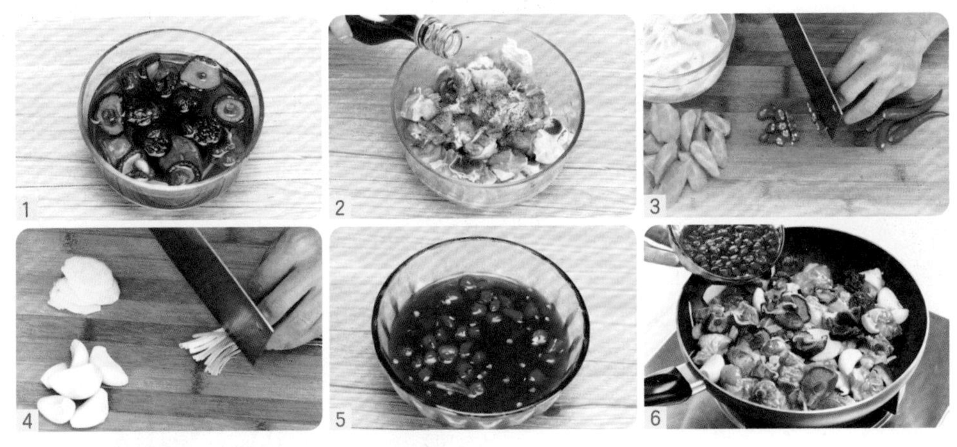

1 干香菇提前1小时泡发，洗净待用。

2 鸡腿洗净，斩小块，用刀割去鸡肉和鸡皮之间的油脂，加生抽、料酒各1汤匙、黑胡椒粉腌制30分钟。

3 白藕洗净、去皮，切滚刀块，在清水中浸泡10分钟；胡萝卜洗净、去皮，切滚刀块；小米椒洗净，切圈。

4 姜去皮、切片；香葱洗净、去根、切段；蒜去皮。

5 剩余生抽和料酒、蚝油、白砂糖、甜面酱、小米椒圈混合，加少许清水调成酱汁。

6 不粘锅加热，不放油，放入姜片、香葱段、蒜瓣煸香，下入鸡腿块和香菇，均匀地淋入料汁。

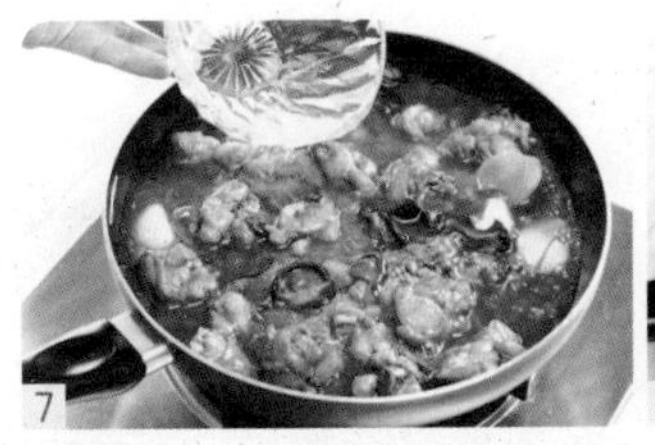

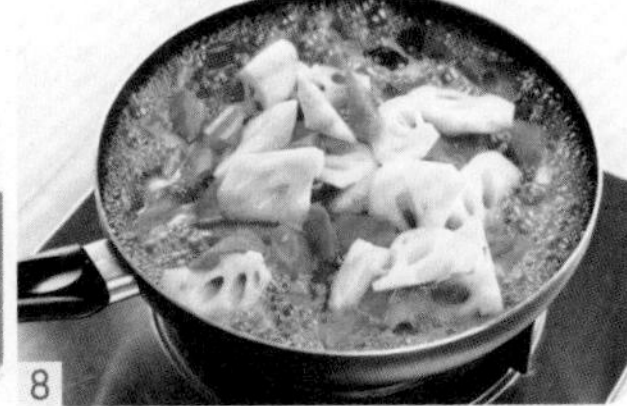

7 随后放入浓汤宝，倒入适量开水，盖好锅盖，先大火焖煮20分钟。

8 再放入藕块、胡萝卜块，转中小火焖煮15分钟即可关火。

# 海米炒冬瓜

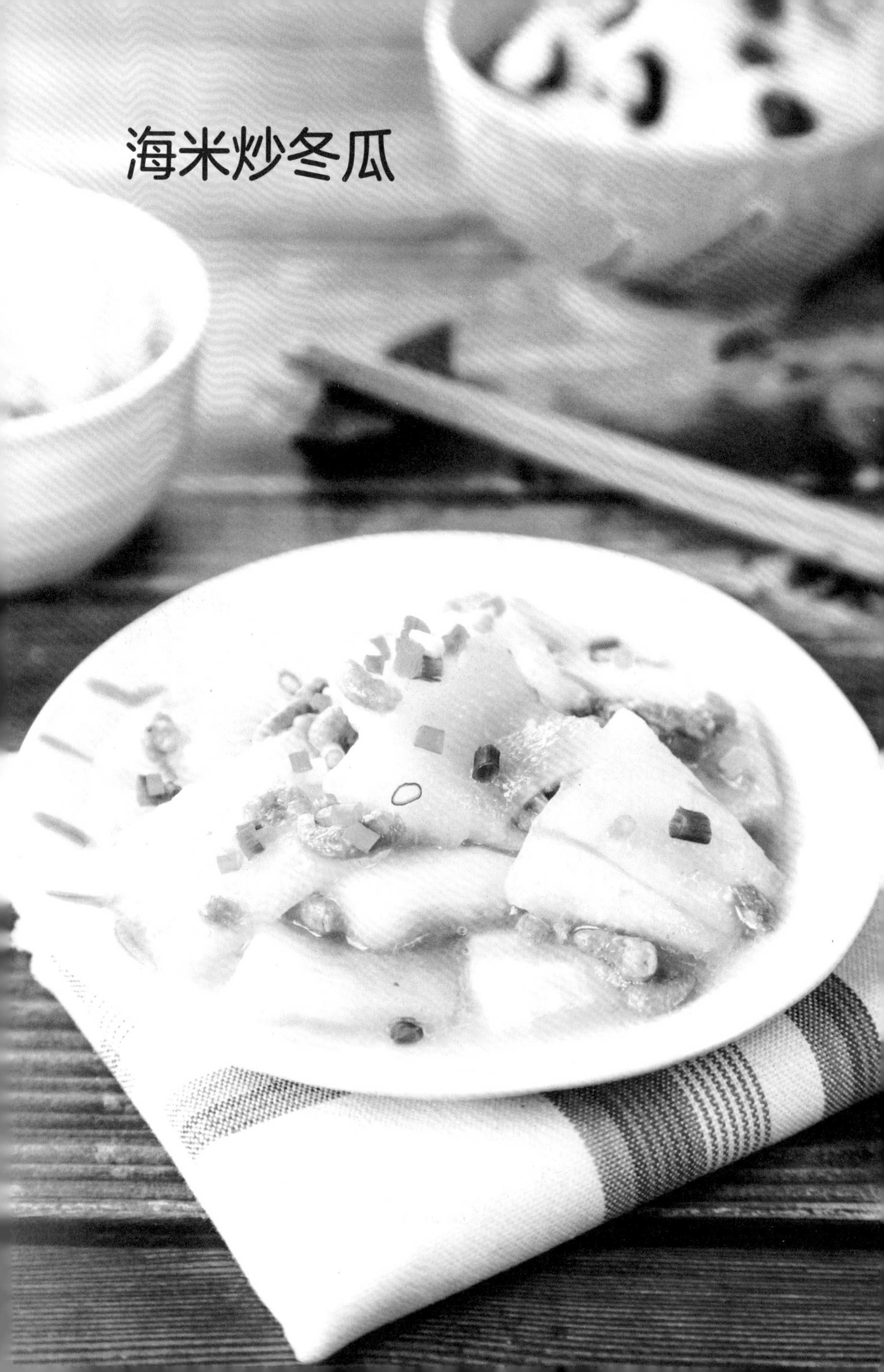

营养贴士　冬瓜不含脂肪，而膳食纤维含量丰富，并有利水消肿的食疗功效。海米是补充钙元素的良好来源。

烹饪时间　50分钟

难易程度　初级

主料

冬瓜500克，海米30克

辅料

油3汤匙，淀粉半茶匙

盐少许，白砂糖半茶匙

香葱1根

烹饪秘籍

冬瓜炖煮片刻会更入味，但汁不要收得太干。

海米有咸味，盐要少放，避免过咸。

## 做法

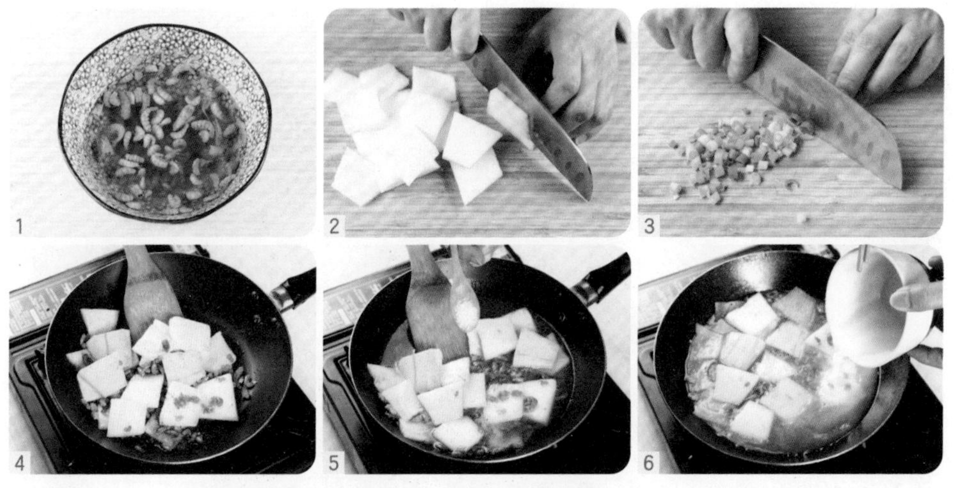

1 海米冲净，浸泡在清水中20分钟，使用前沥干水分。

2 冬瓜去皮，去瓤，洗净，切成厚约2毫米、长约3厘米的片。

3 香葱去根，洗净，切碎；淀粉加入少许清水调成水淀粉。

4 炒锅中倒油，六成热时加海米炒香，再放冬瓜翻炒3分钟。

5 随后倒入少许清水，加白砂糖、少许盐调味，炖至冬瓜片变透明。

6 加水淀粉勾薄芡，大火收汁，出锅前撒入香葱碎即可。

# 番茄南瓜牛腩煲

烹饪时间 50分钟
难易程度 初级

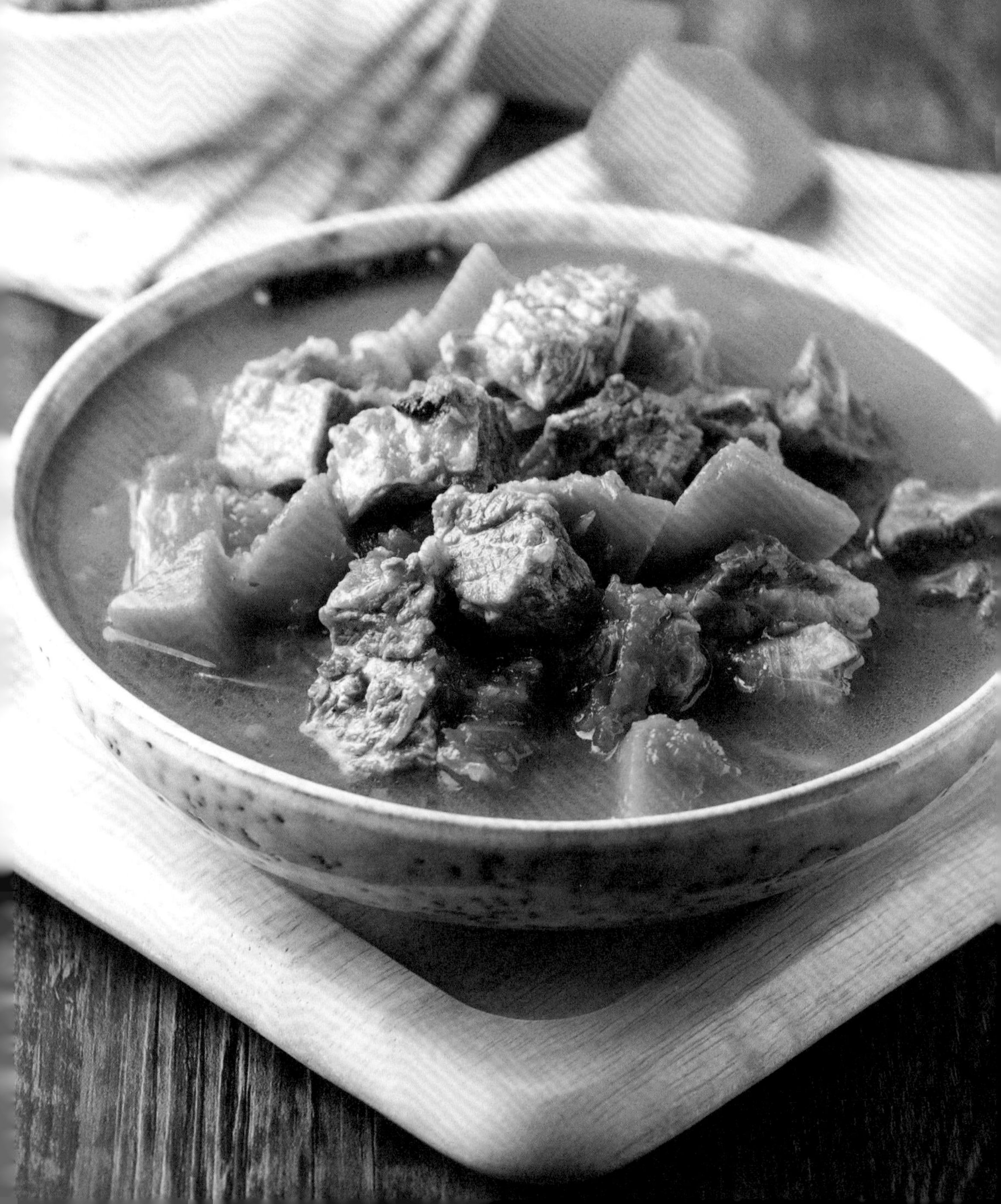

营养贴士 酸甜的番茄，软糯的牛腩，香甜的南瓜，搭配得恰到好处，老少皆宜。而且番茄、南瓜、牛腩中都含有对人体有益的多种营养元素。

烹饪秘籍

牛腩可以选择瘦一点的，这样能减少油脂的摄入。
在炖煮过程中要不时搅拌一下，避免煳锅。

主料

新鲜牛腩500克
番茄1个（约80克）
南瓜100克

辅料

姜3片，大葱1根
八角1个，盐半茶匙
桂皮2克，料酒2茶匙
油2茶匙

## 做法

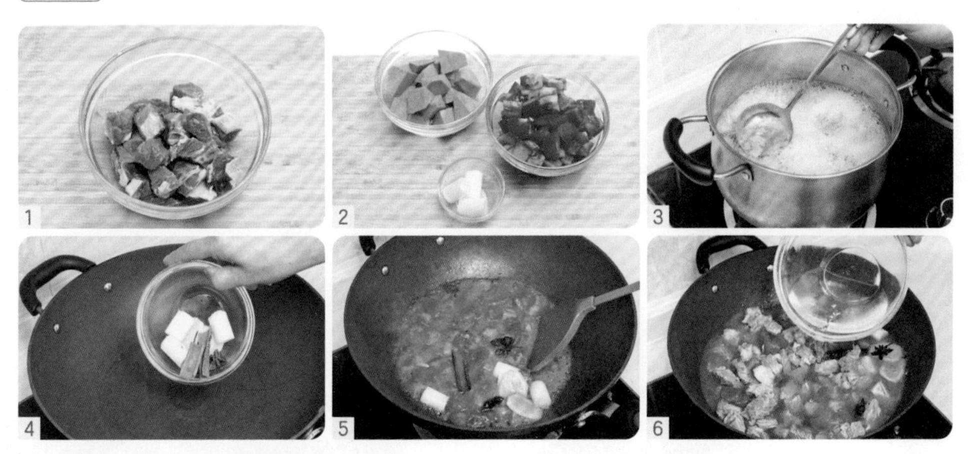

1 牛腩洗净，切成2厘米见方的块。

2 番茄和南瓜分别洗净，切成小块，装盘备用；大葱切段，装盘备用。

3 牛腩放入锅内，加入适量冷水和料酒，大火加热四五分钟后煮沸，撇除血沫，捞出备用。

4 锅内加油，大火烧热。当油微微泛起白烟时，加入葱段、八角、桂皮、姜片爆香。

5 放入番茄块炒制两三分钟，使番茄软烂。

6 放入煮好的牛腩，加温水400毫升，大火煮开后转小火炖20～30分钟。

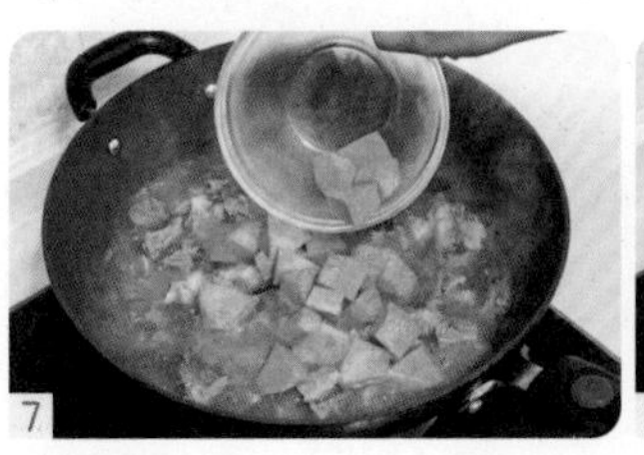

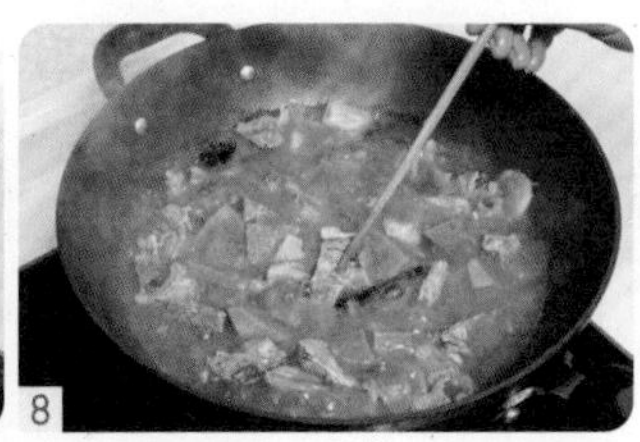

7 把南瓜也放入锅中继续炖煮10～15分钟。

8 当用筷子能很轻松地插透牛腩，南瓜也比较软烂时，大火收汁，加盐调味即可出锅。

# 紫苏黄瓜

糖友食谱

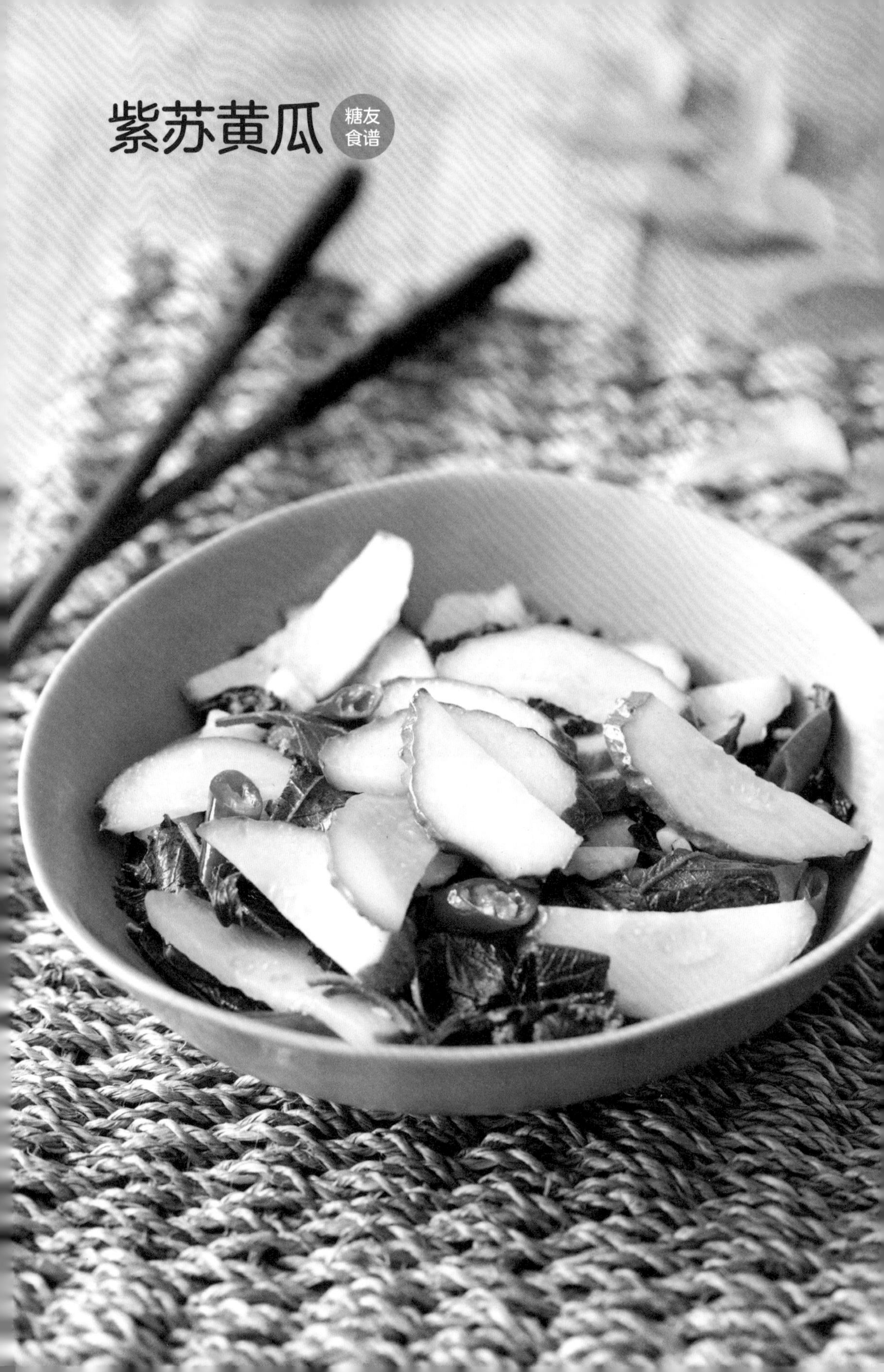

烹饪时间 25分钟
难易程度 中级

主料

黄瓜1根，紫苏1把

辅料

小米椒1根，蒜3瓣
盐半茶匙，油少许

营养贴士　紫苏叶能解表散寒，发汗力较强，可用于风寒感冒的食疗。紫苏叶中还含有预防衰老的有效成分，是不可多得的美容圣品。

### 烹饪秘籍

黄瓜需要煎软，表皮微皱，两面有些焦黄的程度最好。
小米椒可根据个人口味、医生有无特别要求而去掉或减量。

## 做法

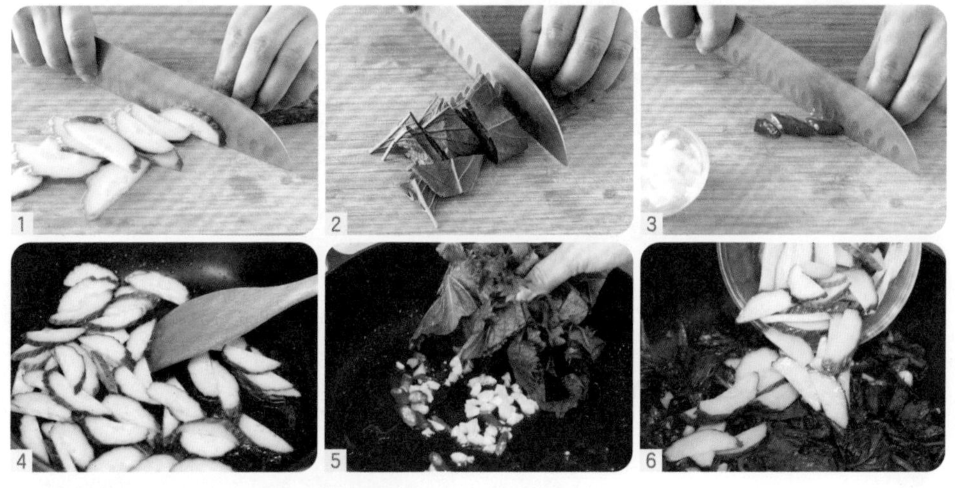

1 黄瓜洗净，斜切成5毫米厚的片。
2 紫苏洗净，将叶子一片片择下，随意切成几段。
3 小米椒斜切成圈，蒜切碎。
4 热锅倒入薄薄一层油，将黄瓜片两面煎软后盛出。
5 小火下入小米椒、蒜炝锅，加入紫苏炒出香气。
6 转大火下入煎好的黄瓜片快速炒匀，加入适量盐即可。

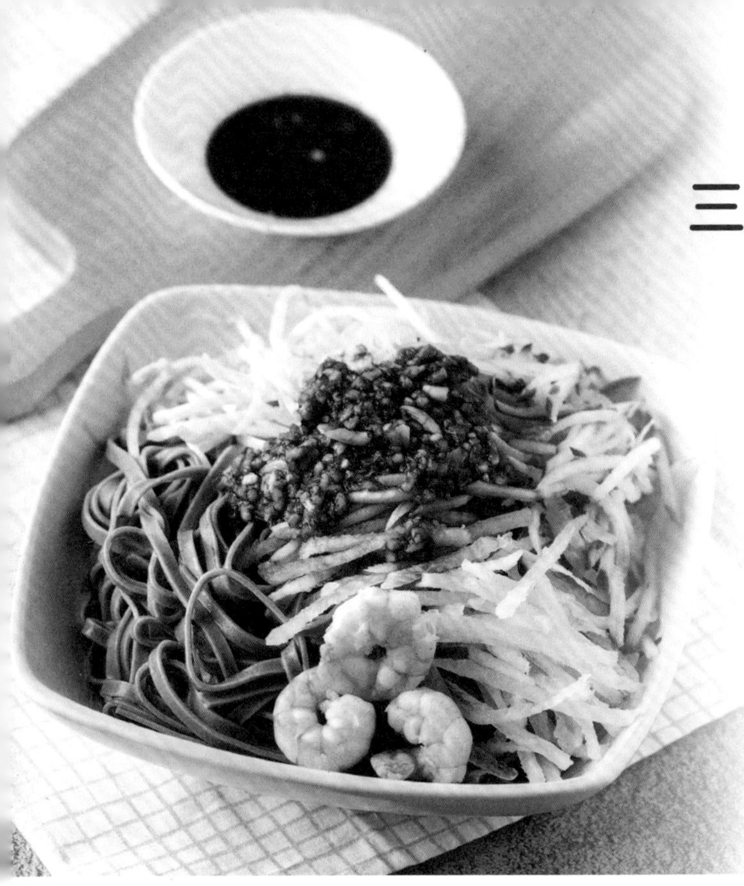

# 三丝荞麦面

烹饪时间 20分钟
难易程度 初级

主料

荞麦挂面100克
白萝卜50克
黄瓜50克
绿豆芽40克

辅料

蒜4瓣
醋3茶匙
生抽1茶匙

## 做法

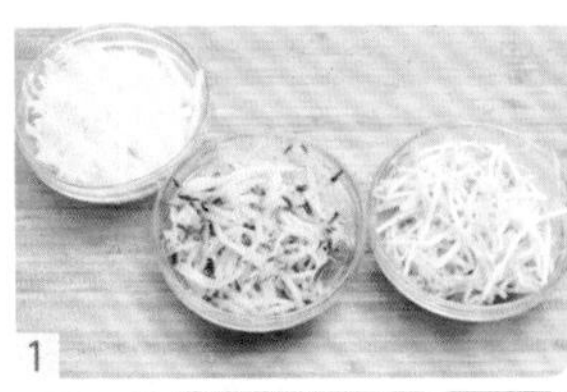

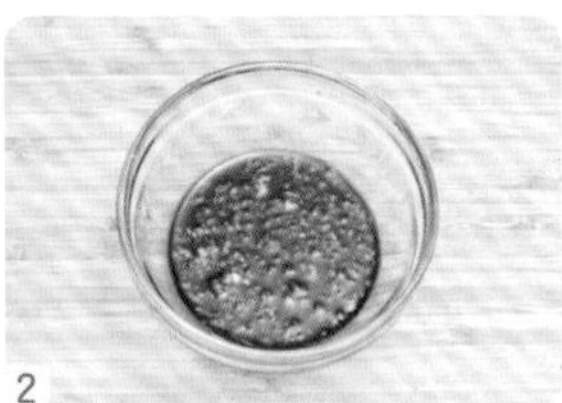

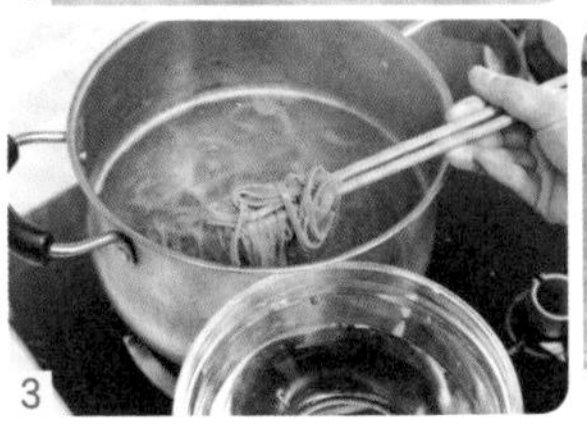

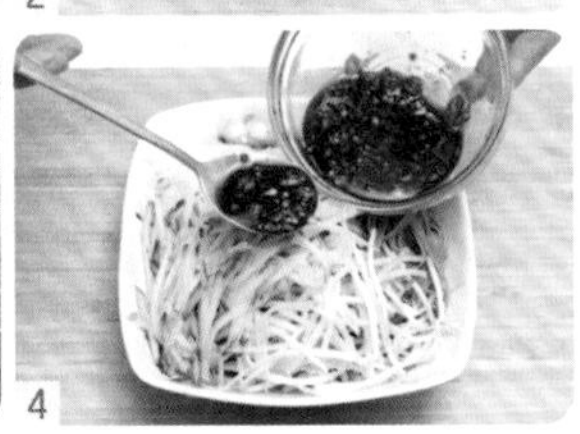

1 白萝卜和黄瓜洗净、切丝；绿豆芽洗净，控水备用。
2 大蒜挤压成蒜泥，加其他辅料，调成调料汁。
3 锅内加适量清水，水烧开后放入荞麦挂面煮熟，然后放入清水碗里过凉，捞出。
4 将荞麦面放入一空碗内，加入切好的配料，淋上调料汁，搅拌均匀即可。

### 营养贴士

荞麦对高血压、高血脂、高血糖有一定的调节作用，特别适合老年人食用。

### 烹饪秘籍

可以适量添加一些虾仁或鸡蛋，这样营养会更丰富。

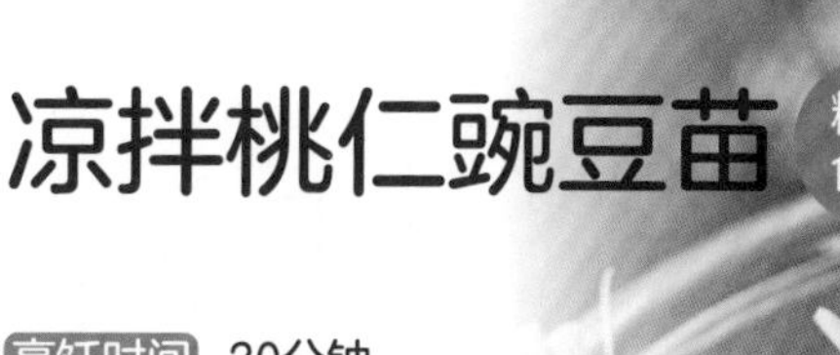

# 凉拌桃仁豌豆苗

糖友食谱

烹饪时间 20分钟

难易程度 中级

主料

豌豆苗300克，核桃仁1小碗

辅料

蒜1瓣，生抽1汤匙，盐适量

橄榄油1茶匙，苹果醋1汤匙

### 营养贴士

豌豆苗味道清香，核桃仁口感醇香，二者搭配益智补脑，是一道老少皆宜的凉菜。

## 做法

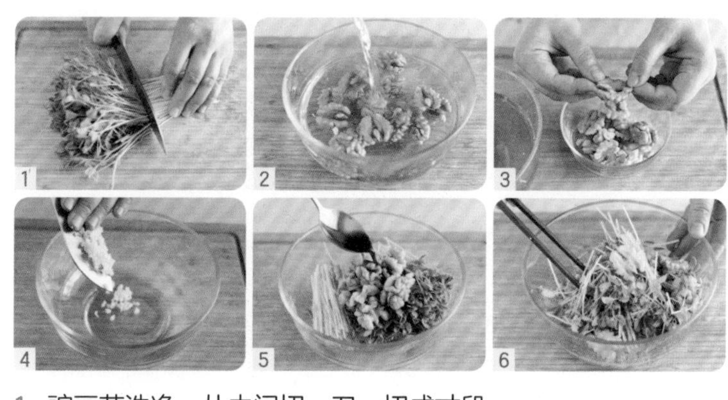


**烹饪秘籍**

核桃仁去皮时，可以放锅中煮2分钟再浸入凉水，待不烫手时去皮就容易多了。如果不去皮，吃起来会有些苦涩。

1 豌豆苗洗净，从中间切一刀，切成寸段。

2 核桃仁用开水烫一下。

3 撕去核桃仁的表皮，尽量保持每一瓣的完整性。

4 大蒜拍扁，切成蒜末。

5 将处理好的豌豆苗、核桃仁、蒜末放入一个略大一些的盆中。

6 盆中加入生抽、苹果醋、橄榄油、盐拌匀即可。

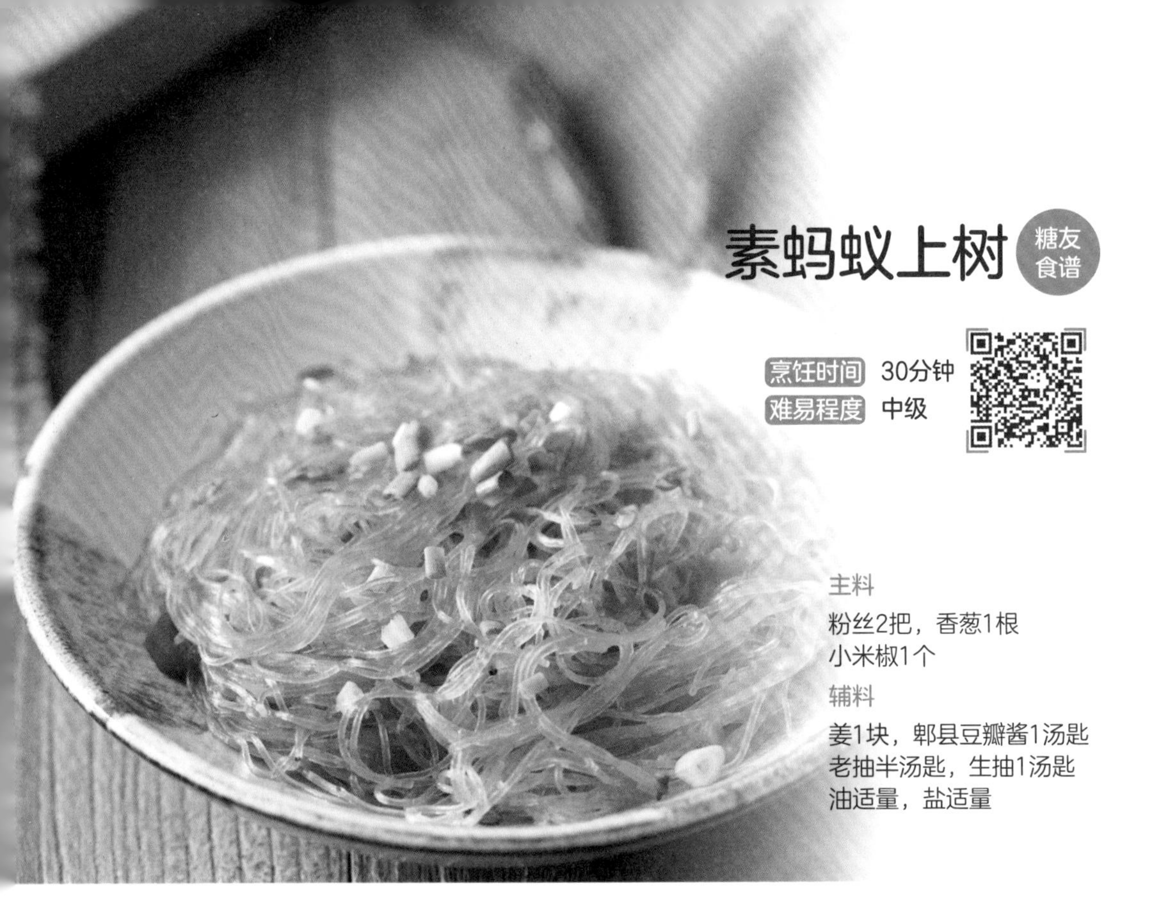

# 素蚂蚁上树

糖友食谱

烹饪时间 30分钟
难易程度 中级

主料
粉丝2把，香葱1根
小米椒1个

辅料
姜1块，郫县豆瓣酱1汤匙
老抽半汤匙，生抽1汤匙
油适量，盐适量

## 做法

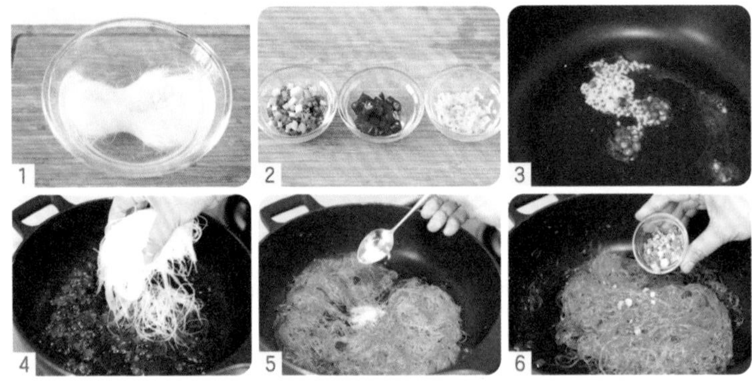

1 粉丝用清水泡开备用。
2 香葱切成葱花，小米椒切圈，姜切末。
3 热锅下油，把姜末、小米椒爆香。
4 加入郫县豆瓣酱，炒出红油后倒入粉丝继续翻炒。
5 根据个人口味调入生抽、老抽和盐，翻炒均匀。
6 撒入葱花，待粉丝吸收了汤汁即可。

**营养贴士**

粉丝吸收了郫县豆瓣酱的浓郁味道，香气扑鼻，是一道名副其实的“米饭杀手”。

**烹饪秘籍**

粉丝一般选用绿豆粉丝，也可用红薯粉代替。

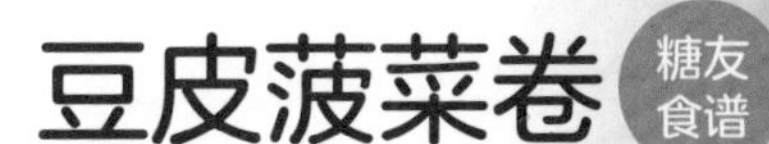

# 豆皮菠菜卷

糖友食谱

烹饪时间 40分钟
难易程度 中级

主料

豆皮100克，菠菜200克

辅料

盐半茶匙，鸡精半茶匙
香油1茶匙，薄盐生抽1茶匙

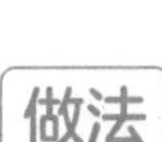

## 做法

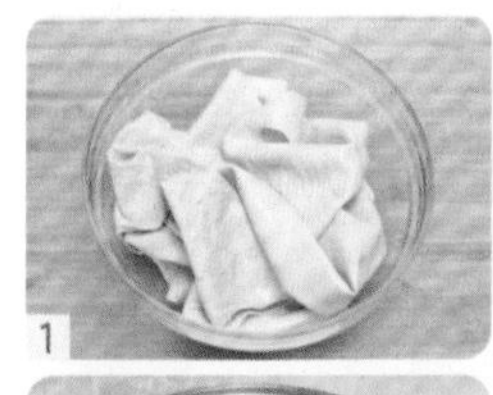

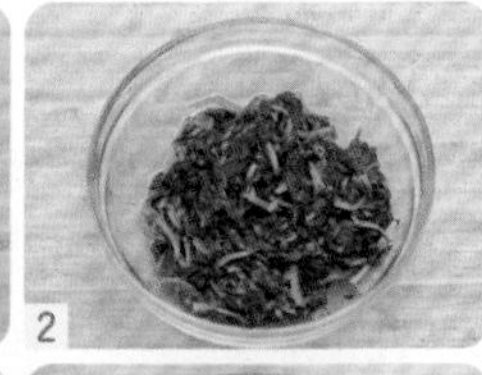

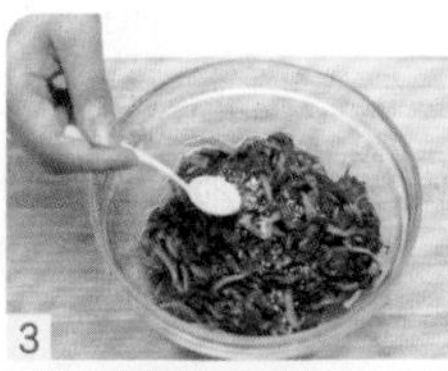

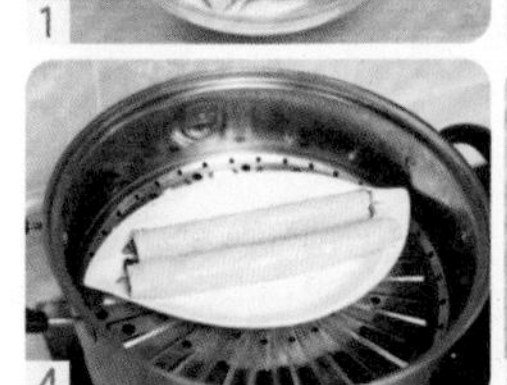

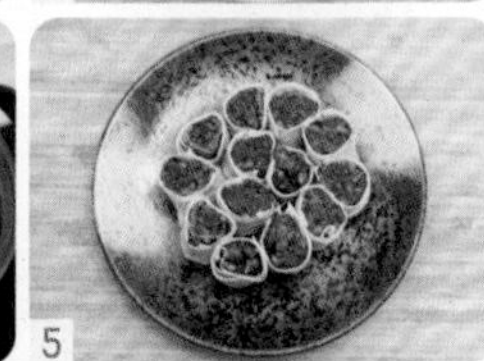

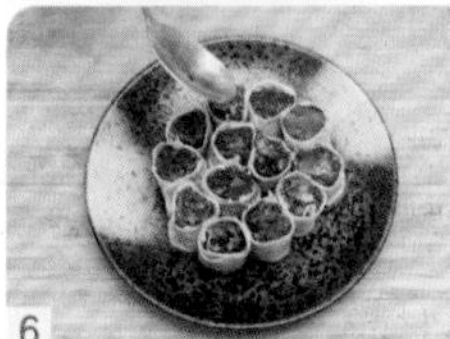

1 豆皮用温水浸泡10分钟左右至变软。
2 菠菜洗净，切去根部，入滚水焯熟，切丝。
3 菠菜撒上盐、鸡精拌匀。
4 将拌好的菠菜裹入豆皮中卷紧，上大火蒸8分钟。
5 取出后用刀切成小卷摆盘。
6 将香油、薄盐生抽搅拌均匀，淋在盘上即可。

### 营养贴士

菠菜口感鲜嫩、营养丰富，含大量的维生素，和豆皮中的蛋白质相结合，完善了膳食结构。

### 烹饪秘籍

卷腐皮的时候，应避免用力过猛，否则会导致腐皮断裂。

# 时蔬天妇罗

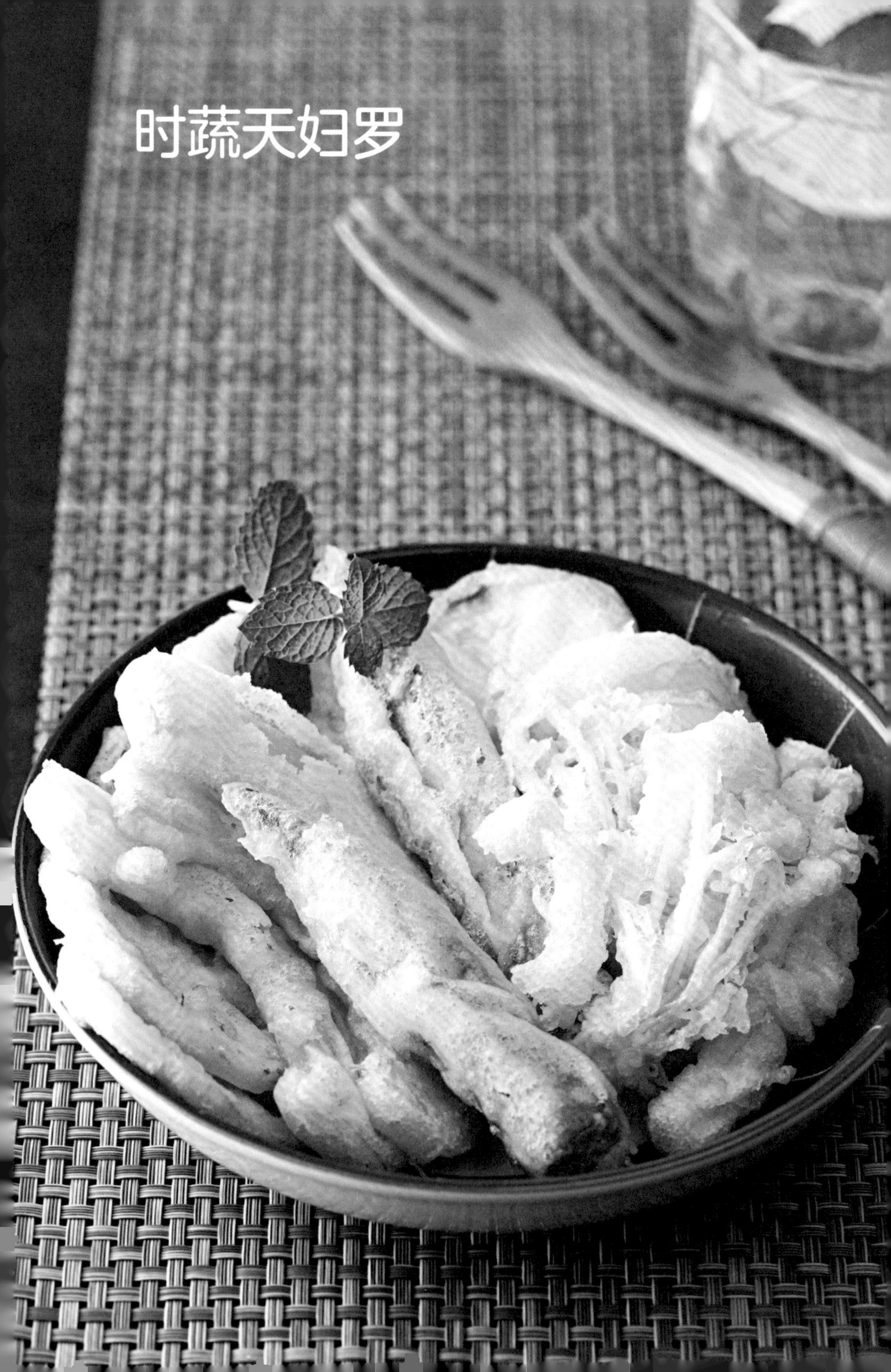

烹饪时间 45分钟
难易程度 高级

营养贴士 选择当季时令最新鲜的蔬菜，我们的身体也恰好需要这些当季蔬菜的营养，这是大自然送给我们最好的礼物。

主料
金针菇1小把
南瓜、莲藕各适量
西葫芦、秋葵各适量
辅料
低筋面粉100克
泡打粉6克，盐适量
无气泡苏打水150毫升
油适量

## 做法

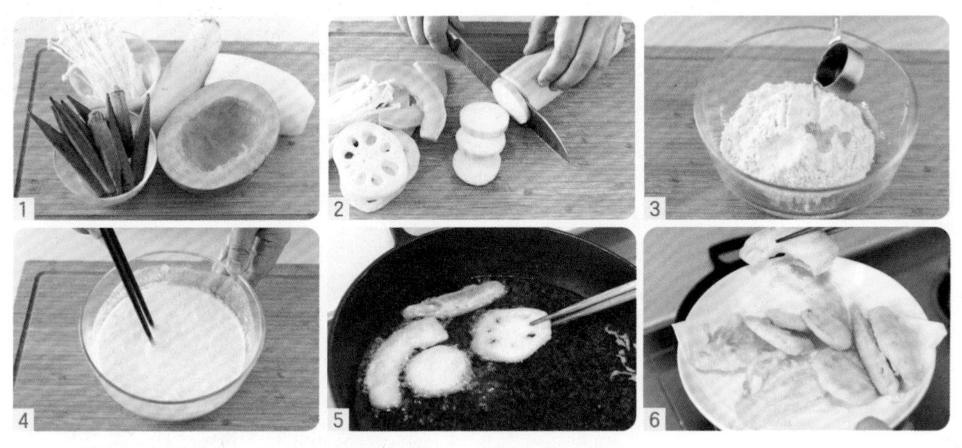


1 所有蔬菜分别洗净，沥干水分。
2 南瓜、莲藕、西葫芦去皮，切成3毫米厚的片；金针菇分成适合入口的小束。
3 面粉和泡打粉混合均匀，加15毫升油微微搅拌。
4 面糊中加入苏打水、适量盐，再次搅拌均匀。
5 起锅烧热油，将时蔬裹上薄薄一层面糊，中火炸至表面金黄。
6 将炸好的时蔬天妇罗捞出，用吸油纸吸去多余的油即可。

### 烹饪秘籍

做天妇罗的时蔬尽量要选择水分少的种类，炸制时油温不可过高，时间根据时蔬种类调节，一般为1~3分钟。

# 韭菜薹小炒肉

糖友食谱

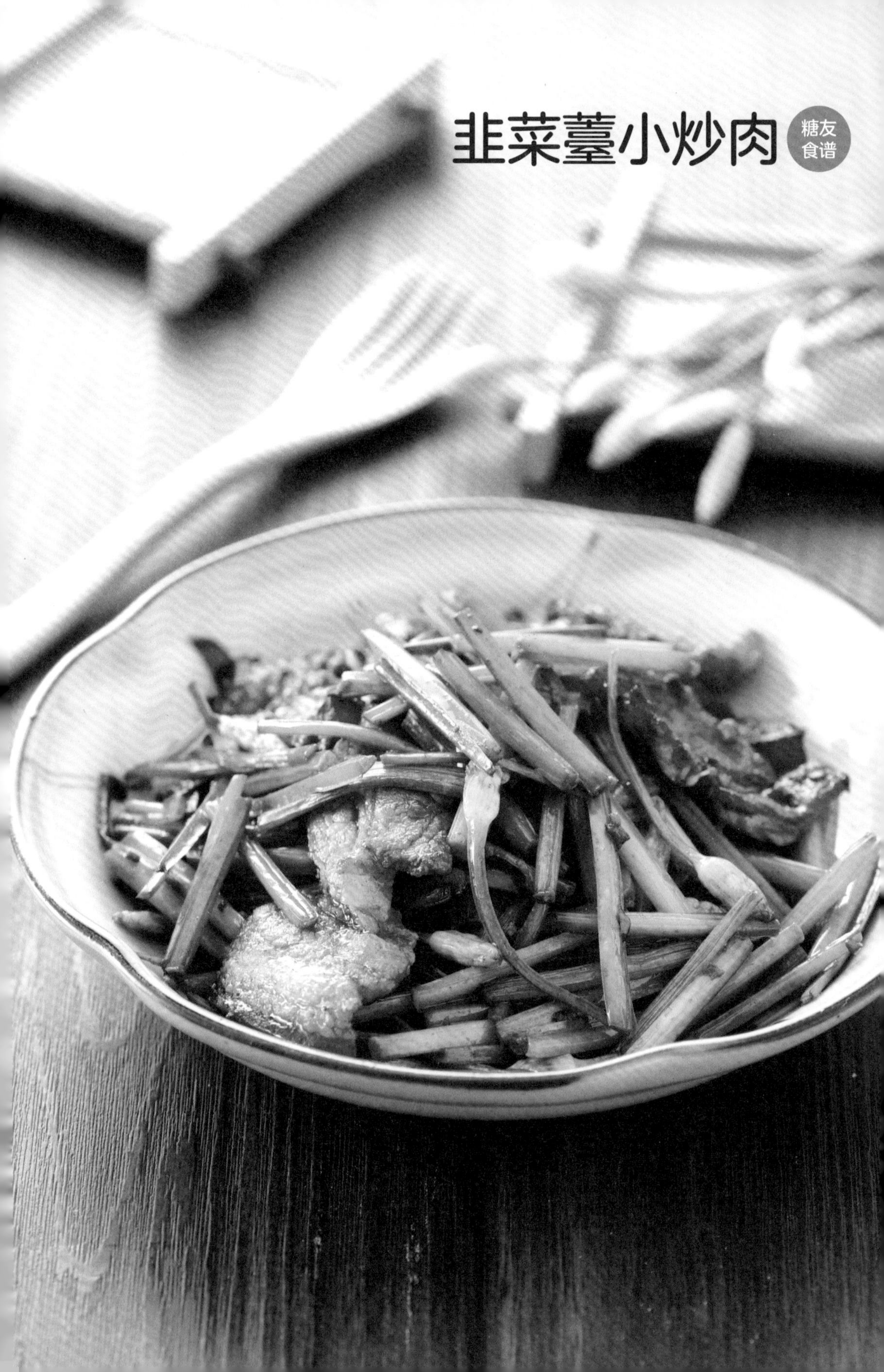

烹饪时间 10分钟
难易程度 初级

主料
猪五花肉400克
韭菜薹150克

辅料
姜5克，蒜2瓣
料酒2茶匙
老抽1汤匙
鸡精半茶匙
盐少许，油适量

营养贴士

肉是蛋白质的主要来源，对肉食者来说是不可缺少的。韭菜花能增进食欲、促进消化，缓解消化肉食给肠胃带来的负担。

烹饪秘籍

在清洗韭菜薹时，如果买来的韭菜薹底部较老，可先将底部老掉的部分切掉。

## 做法

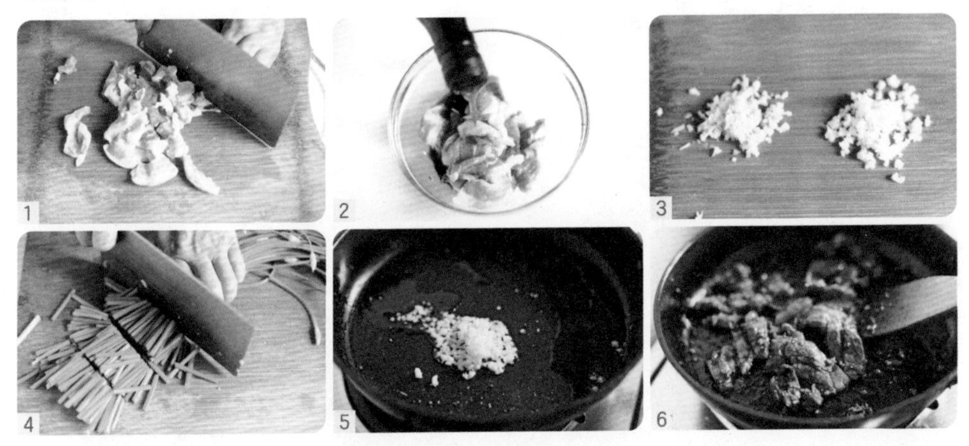

1 五花肉仔细清洗干净，切成5毫米左右的薄片。
2 切好的五花肉加入料酒、老抽，腌制5分钟左右待用。
3 姜去皮，洗净，切姜末；大蒜去皮，洗净，切蒜粒。
4 韭菜薹择洗干净，切成3厘米左右的长段。
5 炒锅内倒入适量油，烧至七成热；爆香姜末、蒜末。
6 然后放入腌制好的五花肉，大火快速翻炒至五花肉微卷。

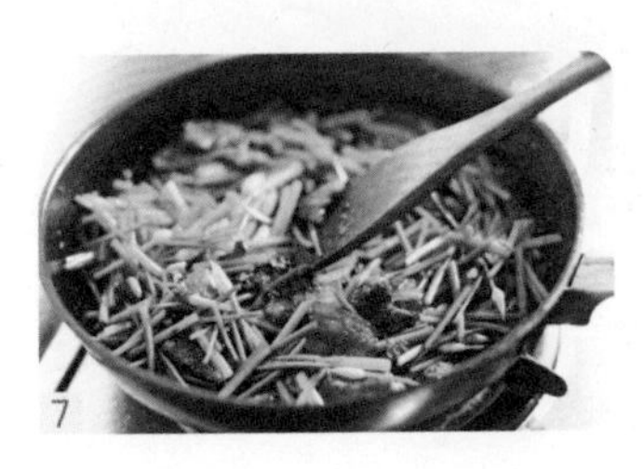

7 最后放入韭菜薹翻炒至断生；并加盐、鸡精调味即可。

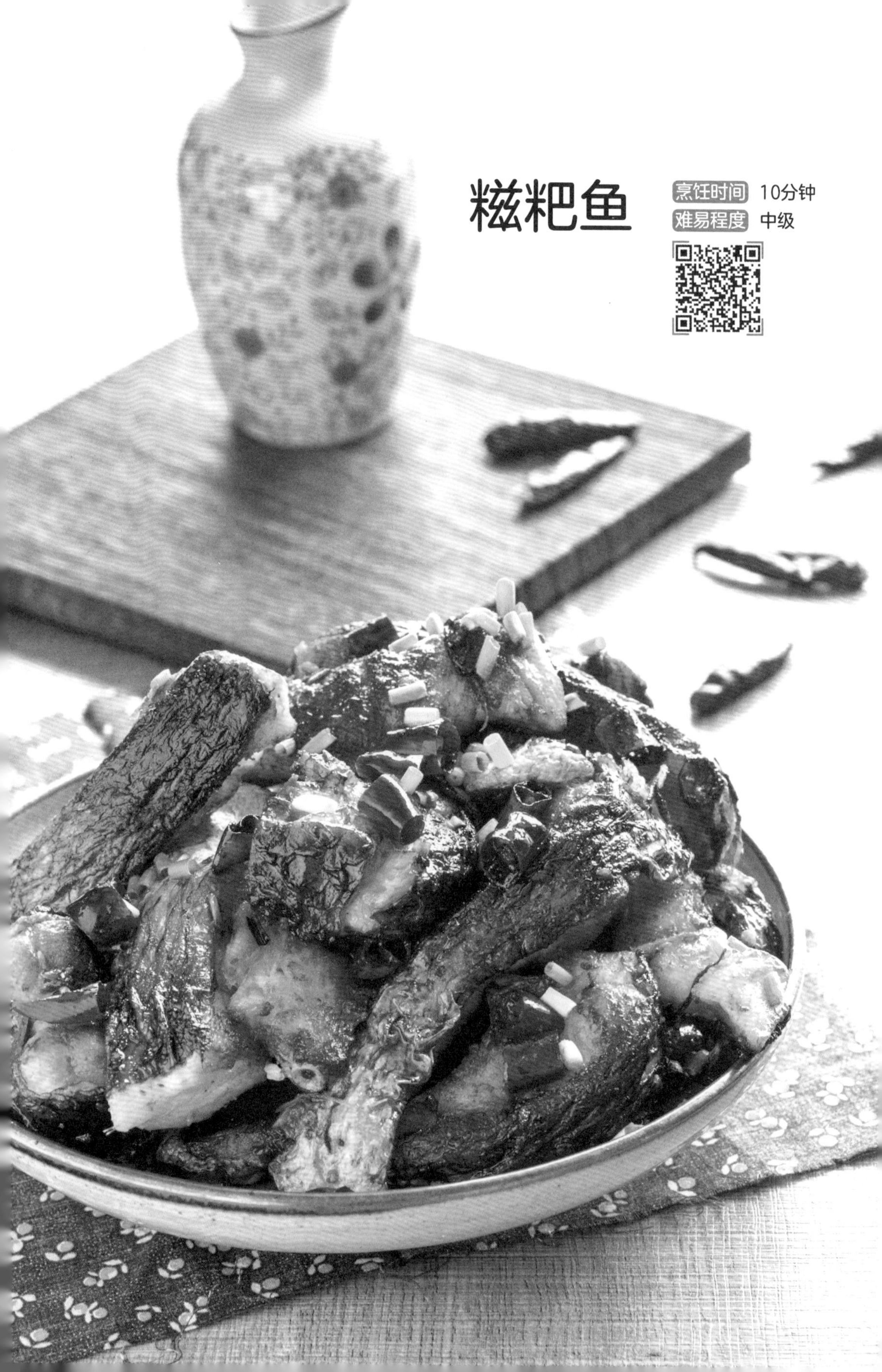

# 糍粑鱼

烹饪时间 10分钟

难易程度 中级

### 烹饪秘籍

鱼块腌制的时间越长越入味，口味也更佳；如果等不及鱼块自然风干，可以用厨房纸巾吸干鱼块表面的水分。

花椒、干辣椒可根据个人口味、医生有无特别要求而去掉或减量。

主料

草鱼1条

辅料

姜丝10克，蒜末5克
香葱粒5克，花椒1小把
干辣椒10个，黄酒1汤匙
生抽1汤匙，香醋2茶匙
白砂糖2茶匙，盐适量
油适量

## 做法

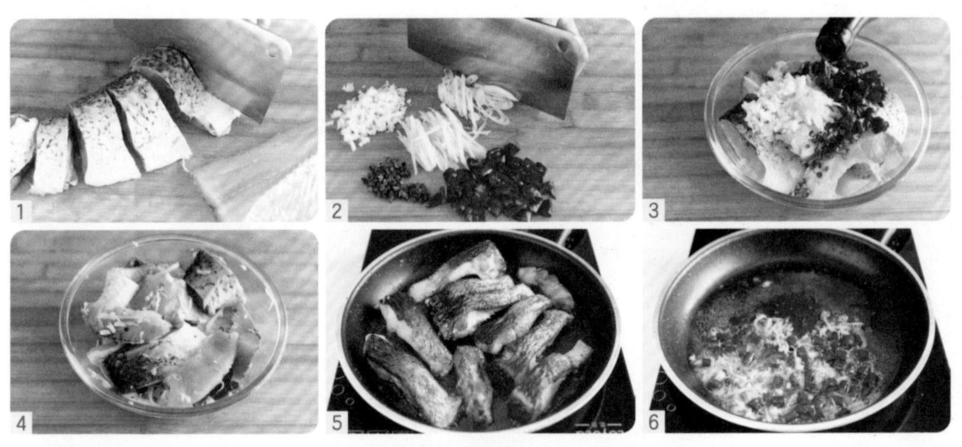

1 草鱼去头尾、内脏，仔细清洗干净后斩3厘米长的块待用。

2 干辣椒洗净，用剪刀剪成1厘米长的段；花椒洗净待用。

3 斩好的鱼块放入姜丝、蒜末、花椒、干辣椒段、黄酒、盐抓匀，放入密封袋入冰箱腌制一周。

4 一周后取出腌制好的鱼块，将鱼块和腌料分开；腌料留用，鱼块放在通风处风至半干。

5 不粘锅内倒入适量油，烧至六成热，放入鱼块小火慢慢煎至两面金黄微焦后盛出待用。

6 炒锅内倒入适量油，烧至七成热，放入腌料煸至出香味。

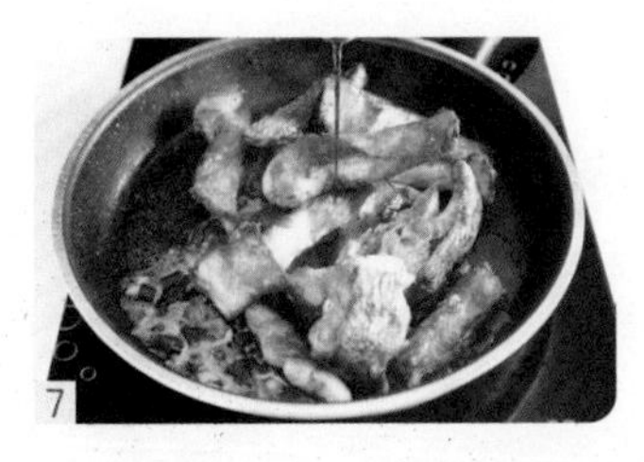

7 然后下鱼块翻炒均匀；并调入生抽、香醋、白砂糖炒匀。加少许清水焖煮2分钟，大火收汁，撒葱粒即可。

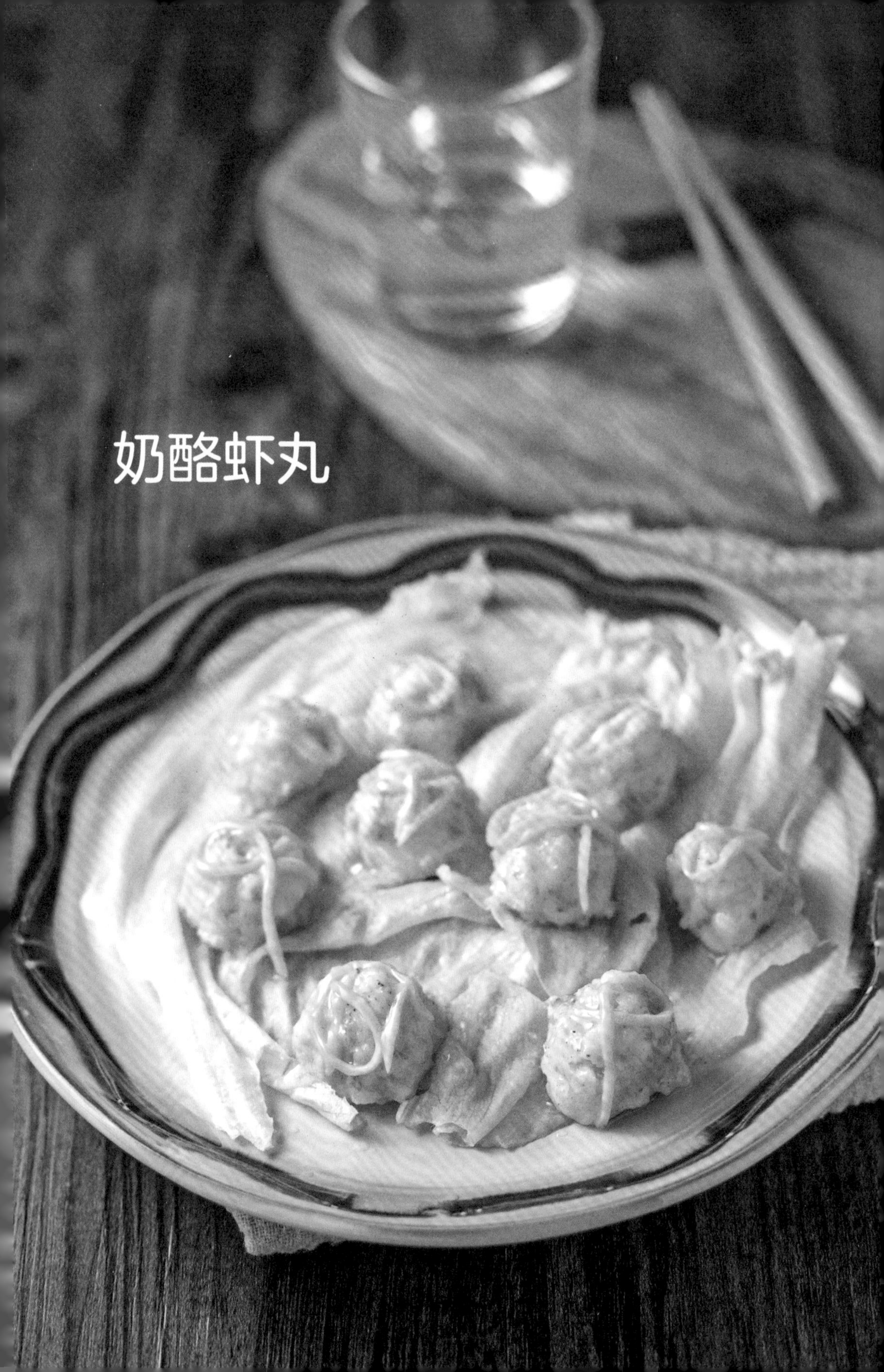
奶酪虾丸

营养贴士 奶酪是浓缩的奶制品，因此营养价值也是普通牛奶的数倍，含有大量的蛋白质、钙质、维生素等成分，不但营养丰富，而且香味浓郁，口感丝滑，让人欲罢不能。

烹饪时间 30分钟

难易程度 中级

主料

大虾500克，奶酪15克

生菜1棵，鸡蛋1个

辅料

淀粉1汤匙，盐1茶匙

料酒1茶匙，姜蓉1茶匙

黑胡椒粉少许

### 烹饪秘籍

奶酪有含盐和无盐两种，均可以使用。

## 做法

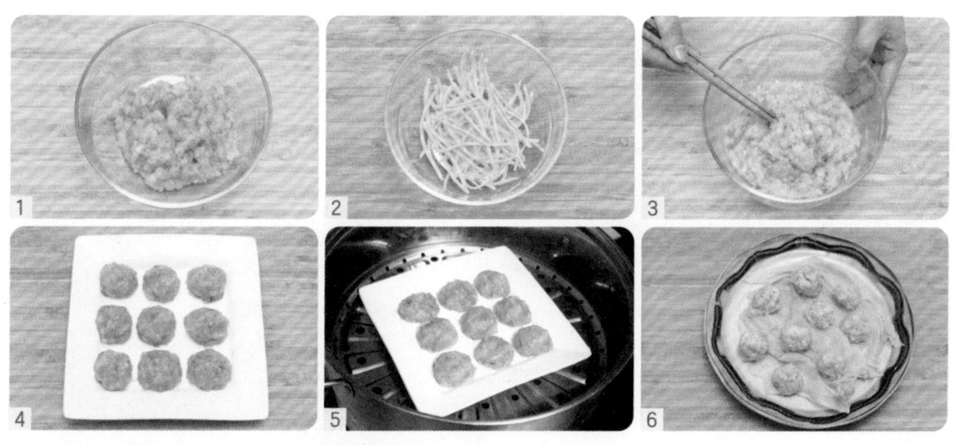

1 大虾洗净、去壳，去除虾线，剁成虾蓉。

2 奶酪切成细条备用。

3 虾蓉内打入鸡蛋、加入所有的辅料，顺时针用力搅拌上劲。

4 虾蓉捏成均匀的丸子大小，整齐放入餐盘。

5 蒸锅内水烧开，放入餐盘，大火蒸10分钟。

6 取一个盘子，铺上洗好的生菜作为垫底。蒸好的丸子夹出来摆在生菜上。

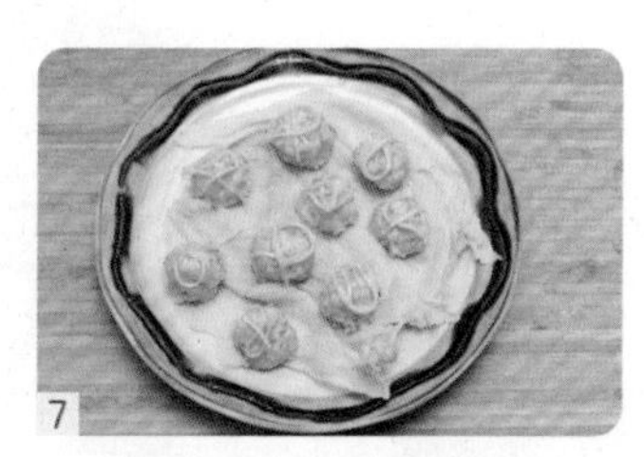

7 迅速将奶酪条撒在虾丸上，让奶酪趁热融化即可。

# 清蒸鲈鱼

糖友食谱

烹饪时间 40分钟

难易程度 中级

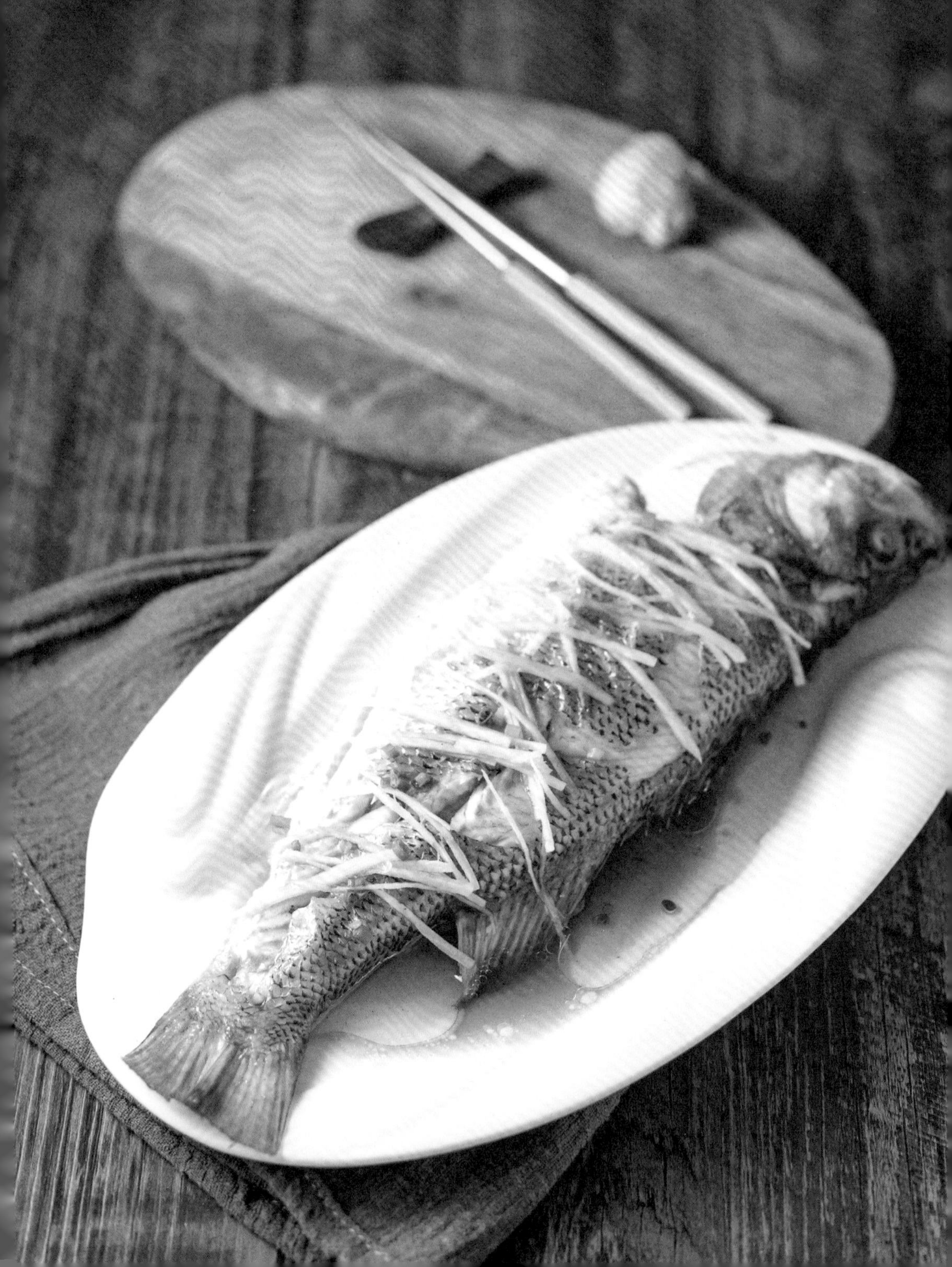

| 营养贴士 | 鲈鱼富含蛋白质和多种微量元素，口感清甜、鲜美，刺少，非常适合老人、小孩食用，可增强体质和免疫力。 |
| --- | --- |

主料

鲈鱼1条（约700克）

辅料

生抽1汤匙，生姜20克

细香葱20克，油20克

### 烹饪秘籍

油一定要加热至冒烟的滚烫状态，趁热浇在鱼上，听到“刺啦”一声，香味就出来了。

如果是小一点的鲈鱼，蒸15分钟即可。

## 做法

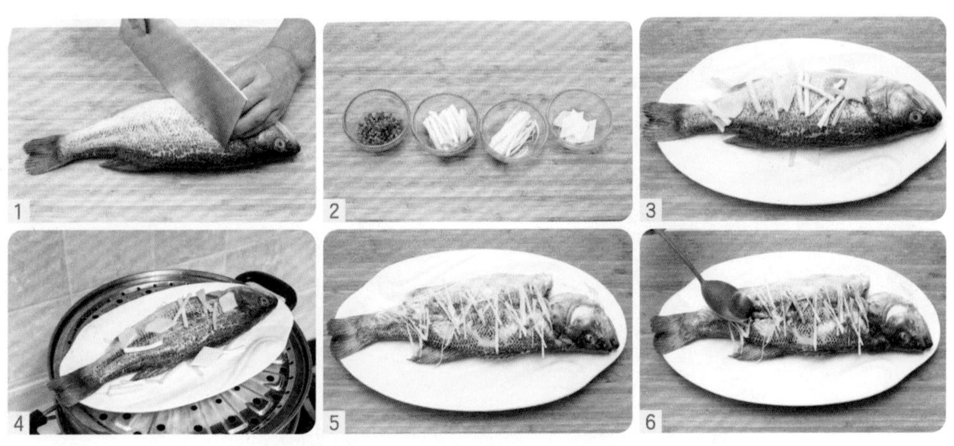

1 鲈鱼洗净后，在两面的鱼身上各划上两道刀口。

2 生姜一半切大片，一半切姜丝。细香葱的葱白切小段，葱绿部分切成葱花。

3 鲈鱼摆入盘底、在鱼肚和盘底上均匀铺葱白和姜片。

4 蒸锅内水烧开，将菜盘摆入锅内，盖上锅盖，大火蒸20分钟。

5 将盘中的葱段、姜片、汤汁弃用，撒上葱花和姜丝。

6 生抽和凉白开按照1：1的比例兑好，均匀淋在鱼上。

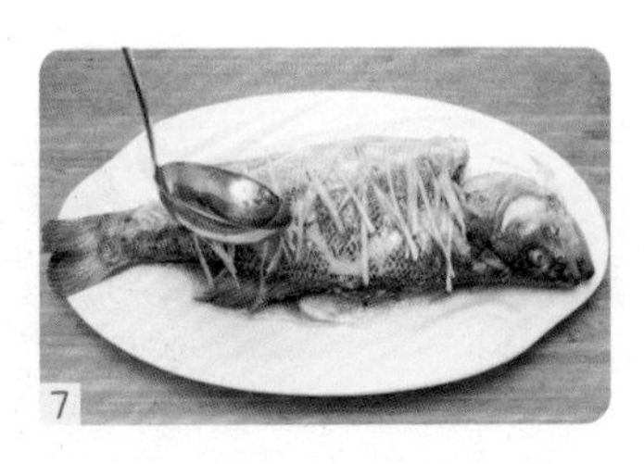

7 锅内倒油，加热至冒烟的滚烫状态，趁热浇在鱼上即可。

# 蒜蓉扇贝

糖友食谱

烹饪时间 40分钟

难易程度 高级

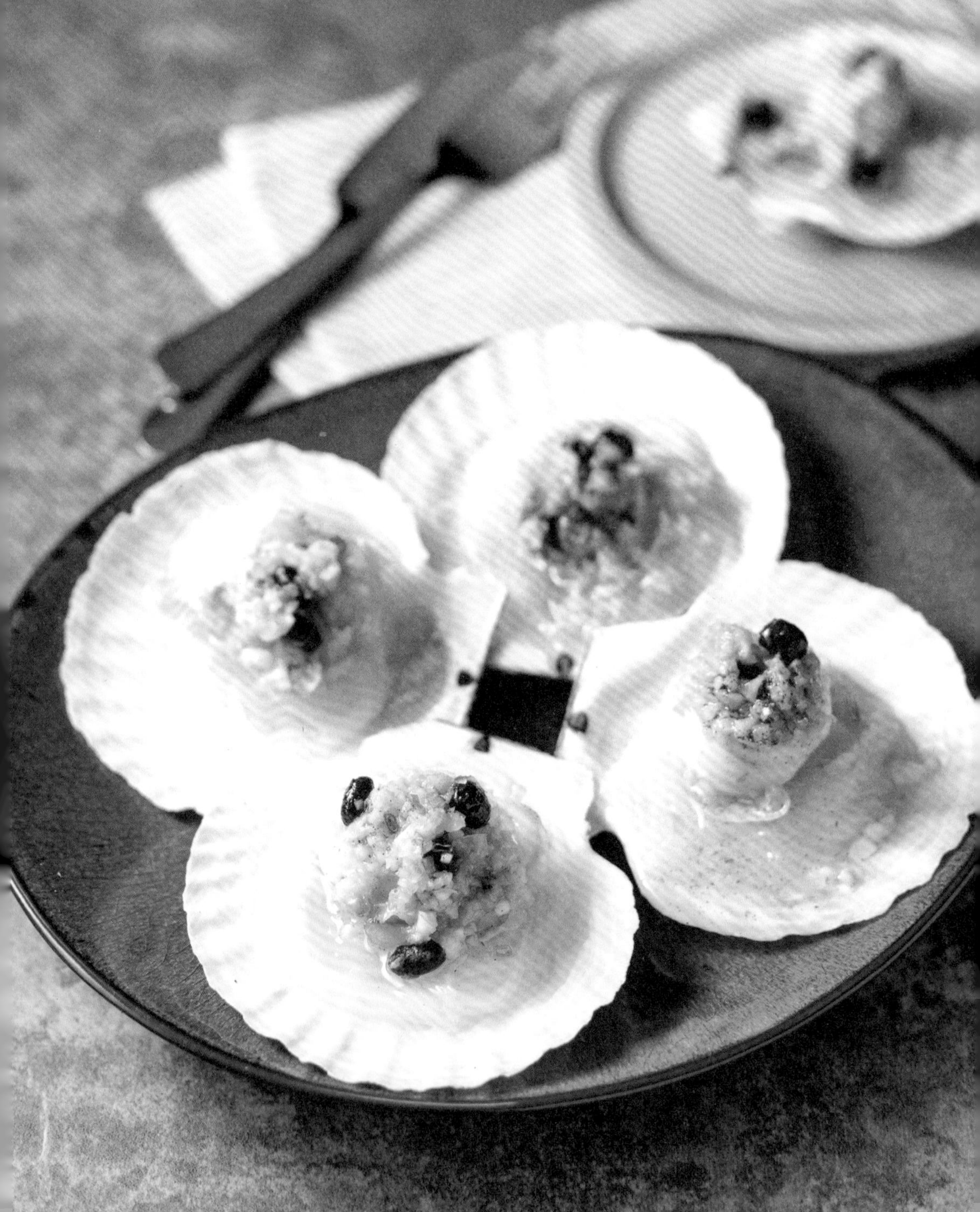

主料

扇贝10个，干粉丝80克

辅料

料酒1茶匙，橄榄油1汤匙
大蒜10瓣，蒸鱼豉油1茶匙
豆豉适量，盐1茶匙
葱花适量，胡椒粉少许

### 烹饪秘籍

购买扇贝的时候可请商家帮忙开壳，处理干净。也可以在超市购买冰鲜扇贝。

## 做法

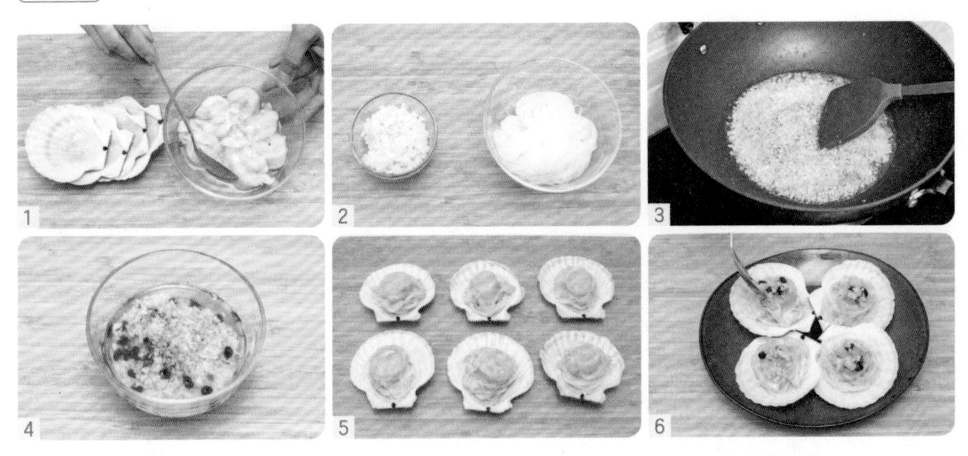

1 将扇贝肉从壳中取出，洗净后用料酒腌制10分钟；扇贝壳刷干净备用。

2 粉丝用温水浸泡半小时，沥干水分备用；大蒜切成蒜蓉。

3 锅内放入橄榄油烧热，放入蒜蓉小火炒香，盛出。

4 炒好的蒜蓉加入蒸鱼豉油、豆豉、盐、葱花搅拌均匀，制成蒜蓉汁。

5 将泡好的粉丝分成10份，放入扇贝壳中，铺上腌制好的扇贝肉。

6 将蒜蓉汁均匀浇在每一个扇贝肉上，放入盘中摆好。

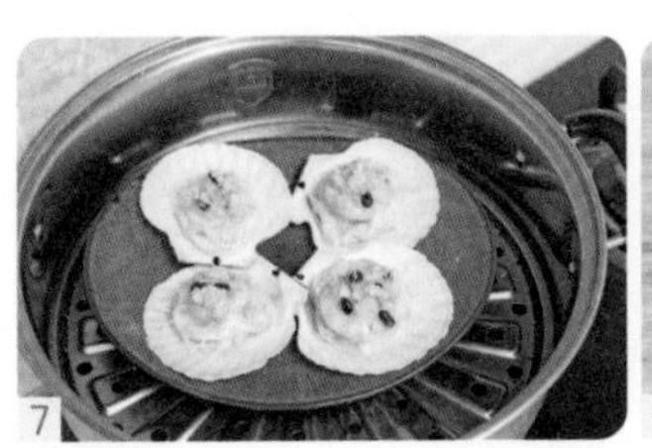

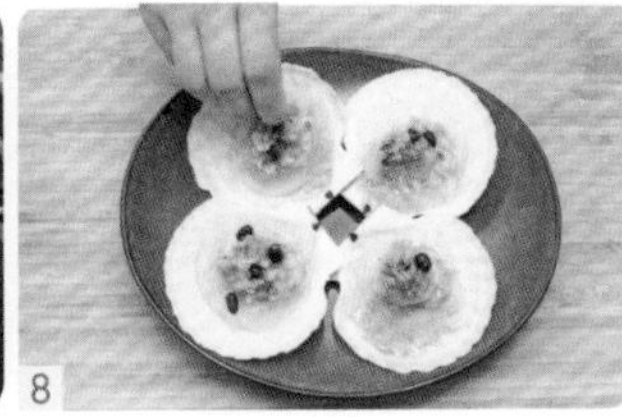

7 蒸锅内水烧开，放上菜盘，盖上锅盖，大火蒸10分钟。

8 蒸好的扇贝撒上少许胡椒粉调味即可。

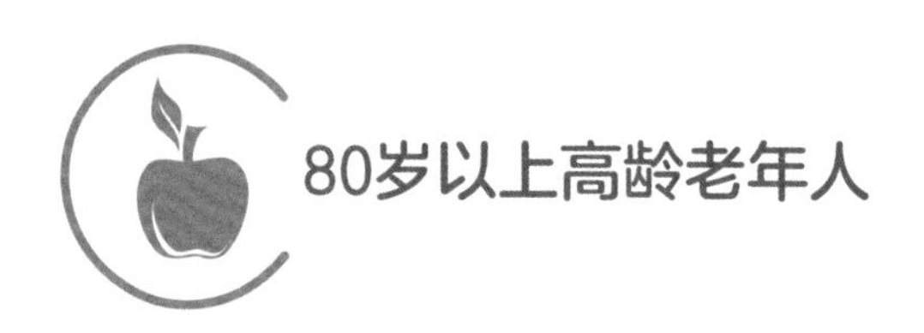

# 80岁以上高龄老年人

体重丢失是营养不良和老年人健康状况恶化的征兆，应合理补充营养，如特医食品、强化食品和营养素补充剂。

## 高龄老年人的生理特点

多数高龄老年人身体各个系统功能显著衰退，适应性和抵抗力减退，常患多种慢性病，生活自理能力和心理调节能力显著下降。高龄老年人往往存在味觉、嗅觉、咀嚼吞咽、消化吸收能力降低，营养素摄入不足的问题。此外，高龄老年人的口腔分辨能力也显著减弱。

## 高龄老年人的饮食特点

高龄、衰弱老年人的咀嚼吞咽能力、消化功能减退更为明显，在食物选择上受到一定的限制。应尽量选择质地松软易消化的食品，不宜选择粗糙、生硬、块大、油腻的食品。常见的可选食品有细软的米面制品、各种畜禽肉及肉末制品、鱼虾和豆制品等。此外，高龄老年人的口腔分辨能力减弱，不宜选择带刺、带骨的食物。老年人一般喜欢吃热的食物，餐食要保证温度，尽量选用保温性能良好的餐具。

## 高龄老年人的饮食原则

1. 鼓励进食，保证充足能量摄入。鼓励老年人和家人一起进食、力所能及地参与食物制作，融入家庭活动，有助于增进食欲和进食量。对空巢和独居老年人强调营造良好的社会交往氛围，集体进餐，改善心理状态，保持乐观情绪。保证高龄老年人吃好三餐，主食品种多样，每一餐都应有荤菜（肉鱼禽）和素菜，并搭配豆制品等。高龄、衰弱老年人容易出现早饱和食欲下降，应少量多餐，保证充足的食物摄入。进餐次数宜采用三餐两点制，或三餐三点制。老年人要按自己的作息规律定量用餐，睡前一小时内不建议用餐，以免影响睡眠。这样符合自身的生物钟节律，有助消化与吸收。

---

2. 加工适当，保证食物细软易消化。采用合理的烹调方法，使食物细软易于消化。具体措施包括：①煮软烧烂；②食物切小切碎；③肉类食物制成肉丝、肉片、肉糜、肉丸，鱼虾类做成鱼片、鱼丸、鱼羹、虾仁等；④选用豆腐、豆浆、豆腐干等豆类制品；⑤坚果、杂粮等坚硬食物碾碎成粉末或细小颗粒食用；⑥水果切成小块煮软食用或做成果汁、果泥，现做现吃；⑦多采用炖、煮、蒸、烧等烹调方法，少吃煎炸、熏烤和生硬的食物。

---

3. 监测体重，评估衰弱。高龄老年人应经常监测体重，最好保持BMI在20～26.9kg/m$^2$范围内。早上起床排尿、排便后穿着最少的内衣进行称量，一个月最少称两次，并记录体重，以便比较。无法测量体重时，可以通过间接方法来估计，比如是否感觉衣服裤子比以往宽松了、身体瘦了、腿细了等。一旦出现持续体重下降或近期内体重快速下降，应当及时寻求医疗帮助。持续体重下降或近期内体重快速下降，往往会诱发或伴随不良临床结局。

4 合理使用营养品。高龄和衰弱老年人进食量不足目标量的80%时，可以在医生和临床营养师指导下，合理使用特医食品。特医食品的选择中，标准整蛋白配方适合大多数老年人的需要。如果患有糖尿病、肝病和肾病等，可选择对应的疾病专用型。其他类型特医食品的使用，可咨询医生或营养师。特医食品常采用口服营养补充（ONS）方式，使用量400~600千卡/天，含蛋白质15~30克，分2~3次在两餐间服用，至少连续使用4周以上。对不能摄入普通食物的老年人，建议啜饮（50~100毫升/小时），以改善营养状况，维护身体功能，提高生活质量。

## 高龄老年人一周食谱示例

| 餐次 | 第1天 | 第2天 | 第3天 | 第4天 |
|---|---|---|---|---|
| 早餐 | 牛奶、鸡蛋、全麦餐包（见P92） | 牛奶、鸡蛋、蒸红薯 | 牛奶、鸡蛋、馒头 | 牛奶、鸡蛋、杂粮窝头（见P82） |
| 加餐 | 酸奶 | 牛奶 | 酸奶 | 牛奶 |
| 午餐 | 米饭、家常豆腐（见P94）、菠菜猪肝汤（见P170）、清炒豌豆尖（见P142） | 米饭、开胃番茄鱼片（见P90）、蒜薹蚕豆米（见P100）、开洋烧瓠子（见P176） | 米饭、豆腐海带炖排骨、炝炒红菜薹（见P102）、金沙南瓜（见P173） | 米饭、慈姑烧肉（见P178）、鸡汤娃娃菜（见P86）、低热量拌双花（见P192） |
| 加餐 | 苹果 | 橙子 | 猕猴桃 | 桃子 |
| 晚餐 | 米饭、蒜蓉粉丝蒸虾（见P162）、油醋黄瓜卷（见P172）、蒜蓉小白菜（见P174） | 米饭、砂锅炖豆腐（见P150）、清蒸鲈鱼（见P130）、韭菜炒豆芽 | 米饭、蒜蓉扇贝（见P132）、鸭血汤（见P144）、豆皮菠菜卷（见P121） | 米饭、山药排骨汤（见P180）、香煎西葫芦（见P96）、海米炒冬瓜（见P112） |
| 加餐 | 特医食品 | 特医食品 | 特医食品 | 特医食品 |

续表

| 餐次 | 第5天 | 第6天 | 第7天 | |
|---|---|---|---|---|
| 早餐 | 牛奶、鸡蛋、紫薯牛奶燕麦粥（见P160） | 牛奶、土豆鸡蛋饼（见P93） | 牛奶、鸡蛋、核桃麦仁粥（见P108） | |
| 加餐 | 牛奶 | 酸奶 | 牛奶 | |
| 午餐 | 米饭、红烧牛肉（见P182）、蒜泥麻酱蒸茄子（见P186）、时蔬蛋花汤 | 米饭、香煎三文鱼（见P181）、蒜薹蚕豆米（见P100）、清炒空心菜（见P104） | 米饭、水蒸鸡（见P106）、素炒南瓜（见P190）、紫菜蛋花汤 | |
| 加餐 | 香蕉 | 葡萄 | 草莓 | |
| 晚餐 | 米饭、白藕焖鸡（见P110）、苦瓜酿肉（见P188）、鸡汤娃娃菜（见P86） | 米饭、西蓝花炒虾仁（见P164）、番茄菌菇豆腐汤（见P166）、凉拌茄子 | 米饭、清蒸鳊鱼（见P184）、葱油莴笋丝（见P109）、白灼菜心（见P168） | |
| 加餐 | 特医食品 | 特医食品 | 特医食品 | |

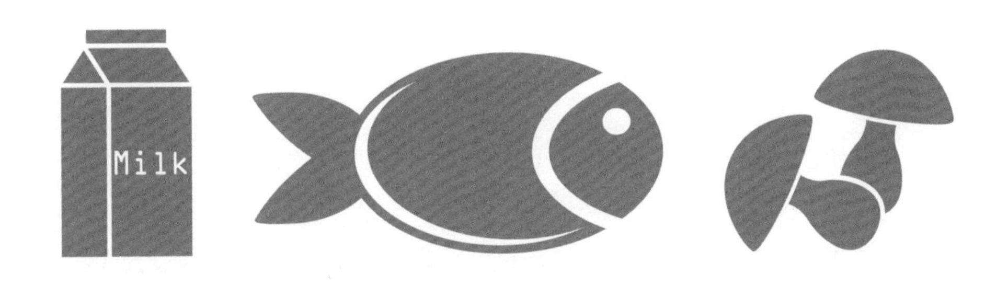

## 普通半流质餐

半流质饮食是比较稀软的，易于咀嚼吞咽及易消化的膳食，是介于软食与流质膳食之间的过渡膳食，特别适用于食欲差、咀嚼吞咽不便和身体虚弱的高龄老年人。半流质膳食的基本原则是：符合平衡膳食，各种食物要细、软、碎、易于咀嚼和吞咽，少膳食纤维，无刺激性，少量多餐，比如稀饭、面条、面包、蛋糕、芝麻糊、蛋汤；肉类煮烂切碎，制成肉泥；乳类豆制品；蔬果汁等。普通半流质餐一日饮食安排示例见表3。

表3　普通半流质餐一日饮食安排示例

| | |
|---|---|
| 早餐 | 蔬菜粥、牛奶、秋葵蒸水蛋（见P141） |
| 加餐 | 特医食品200毫升 |
| 午餐 | 烂面条、开胃番茄鱼片（见P90）、素烧冬瓜（见P84） |
| 加餐 | 猕猴桃 |
| 晚餐 | 皮蛋瘦肉粥（见P146）、砂锅炖豆腐（见P150）、鸡汤娃娃菜（见P86） |
| 加餐 | 特医食品200毫升 |

## 糖尿病患者的半流质餐

如前所述，糖尿病饮食结构应为低血糖生成指数模式。主食应含有部分杂粮或全谷物，如杂粮粥、杂豆粥、燕麦粥和杂粮面条（煮烂）等。主食也可选薯类，如土豆泥、红薯泥、芋头泥等，按照100克薯类相当于25克主食进行等热量替换。肉类做成肉泥、汽水肉或肉末等。豆制品是良好的蛋白质来源，可选嫩豆腐或豆腐脑。鸡蛋蒸成鸡蛋羹。蔬菜选择软烂的叶子类或瓜类蔬菜，煮烂或剁碎。水果选择质地偏软的水果，也可制作为果泥进食。油脂和盐的使用量，可按平常用量添加。需要注意的是，半流食体积大，能量密度和蛋白质含量偏低，不宜作为长期进食方式，只应当作为短期（小于7天）过渡。如确实要长期进食半流食，建议同时补充糖尿病型特殊医学用途配方食品，提高能量和蛋白质摄入量。糖尿病半流质餐一日饮食安排示例见表4。

表4　糖尿病半流质餐一日饮食安排示例

| | |
|---|---|
| 早餐 | 杂粮粥、牛奶、秋葵蒸水蛋（见P141） |
| 加餐 | 糖尿病型特医食品200毫升 |
| 午餐 | 农家烩荞面（见P154）、西蓝花肉末汤（见P156）、鸡汤娃娃菜（见P86） |
| 加餐 | 猕猴桃半个 |
| 晚餐 | 玉米杂粮粥（见P158）、豆腐鱼（见P88）、素烧冬瓜（见P84） |
| 加餐 | 糖尿病型特医食品200毫升 |

## 吞咽障碍老年人易食食品

老年人吞咽障碍主要体现在咀嚼能力和吞咽能力的减退，因此依据吞咽障碍分级水平，治疗膳食首先考虑通过食物形态的处理来改变固体食物质地（见表5），以降低食物咀嚼难度和吞咽难度；调整流质食物的黏度以减少误吸风险，并且配合康复训练提供适宜黏度和浓度的食物。最终使得固体食物变得容易咀嚼、可用牙齿/牙龈咬碎、用舌头搅碎、不用咀嚼直接吞食。

容易吞咽的食物应具有以下特征：密度均匀，黏性适当，不易松散，通过咽和食道时易变形且很少残留于黏膜，稠的食物比稀的食物安全，兼顾食物的色香味及温度等，以偏凉食物为宜。

表5　适合吞咽障碍老年人的食物及其形态

| | |
|---|---|
| 主食 | 软米饭、烂面条、馒头、包子、面包、薯类等；白米粥、麦片、杂粮粥等；米糊、芝麻糊等 |
| 蔬菜、水果 | 土豆小丁[a]、红薯小丁[a]等；土豆泥、芋泥、红薯泥等蔬菜泥；苹果泥、香蕉泥等果泥 |
| 鱼禽肉蛋 | 荷包蛋、炒鸡蛋、鱼肉丸子、肉末、鸡蛋羹 |
| 奶类和豆类 | 豆腐块、豆腐大丁[b]、豆腐小丁[a]、豆腐脑；酸奶、豆腐泥 |
| 烹调油和食盐 | 每日用油30毫升，食盐小于5克 |

a：小丁约为1.2厘米见方。b：大丁约为2厘米见方。

## 匀浆膳的制作要点

食物匀浆膳是指使用破壁机将普食捣烂变成半流质或流质状态，适用于吞咽障碍或鼻饲喂养的老年人。食物匀浆膳宜使用普食（固体）直接制作，不宜使用粥类等，以免发生营养素摄入量不足。若患者无糖尿病，也可添加蔗糖、白砂糖提高能量密度，每天用量不超过50克。也可使用（配方）奶粉、米粉等一同制作，有利于提高能量密度。如患者进食量偏少，建议口服补充特医食品或将特医食品与匀浆膳混合后进食。1700千卡食物匀浆推荐食材用量见表6。

表6　1700千卡食物匀浆推荐食材用量

| 食物 | 早餐 | 能量（千卡） | 蛋白质（克） |
|---|---|---|---|
| 米饭或面食 | 75克 | 180 | 6 |
| 牛奶 | 200毫升 | 108 | 6 |
| 煮鸡蛋 | 50克 | 78 | 6.4 |
| 蔬菜 | 100克 | 18 | 1 |
| 植物油 | 10毫升 | 90 | — |
| 水 | 400毫升或不加水 | — | — |

| 食物 | 午餐 | 晚餐 | 能量（千卡） | 蛋白质（克） |
|---|---|---|---|---|
| 米饭或面食 | 100克 | 100克 | 720 | 16 |
| 瘦肉 | 50克 | 50克 | 143 | 20.3 |
| 蔬菜 | 150克 | 150克 | 51 | 3 |
| 豆腐 | — | 50克 | 40.5 | 4.1 |
| 苹果 | — | 100克 | 52 | 0.2 |
| 植物油 | 10毫升 | 10毫升 | 180 | — |
| 盐 | 2.5克 | 2.5克 | — | — |
| 水 | 450毫升或不加水 | | | |

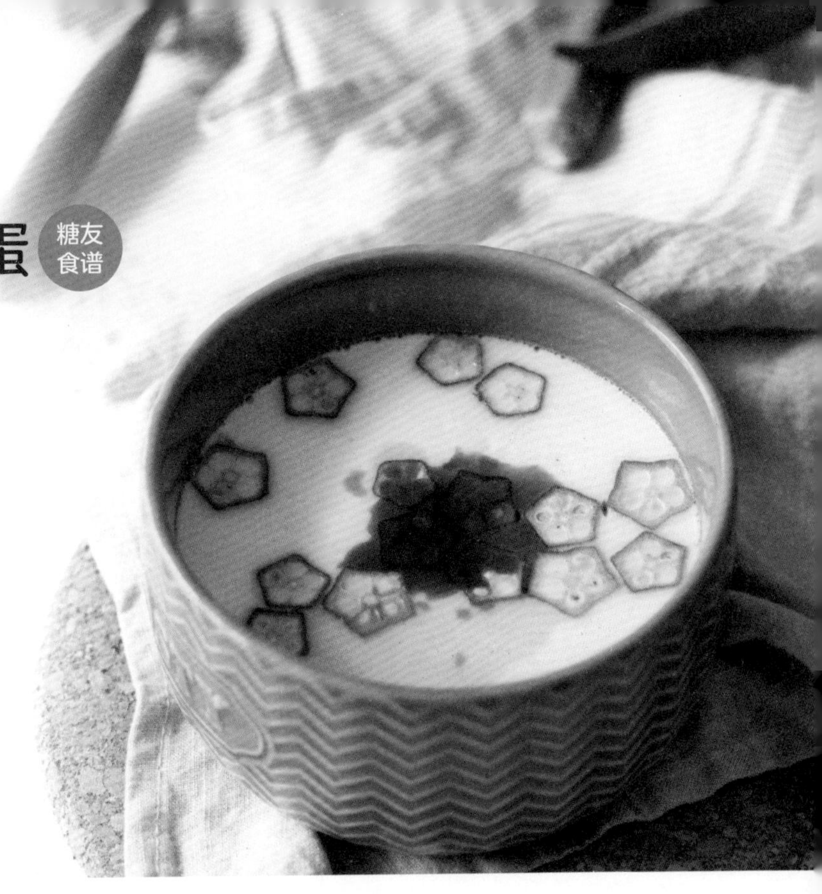

# 秋葵蒸水蛋

糖友食谱

烹饪时间 40分钟
难易程度 中级

主料
鸡蛋3个，秋葵1根
辅料
盐1茶匙，生抽适量

## 做法

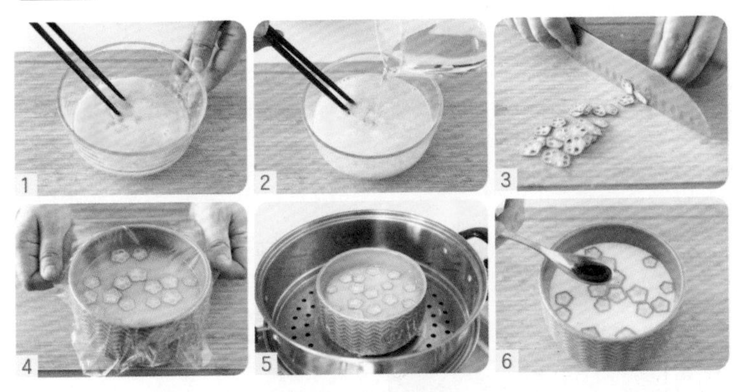

**烹饪秘籍**
如果静置后蛋液表面还有气泡，可以用厨房纸巾轻轻吸掉。

1 鸡蛋打入碗里，用筷子快速搅拌均匀。
2 加入盐和鸡蛋等量的温水调匀，静置15分钟消除气泡。
3 秋葵洗净，切成尽量薄的片。如果切得太厚就不能飘在蛋液上了。
4 将切好的秋葵轻轻放在静置好的鸡蛋液上，盖上盖子或保鲜膜。
5 蒸锅加入水，将碗冷水上锅，蒸15分钟。
6 取出后不要掀开蒸蛋的盖子，闷2分钟左右，按个人口味淋上生抽即可。

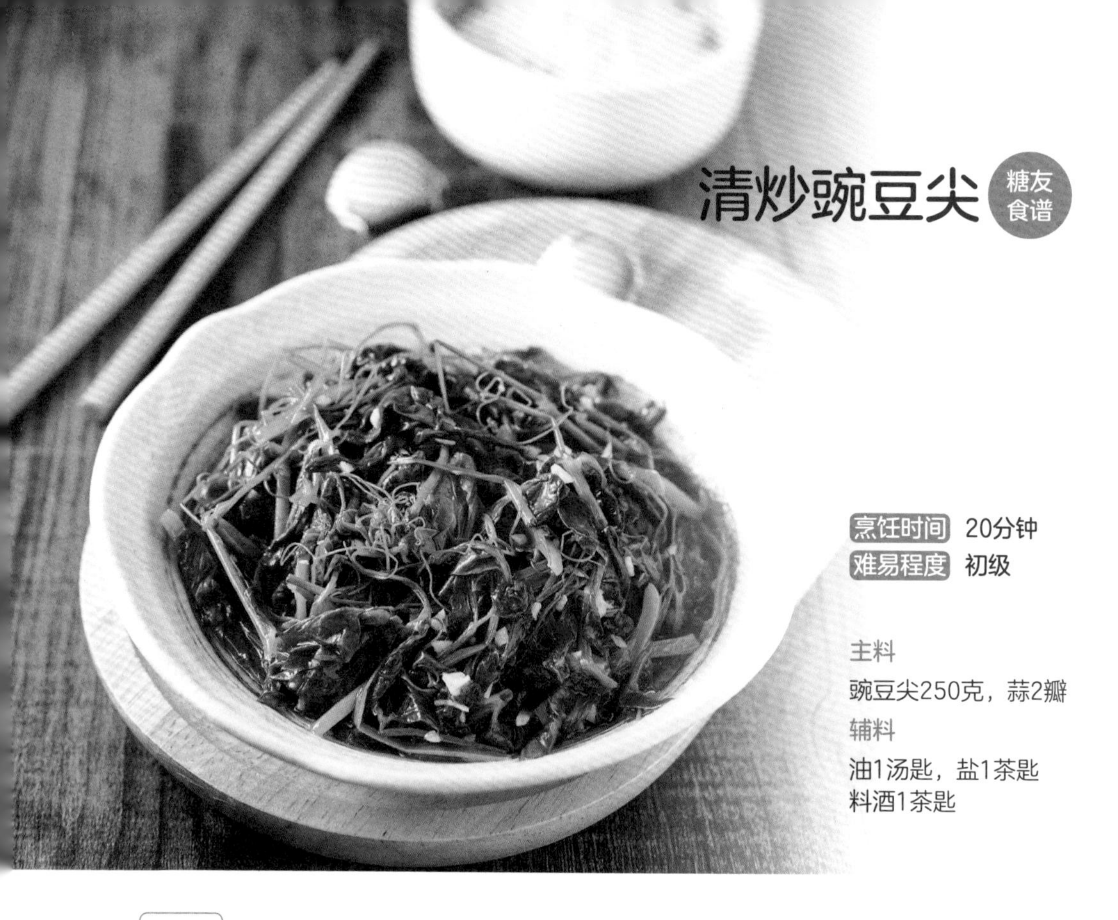

# 清炒豌豆尖

糖友食谱

烹饪时间 20分钟
难易程度 初级

主料
豌豆尖250克，蒜2瓣
辅料
油1汤匙，盐1茶匙
料酒1茶匙

## 做法

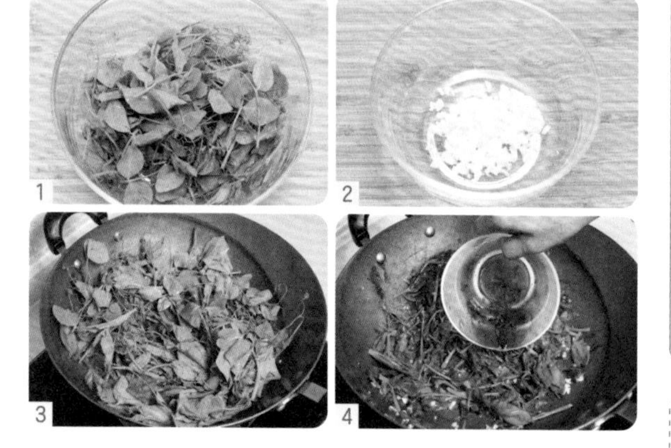

1 豌豆尖只留芽头的两节，择洗干净，沥干水分。
2 蒜去皮，拍破、切碎。
3 炒锅烧热，用油爆香蒜蓉，下豌豆尖快炒。
4 放盐炒至断生，沿锅边淋上料酒，翻匀出锅。

### 营养贴士

初春的时鲜蔬菜，最嫩莫过于豌豆尖了，深绿的颜色表明它营养丰富。豌豆尖富含β胡萝卜素，进入人体后可转化成维生素A。维生素A可缓解眼睛疲劳。

### 烹饪秘籍

炒豌豆尖断生即可，菜要择得嫩，锅要烧得热。

# 阳春面

烹饪时间 20分钟
难易程度 初级

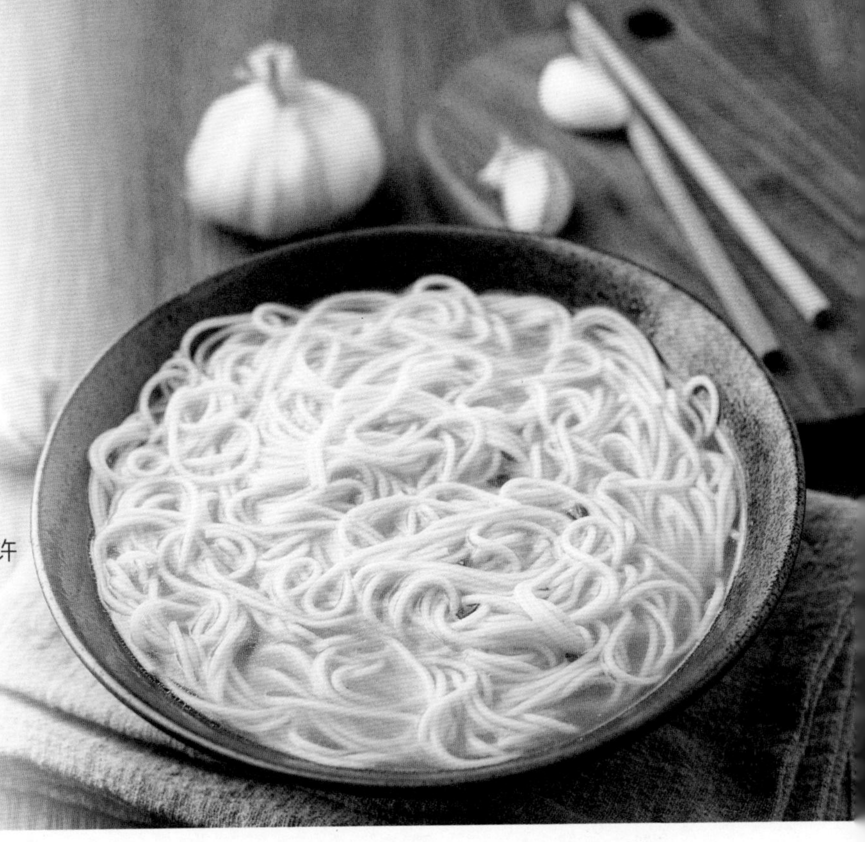

主料

细挂面100克

辅料

猪油5克，盐半茶匙
酱油1茶匙，葱花少许
鸡精少许

### 烹饪秘籍

可用猪骨汤、鸡汤等替代面汤作为汤底。

阳春面一定要用猪油，如果没有猪油，用肥猪肉临时炸一些也可以。

延长烹制时间、煮至烂面条状态即可作为半流质餐。

## 做法

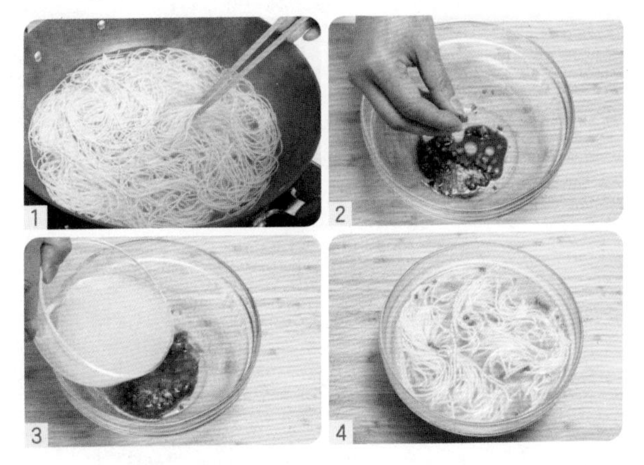

1 细挂面放入滚水中，中小火煮3分钟左右至熟。
2 将盐、猪油、酱油、葱花、鸡精放入汤碗中。
3 面汤冲入汤碗中，将调料搅匀，冲成面汤。
4 煮好的面条捞出，放入汤碗中即可。

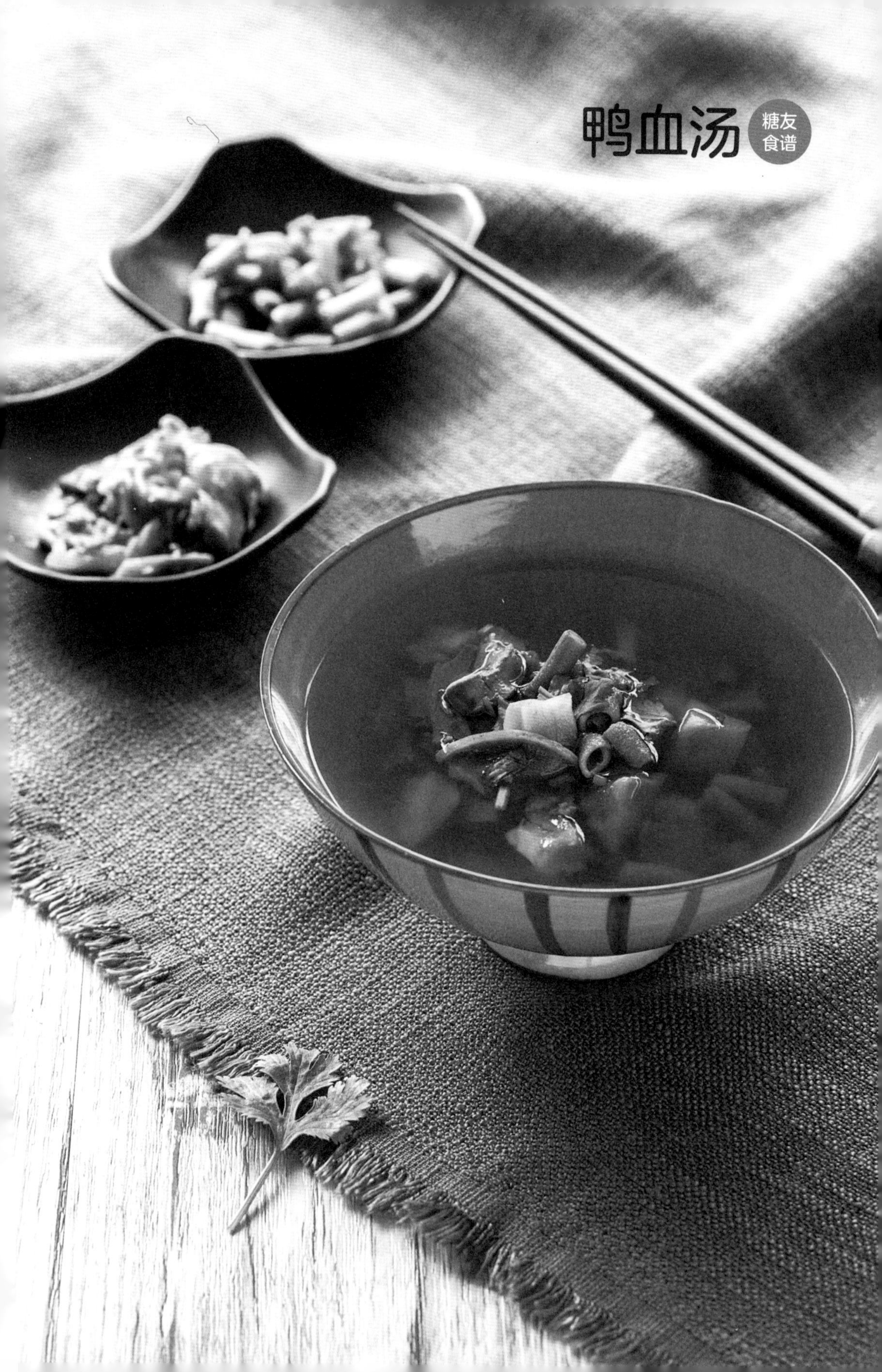
鸭血汤
糖友食谱

烹饪时间 30分钟
难易程度 初级

主料

鸭血60克，鸭肠10克
鸭胗10克，鸭肝10克

辅料

酸豆角5克，榨菜3克
鸡精1克，盐适量

## 做法

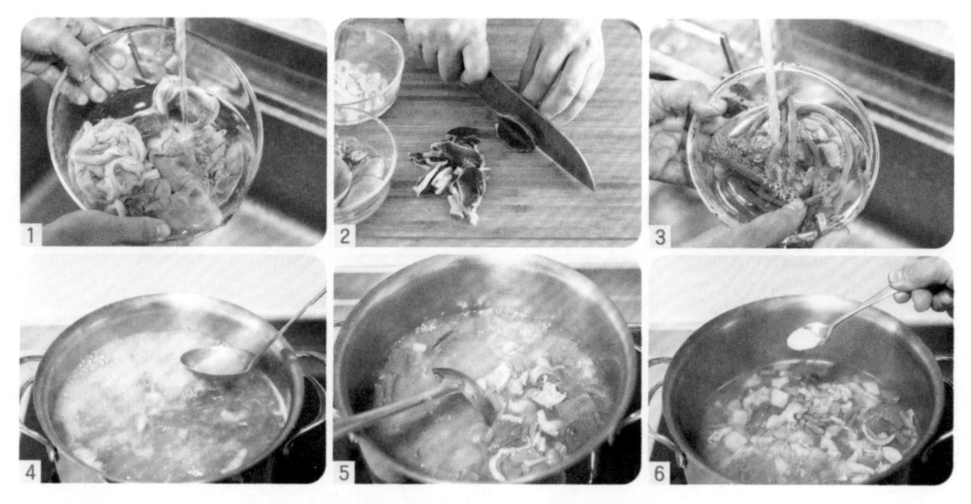

1 将鸭血、鸭肠、鸭胗、鸭肝充分洗干净，注意洗净油污。
2 按照成熟的难易程度，切成适宜大小，使成熟时间大致一样。
3 酸豆角、榨菜在清水中稍微冲洗一下。
4 汤锅加适量水，放入主料，大火煮沸，撇去浮沫。
5 水沸后继续用大火滚煮10分钟，然后转小火，加入酸豆角和榨菜，用勺子轻推几下。
6 放入鸡精，依汤的咸淡程度酌量放盐，关火即可。

### 烹饪秘籍

冲洗酸豆角和榨菜的原因，一是洗去杂质和异味，以免影响汤的口味；二是冲去部分盐分，使汤不会太咸。

# 皮蛋瘦肉粥

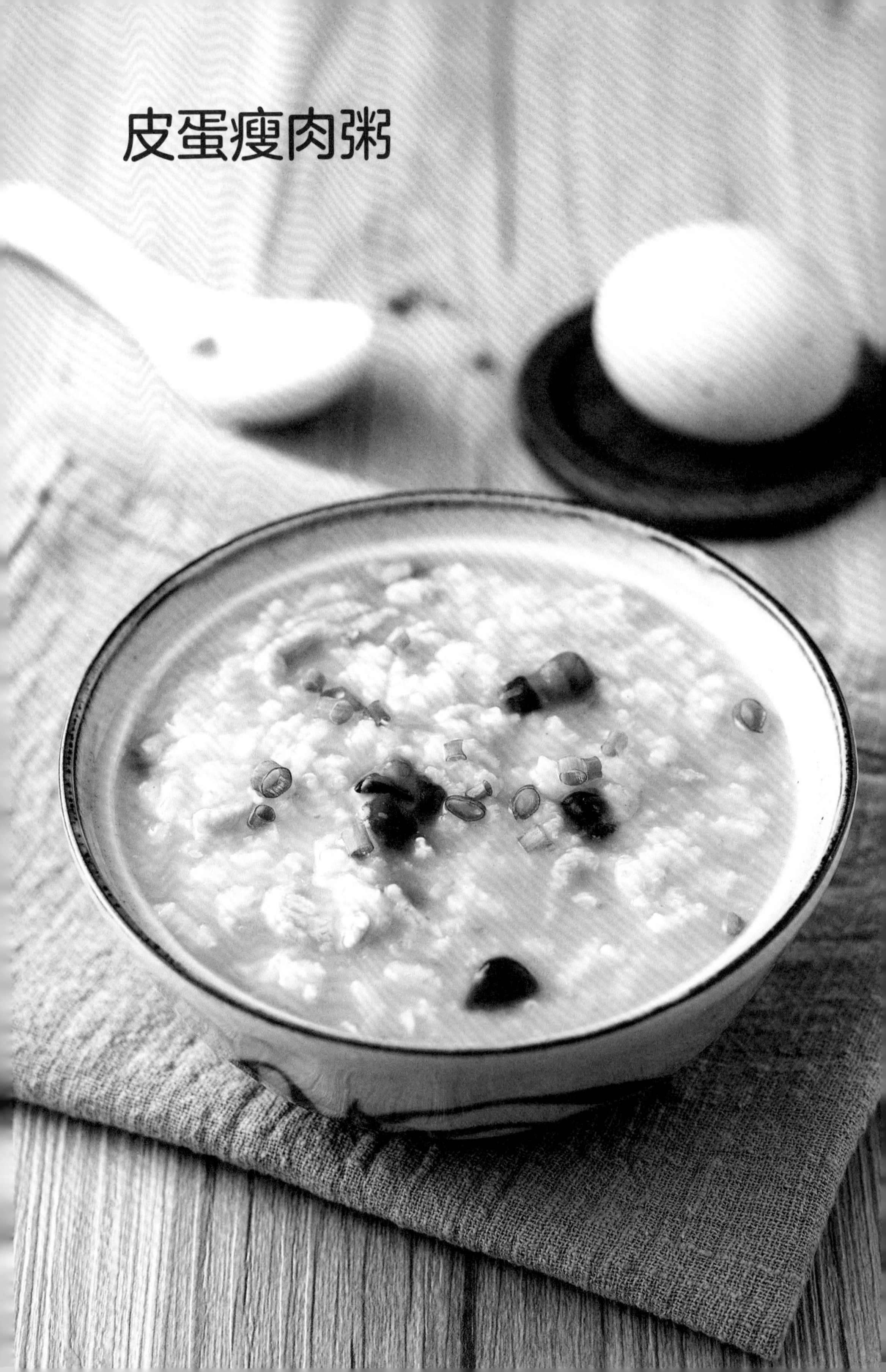

烹饪时间 120分钟
难易程度 中级

主料

大米100克，皮蛋2颗
猪里脊肉100克

辅料

盐、白胡椒粉各适量
葱花少许

## 做法

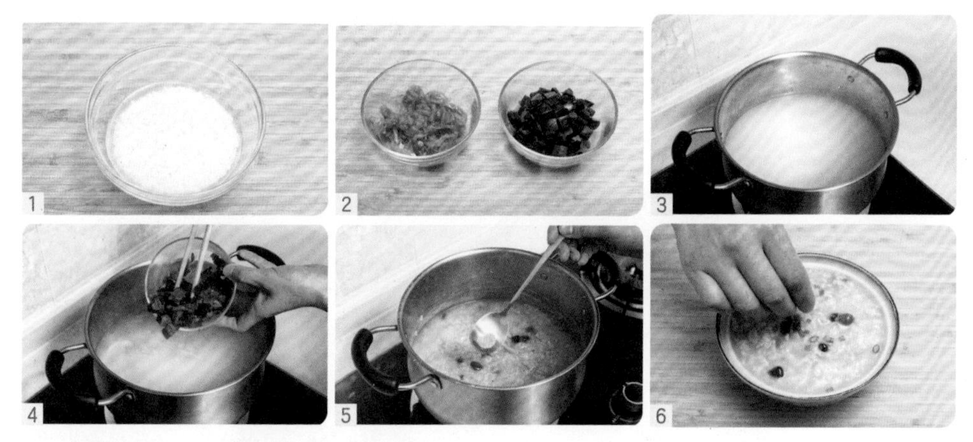

1 大米洗净后，用清水浸泡60分钟。
2 皮蛋去壳、切丁；猪里脊肉洗净后切成丝。
3 锅内倒入清水，大火烧开，加入大米，转小火熬煮20分钟。
4 加入猪肉、皮蛋，小火继续熬煮20分钟。
5 加入盐、白胡椒粉，搅匀，关火。
6 盛入碗中，撒上葱花即可。

### 烹饪秘籍

根据个人喜好，猪肉切丝、切薄片都可以。

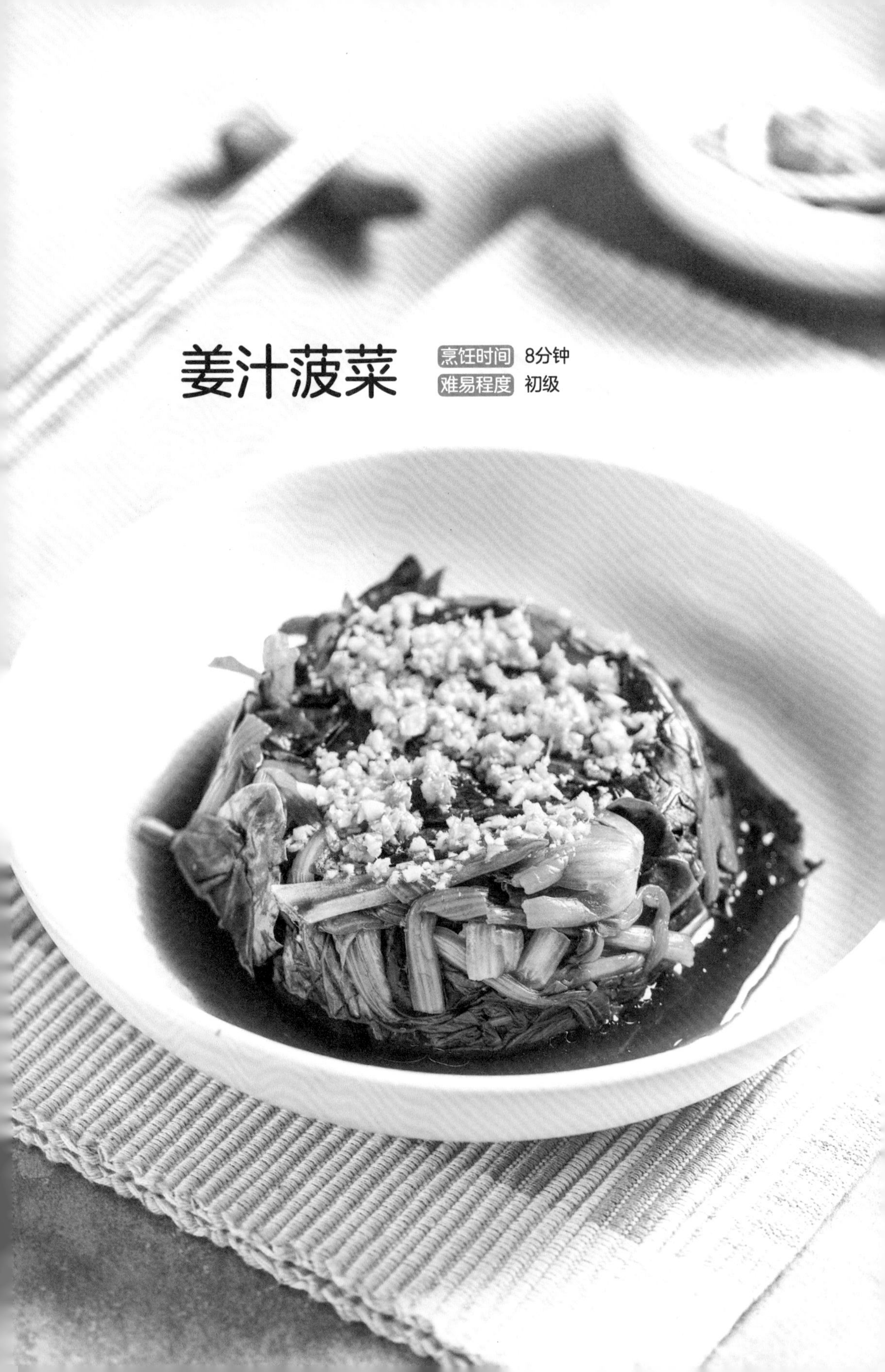

# 姜汁菠菜

烹饪时间 8分钟

难易程度 初级

**营养贴士** 菠菜含铁丰富，可以补血；其富含的膳食纤维还有助于促进肠胃蠕动，帮助消化，防止便秘；姜可以驱寒提神。

主料

菠菜300克

辅料

姜末5克，生抽1茶匙
香油半茶匙
盐半茶匙，油少许

## 做法

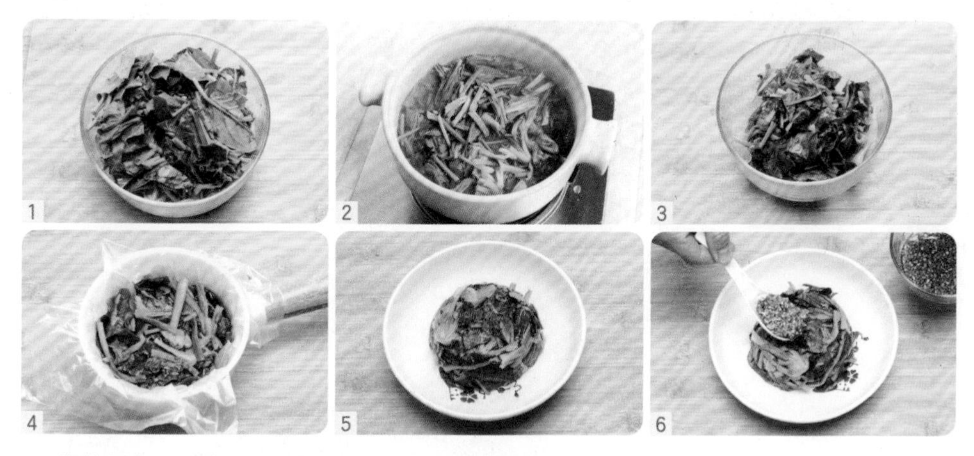

1 菠菜择好，去根，冲洗干净，切成5厘米的段。
2 烧一锅水，水沸后向锅内滴几滴油，放入菠菜，焯烫10秒。
3 将菠菜捞出过凉水，挤干水分。
4 取一小碗，碗内铺上食品级保鲜膜，把菠菜紧实地压于碗中。
5 取一干净的盘子，将小碗中的菠菜扣在盘子中间。
6 将姜末、生抽、香油和盐混合成调味汁，浇在菠菜上即可。

### 烹饪秘籍

除了菠菜之外，还可以将油麦菜、娃娃菜、生菜等叶菜一起焯熟，用同样的方法调味，味道也很好。

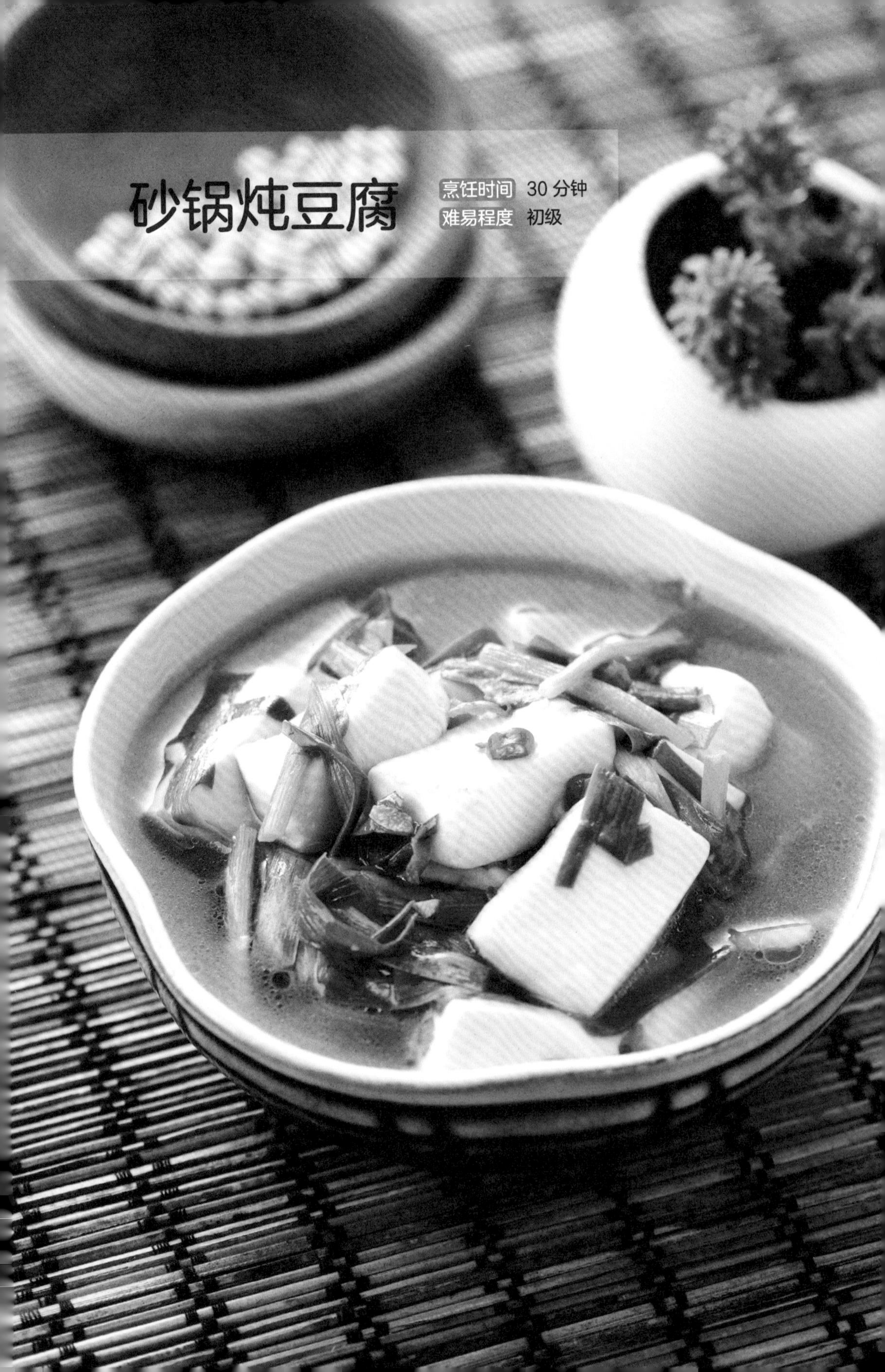

# 砂锅炖豆腐

烹饪时间 30 分钟

难易程度 初级

营养贴士　豆腐和韭菜都含有丰富的钙质。钙可强壮骨骼，预防骨质疏松。

主料

嫩豆腐400克，韭菜80克

辅料

生姜10克，大蒜3瓣
干辣椒3个，老抽2茶匙
蚝油1汤匙，鸡精半茶匙
盐半茶匙，油少许

## 做法

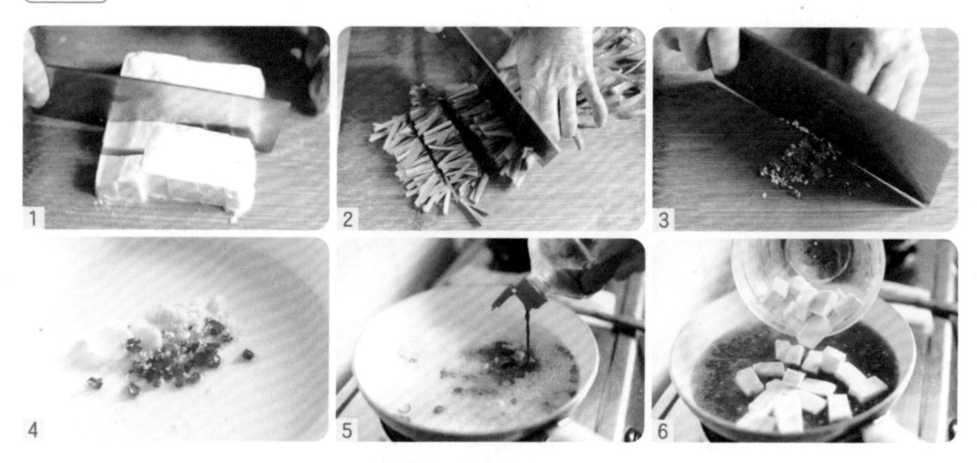

1 嫩豆腐洗净，切边长3厘米左右的方块待用。
2 韭菜择洗干净，切5厘米左右的长段待用。
3 生姜、大蒜去皮洗净，切姜片、蒜粒；干辣椒洗净，切碎段。
4 炒锅内倒入少许油，烧至七成热，放入姜片、蒜粒、干辣椒段爆香。
5 接着倒入约500毫升清水，并调入老抽、蚝油，大火烧开。
6 开锅后倒入豆腐，搅拌几下，加盖继续煮至开锅后将所有食材转入砂锅内。

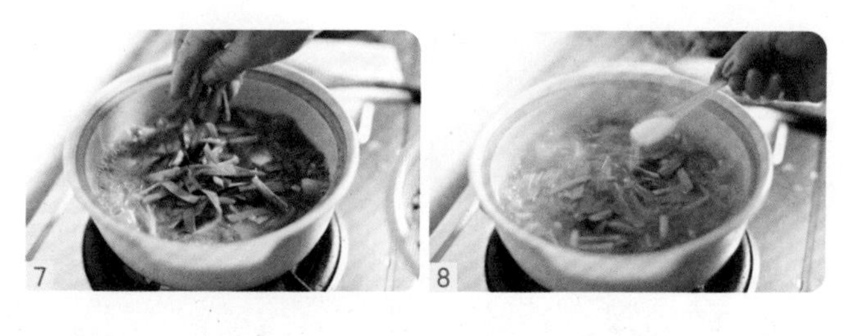

7 用中火焖煮25分钟，再放入切好的韭菜段，继续煮至韭菜断生。
8 最后调入鸡精、盐，搅拌均匀即可。

烹饪秘籍

豆腐切块时不要切得太大，否则会不容易入味。
干辣椒可根据个人口味、医生有无特别要求而去掉或减量。

# 香油白菜

烹饪时间 8分钟
难易程度 初级

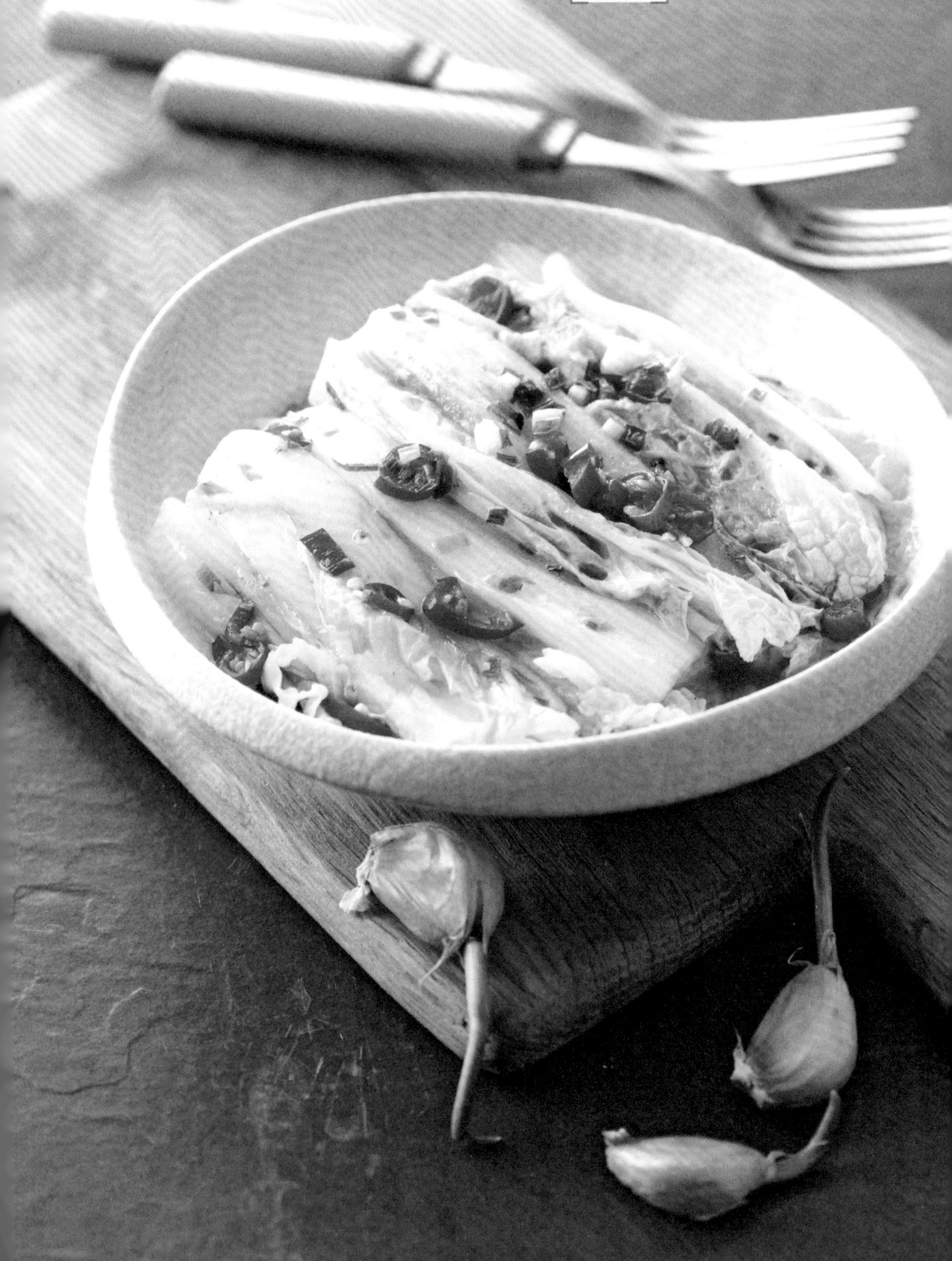

营养贴士 | 大白菜甘甜清脆，富含水分和维生素，营养丰富，并且耐寒，可抗-5℃的寒冷，是冬季蔬菜里的上品。大白菜含维生素U，维生素U对胃肠道黏膜有保护作用。

主料
大白菜半棵
辅料
小米椒2个，香葱1根
生抽1汤匙，香醋半汤匙
白砂糖半茶匙，盐半茶匙
香油2汤匙

## 做法

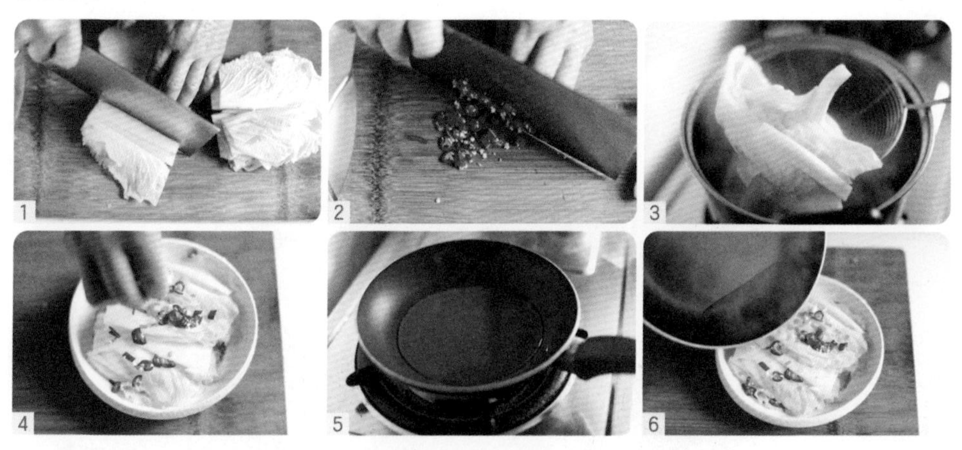

1 大白菜切去根部，洗净，切中指粗细的长条。
2 小米椒去蒂洗净，切碎粒；香葱洗净，切葱粒。
3 锅内倒入适量水烧开，放入切好的大白菜，并加盐焯烫至熟。
4 焯烫好的大白菜捞出沥去多余水分，整齐装盘，撒上小米椒碎和葱粒。
5 炒锅烧热，倒入香油，烧至香油开始冒烟。
6 然后将烧热的香油均匀淋在装盘的白菜上。

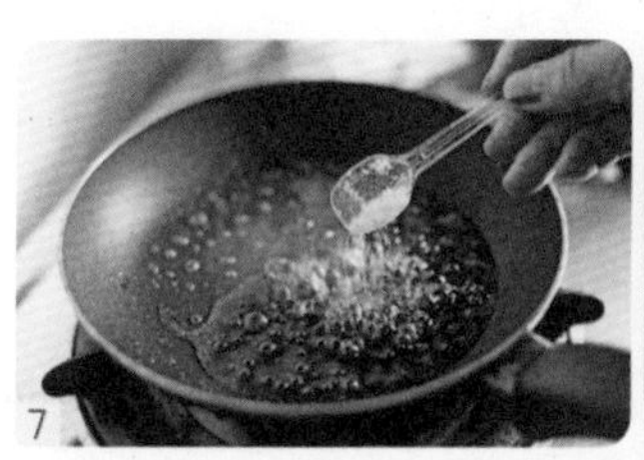

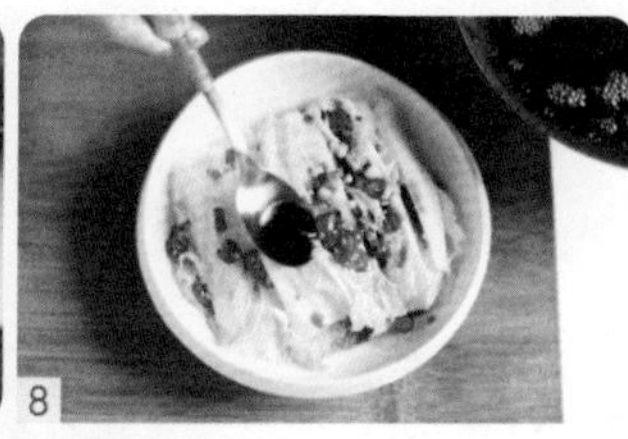

7 炒锅内再倒入生抽、香醋，并加入白砂糖，烧开。
8 最后将做好的调味汁绕着白菜盘淋上即可。

### 烹饪秘籍

淋在白菜上的香油一定要烧得很烫才行，经过热油一淋，白菜的口感更佳；也可加入适量蒜末一起爆香后淋在白菜上，口感也很独特。

# 农家烩荞面

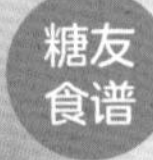


烹饪时间 20分钟

难易程度 初级

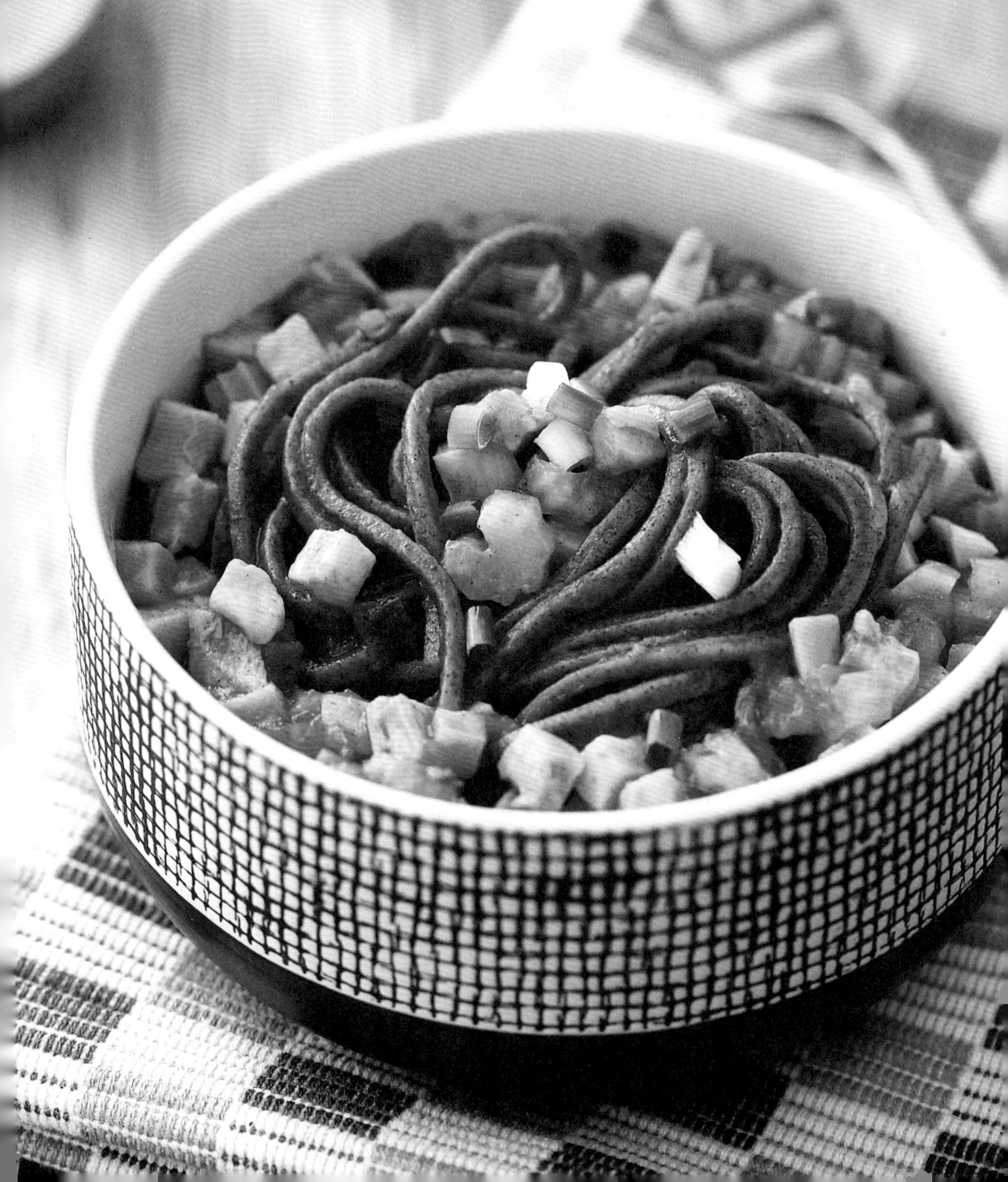

### 烹饪秘籍

番茄应挑选质地较软的，更容易炒出汤汁。

主料

荞麦面200克，番茄2个
杏鲍菇1根，香芹1根

辅料

香葱1根，盐半茶匙
鸡精半茶匙
生抽1汤匙，油适量

## 做法

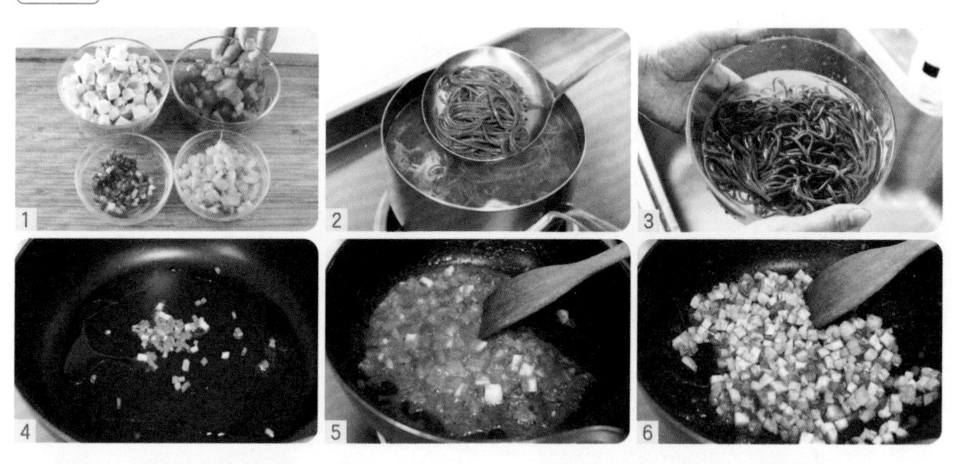

1 番茄、杏鲍菇分别洗净、切丁；香葱洗净、切末；香芹洗净后去掉茎上的叶子，切丁备用。

2 锅中放入适量清水煮沸，将荞麦面放入水中煮熟后捞出。

3 将煮熟的荞麦面反复过凉水，沥干后备用。

4 不粘锅中倒入底油，烧至七成热，爆香香葱末。

5 放入番茄丁，中火翻炒至番茄的汁水充分渗出。

6 将杏鲍菇丁、香芹丁倒入，反复煸炒2分钟。

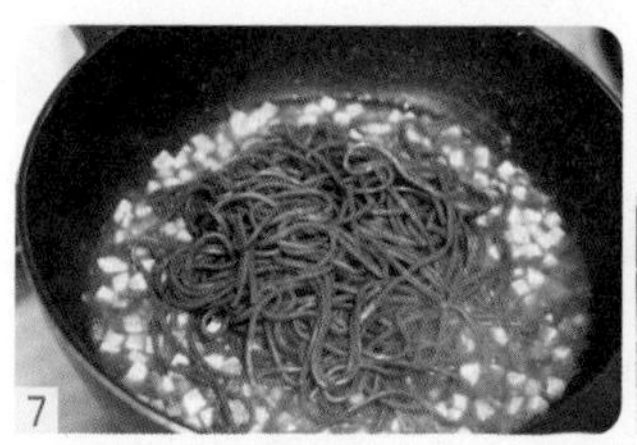

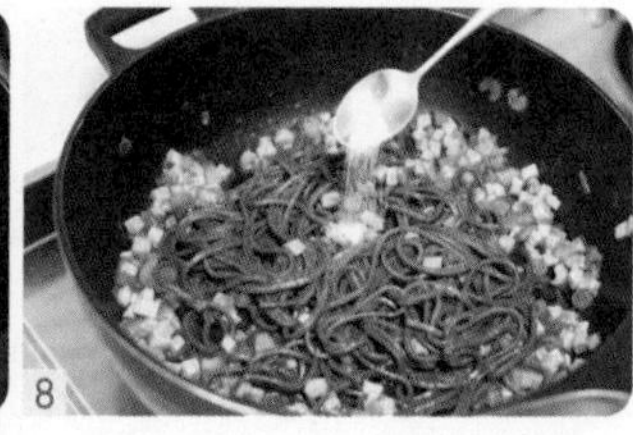

7 倒入沥干的荞麦面，反复翻炒，尽量使每根面条都裹匀番茄的汁水。

8 最后调入盐、鸡精、生抽，炒匀即可。

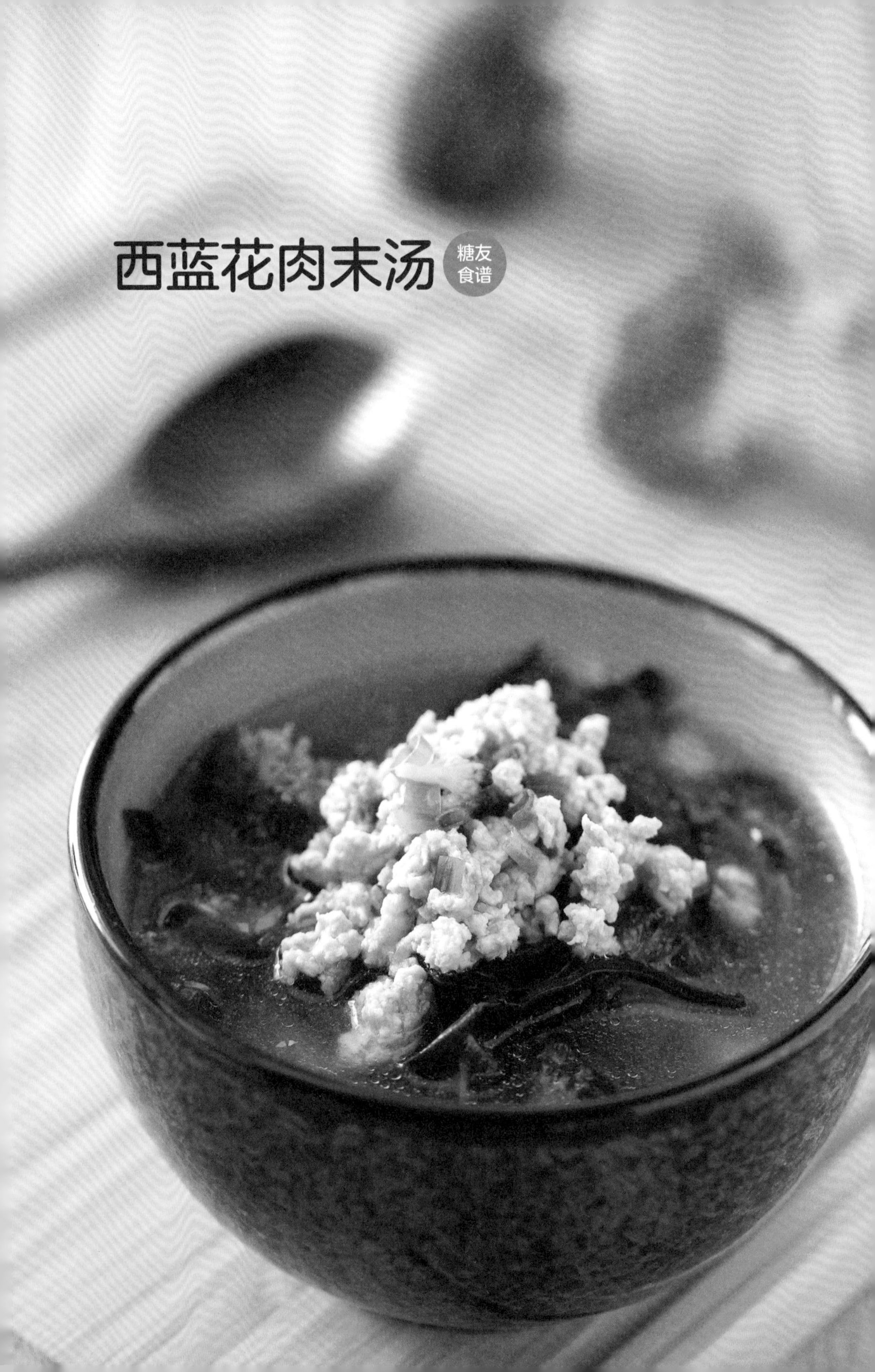

# 西蓝花肉末汤

糖友食谱

烹饪时间 15分钟（不含腌制时间）
难易程度 初级

主料
西蓝花200克
猪里脊肉100克
辅料
油2茶匙
盐半茶匙
生抽2茶匙
料酒2茶匙
香葱1棵
干木耳5克
淀粉5克

营养贴士 西蓝花的营养价值很高，含有比其他蔬菜更全面的矿物质，能够提高机体免疫力，具有一定的防病作用。

做法

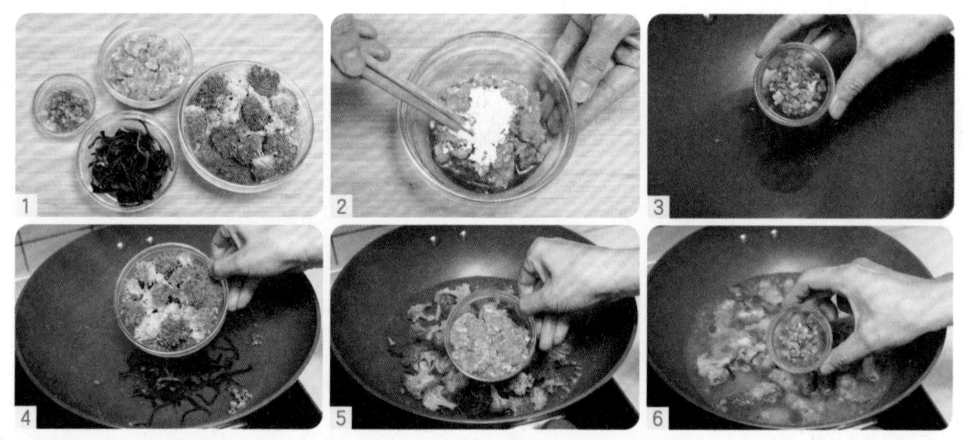

1 猪里脊肉洗净后控干水，切成肉末；西蓝花洗净后控干水，掰成小朵；香葱洗净后切成葱花；干木耳提前用温水泡发2小时左右，洗净并切成丝。
2 里脊肉末放入大碗中，加入生抽、料酒、淀粉搅拌均匀，腌制20分钟。
3 炒锅中放入油，烧至七成热后放入一半葱花爆炒出香味。
4 加入约800毫升清水，大火煮开后放入西蓝花和木耳，炖煮约10分钟。
5 放入里脊肉末煮2分钟左右。
6 加入盐调味，出锅前撒上剩余葱花即可关火。

烹饪秘籍
如需作为半流质食进食，可将西蓝花切碎，并延长炖煮时间。

# 玉米杂粮粥

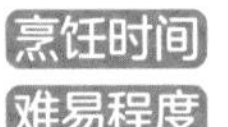


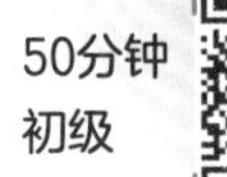

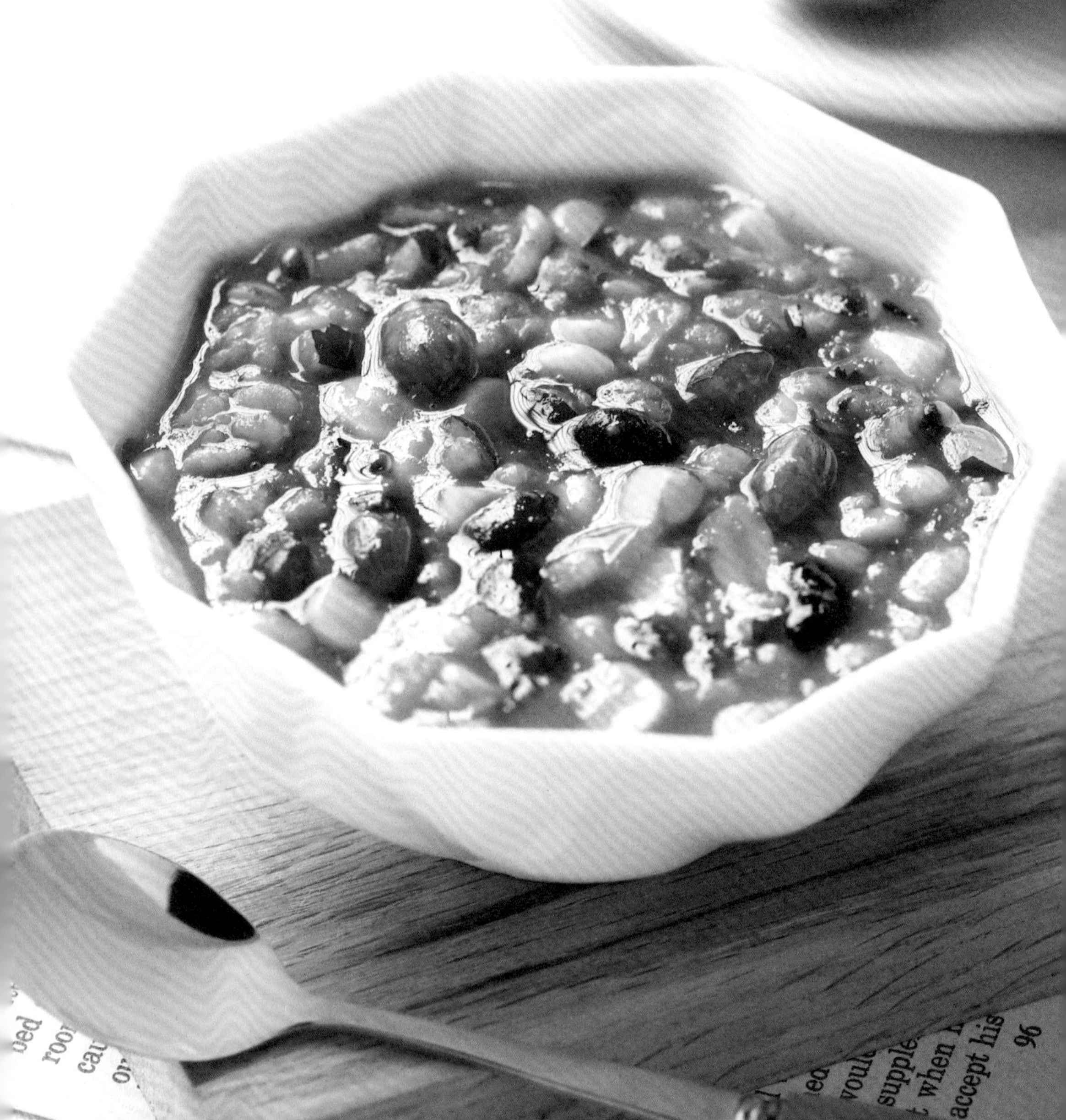

主料

大米30克，薏米10克
燕麦米20克，紫米10克
芡实10克，黄豆10克
黑豆10克，糯米10克
红豆10克，花生仁20克
大枣5个（约25克）
玉米1根（约140克）

**营养贴士** 杂粮有很好的降血糖的功效，同时比细粮更能加速身体中多余胆固醇的排出，加强肠胃蠕动，营养又不易导致发胖。

**烹饪秘籍**

因为玉米是比较容易熟的，所以和大米还有糯米同时放入锅中就可以。

## 做法

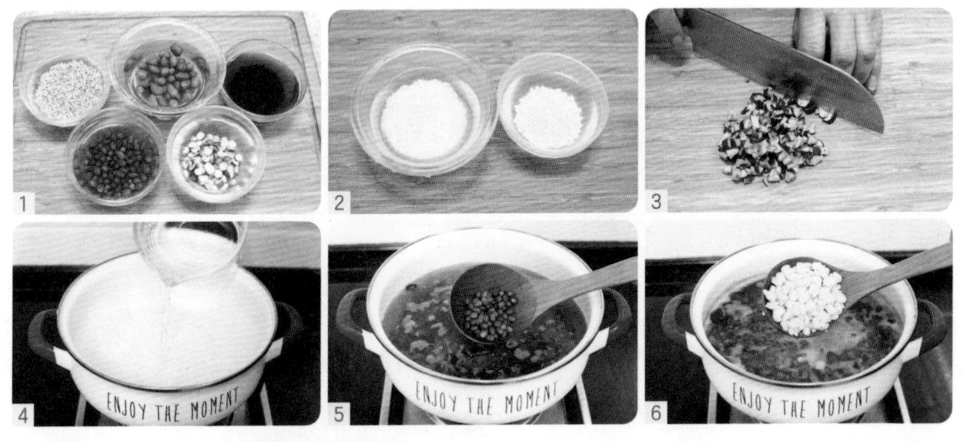


1 提前将不易煮烂的薏米、燕麦米、紫米、芡实、黄豆、黑豆、红豆、花生仁这些食材清洗干净，用清水浸泡整夜。

2 提前半小时将大米、糯米这类容易煮软的食材洗净，浸泡在纯净水中。

3 大枣洗净，先用刀拍一拍，取出果核，切成小丁；玉米洗净后将玉米粒剥下来放入碗中，备用。

4 起锅倒入清水，水量大概是食材的4倍。

5 将薏米、燕麦米、芡实、黄豆、黑豆、紫米、红豆、花生仁放入盛水的锅中，用大火煮制。

6 大火煮开锅后，改用中火煮20分钟，加入大米、糯米、玉米粒继续煮制。

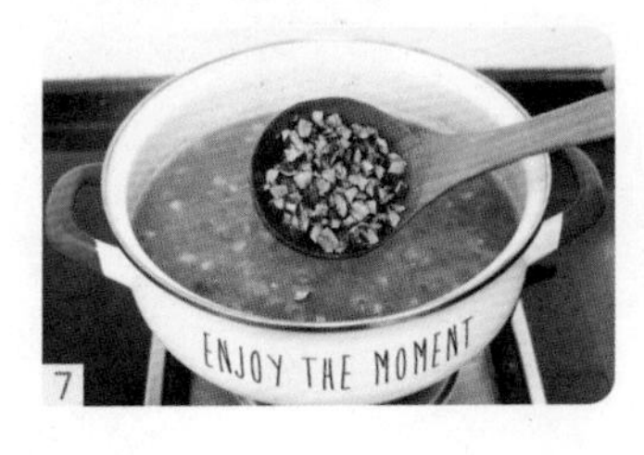


7 待杂粮粥煮至软烂浓稠，加入大枣搅拌均匀，关火即可出锅。

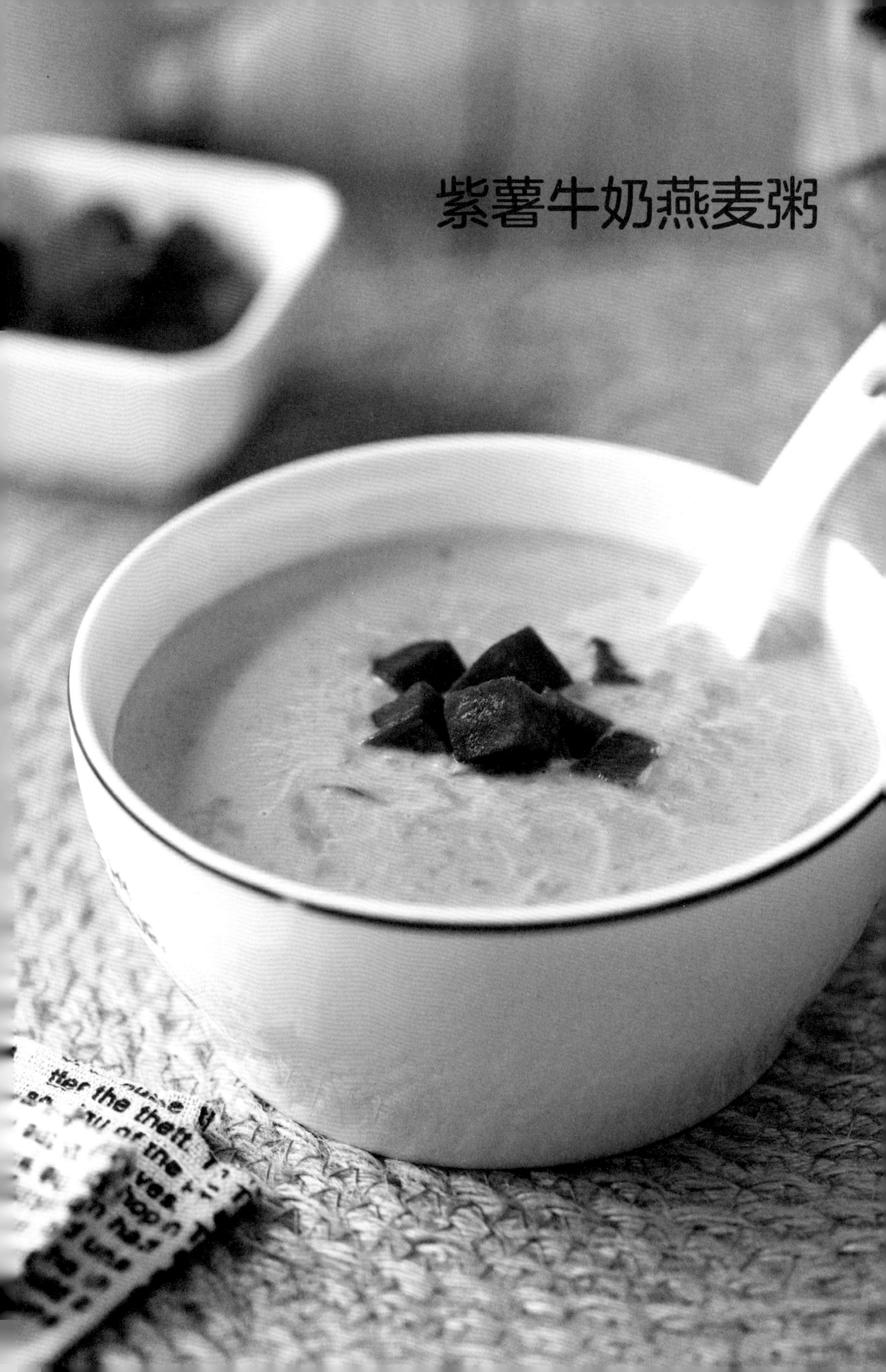

# 紫薯牛奶燕麦粥

营养贴士 | 紫薯富含花青素，燕麦低糖高营养，牛奶钙质丰富，这碗粥能提供给你满满的能量和全面的营养。

烹饪时间 30分钟
难易程度 初级

主料
紫薯1个
熟燕麦3汤匙
牛奶500毫升

## 做法

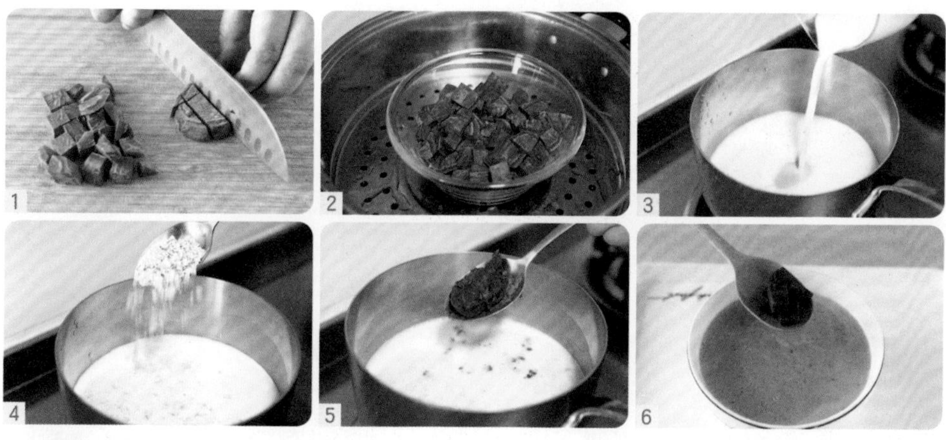

1 紫薯去皮洗净，切成小丁。
2 用微波炉或蒸锅将紫薯蒸软。
3 牛奶倒入锅中，中小火加热。
4 加入燕麦片，不停搅拌防止煳锅。煮开后关火，盖上盖子闷1分钟。
5 紫薯丁一半压成紫薯泥，另一半直接倒入锅中。
6 将紫薯泥与牛奶燕麦粥混合均匀即可。

### 烹饪秘籍

紫薯切成小块蒸，会比一整块更容易蒸熟。

# 蒜蓉粉丝蒸虾

糖友食谱

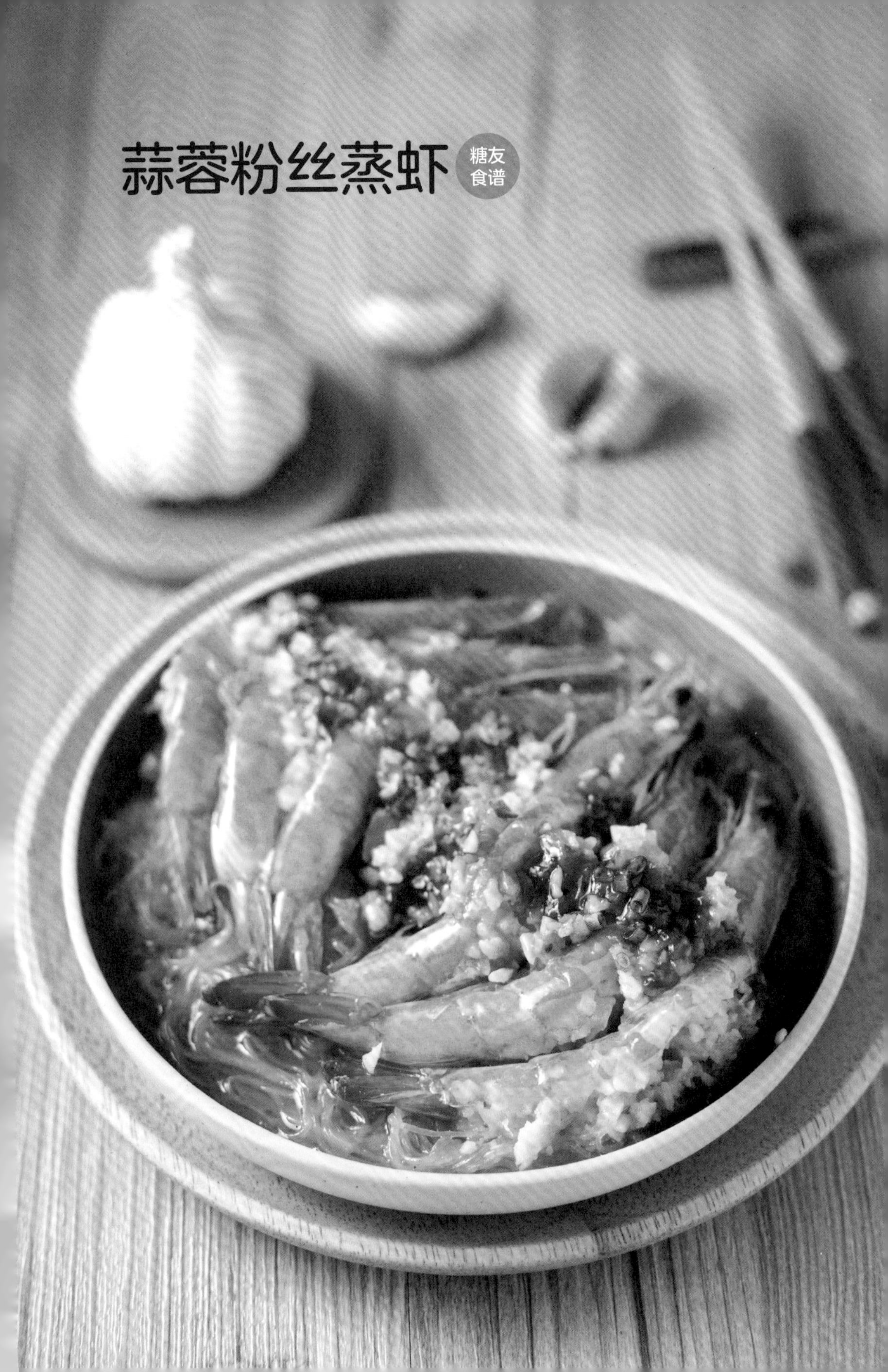

烹饪时间 50分钟

难易程度 中级

营养贴士 虾肉富含蛋白质和多种矿物质，营养极为丰富，而且脂肪含量低，不会给身体带来额外的负担。

主料

新鲜大虾500克
干粉丝20克

辅料

生抽1茶匙，白胡椒粉1茶匙
油1汤匙，蒜蓉20克
蚝油1茶匙，盐半茶匙
葱花少许

## 做法

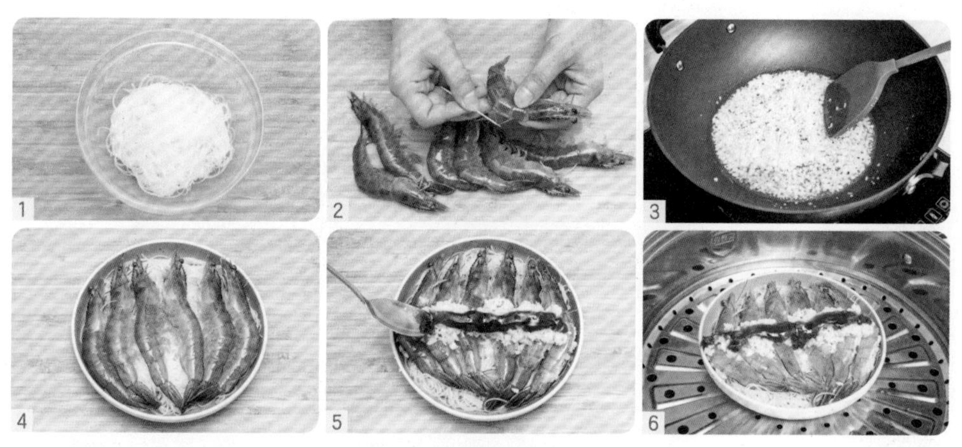

1 干粉丝用温水泡软，加入生抽、白胡椒粉拌匀。
2 新鲜大虾开背，去掉虾线，保留虾头和虾尾。
3 热锅放入少许油，加入蒜蓉、盐爆香，盛出备用。
4 将拌匀的粉丝均匀铺在盘中，大虾摆在粉丝上。
5 爆香的蒜蓉淋在大虾上，淋上蚝油。
6 锅内烧开水后，虾上锅大火蒸10分钟，撒上葱花即可。

烹饪秘籍

虾尾用刀背拍一下，摆盘的时候更平稳、好看。

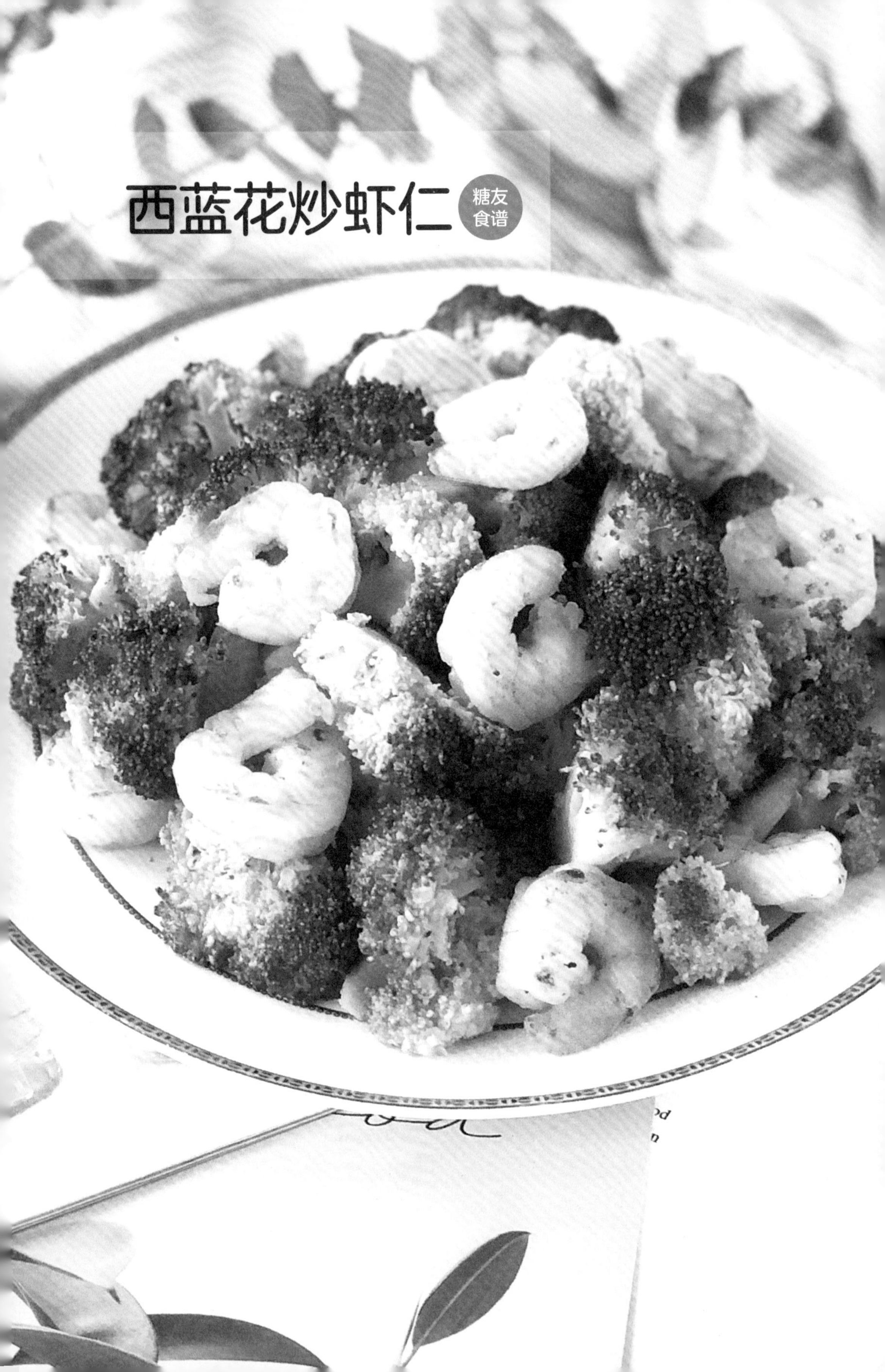
西蓝花炒虾仁
糖友食谱

烹饪时间 20分钟

难易程度 初级

主料

西蓝花250克
虾仁20只左右
生姜1小截
大蒜3瓣，盐少许
油适量
料酒1汤匙

营养贴士 西蓝花中含有丰富的维生素C和胡萝卜素。这道菜中含有虾仁，《中国居民膳食指南（2022）》推荐每周有两次以上的水产品摄入。

## 做法

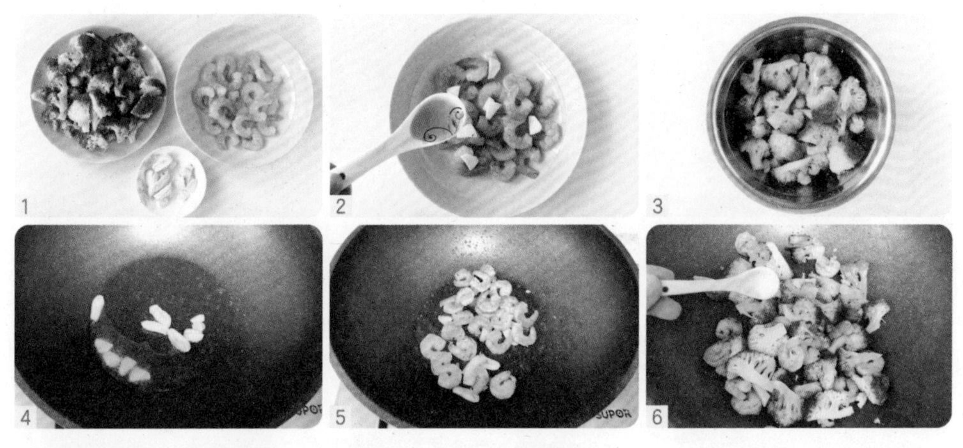

1 虾仁解冻，如用鲜虾，去壳去头，用刀开背取出虾线洗净；西蓝花洗净后切成小朵；生姜和大蒜分别切片。

2 在虾仁里加入姜片，撒少许盐，加料酒去腥，拌匀后腌制片刻。

3 西蓝花沸水入锅焯1分钟左右捞出，入凉开水过凉，捞出沥水，可保持西蓝花颜色鲜绿、口感爽脆。

4 锅里热油，小火下蒜片和姜片爆香。

5 加入虾仁转大火翻炒至虾仁变色。

6 倒入西蓝花大火翻炒2分钟，最后加入适量盐翻炒调味即可。

### 烹饪秘籍

将西蓝花放在盐水里浸泡几分钟，可以去除菜虫，还能去除残留农药。

西蓝花焯水的时间不宜太长，不然会失去脆感，焯水后应放入凉开水内过凉，捞出沥净水再用，有许多人没有注意这一点，所以炒出来的西蓝花不脆。

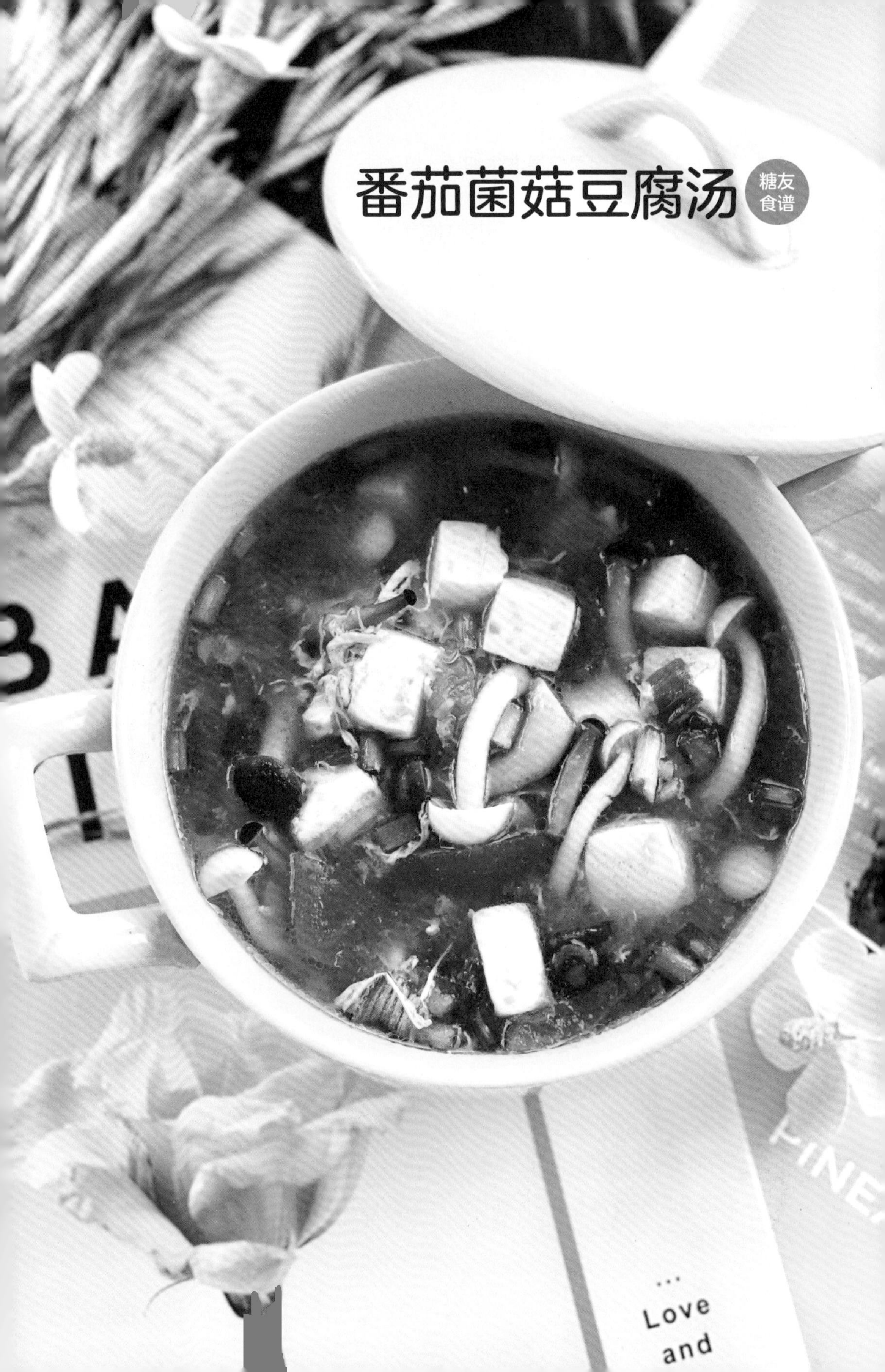


# 番茄菌菇豆腐汤

糖友食谱

### 烹饪秘籍

菌类营养成分很高，但是极易滋生细菌，焯水可以将细菌杀灭。另外菌类本身有一股独特的味道，有些人不是很喜欢，用焯水的方式可以降低菌类的怪味。

烹饪时间 30分钟
难易程度 初级

主料

番茄1个
蟹味菇、白玉菇共120克
内酯豆腐350克
鸡蛋1个，葱花适量
生抽1汤匙，胡椒粉少许
油适量

## 做法

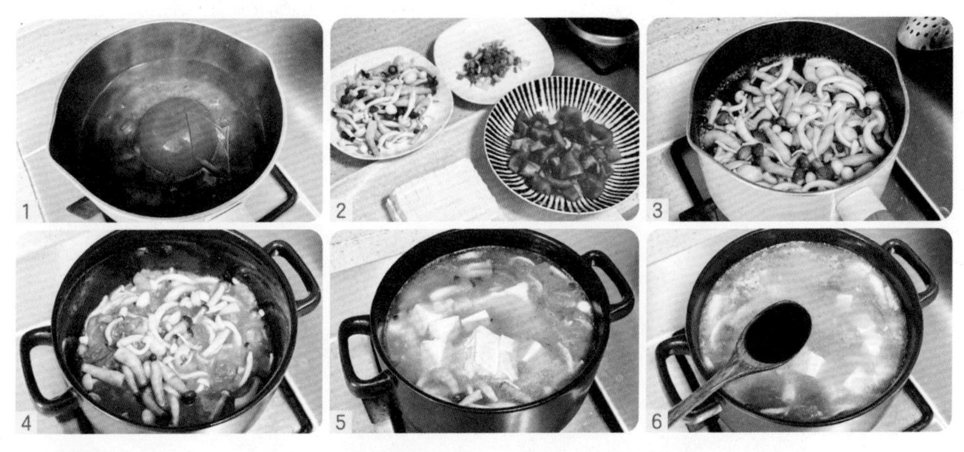

1 番茄表面划“十”字口，放入沸水中烫一会儿，把皮去掉。

2 去掉番茄硬部，切成小块；蟹味菇和白玉菇洗净；小葱切成葱花；内酯豆腐切成块。

3 菌菇下沸水焯烫1分钟，然后捞出沥干备用。

4 锅里下油烧热，放入番茄翻炒出汁后，再加入菌菇一起翻炒。

5 加入适量开水，下入豆腐一起煮。

6 汤中加入生抽和胡椒粉。

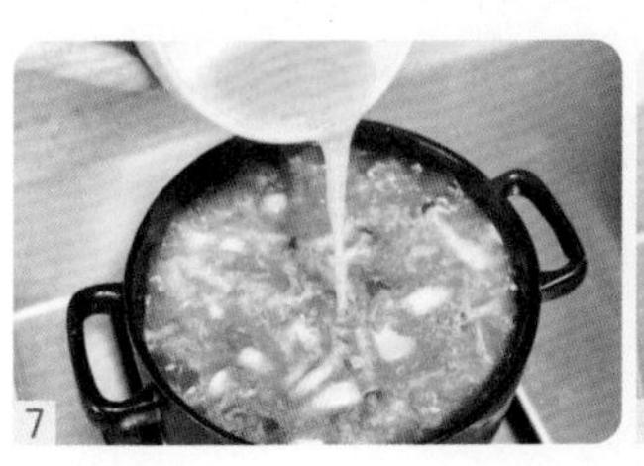

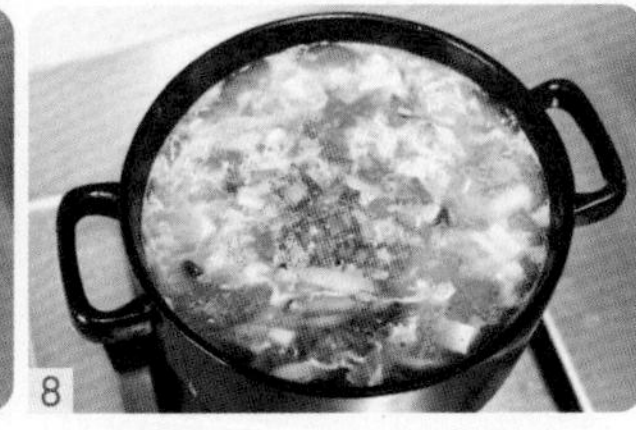

7 加入打散的鸡蛋。

8 鸡蛋煮熟后，撒入葱花即可。

# 白灼菜心

糖友食谱

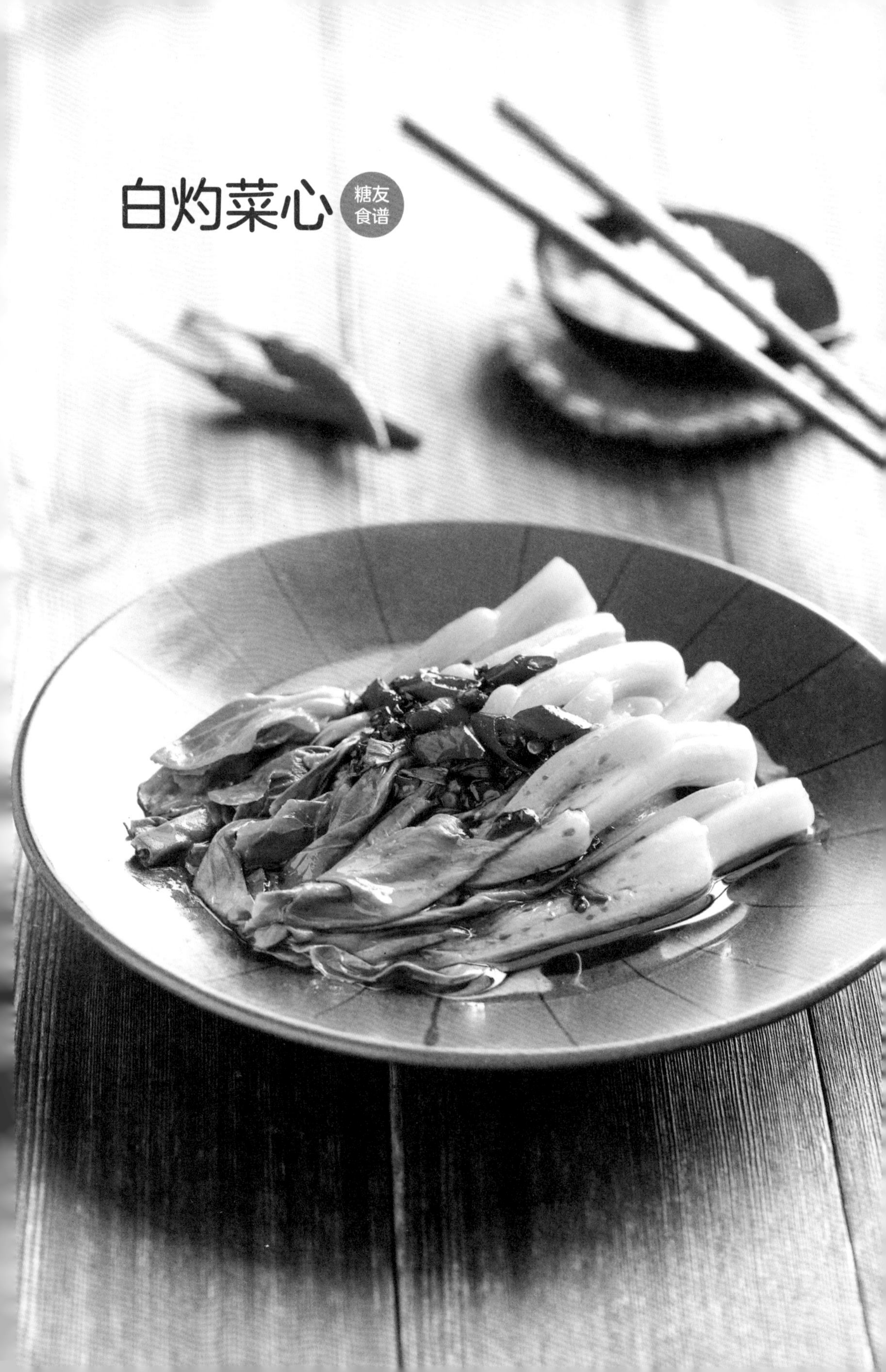

营养贴士 菜心口感柔嫩，味甘苦，营养丰富。菜心富含膳食纤维、维生素C和胡萝卜素，能够刺激肠胃蠕动助消化，具有利尿通便、清热解毒的功效。

烹饪时间 08分钟

难易程度 初级

主料

菜心300克

辅料

蒜3瓣，葱3根
红尖椒2个，蚝油1茶匙
生抽1茶匙，盐适量
油适量

### 烹饪秘籍

“白灼”也适用于其他蔬菜，比如油菜、芥蓝等；焯烫菜心的时间不宜太久，菜心刚好断生就可以了。红尖椒可根据个人口味、医生有无特别要求而去掉或减量。

## 做法

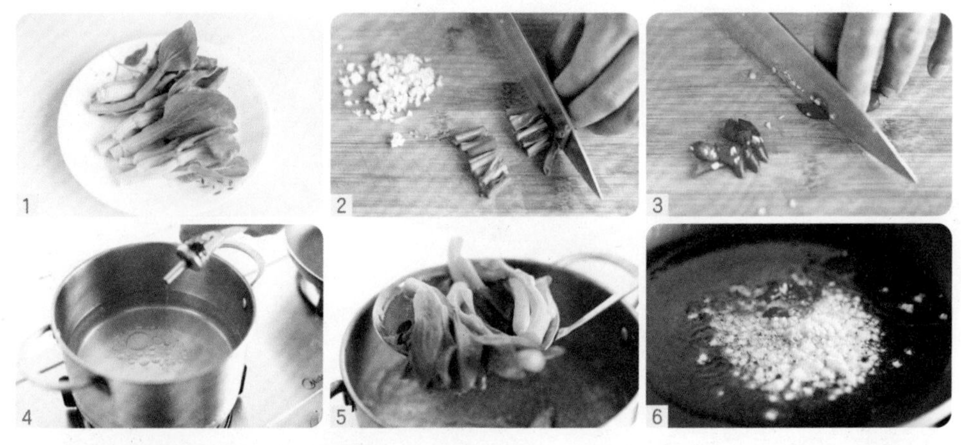

1 菜心去老根后清洗干净待用。
2 大蒜剥皮拍扁，切蒜末；葱洗净切葱粒。
3 红尖椒去蒂洗净，斜切小滚刀块。
4 锅中加入适量水，倒少许油和适量盐烧开。
5 水开后下洗净的菜心入锅中，焯烫至菜心断青，捞出沥干多余水分装盘中。
6 炒锅入适量油烧至七成热，下蒜末、红尖椒块爆香。

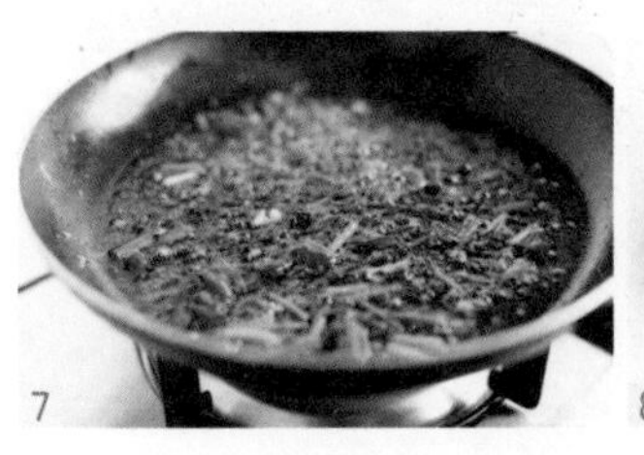

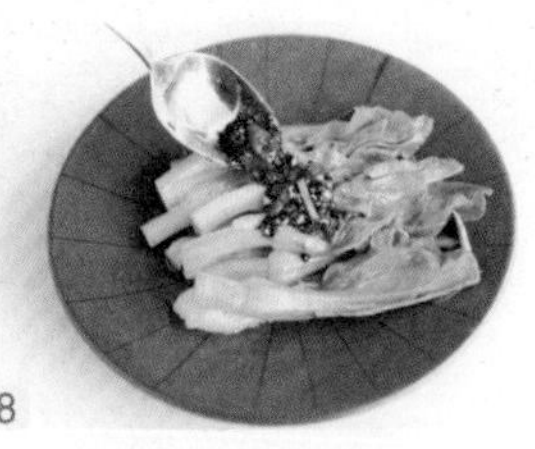

7 爆香后下蚝油、生抽调成酱汁；然后放入葱粒。
8 最后将锅中调好的酱汁淋在盘中的菜心上即可。

# 菠菜猪肝汤

糖友食谱

烹饪时间 40分钟

难易程度 初级

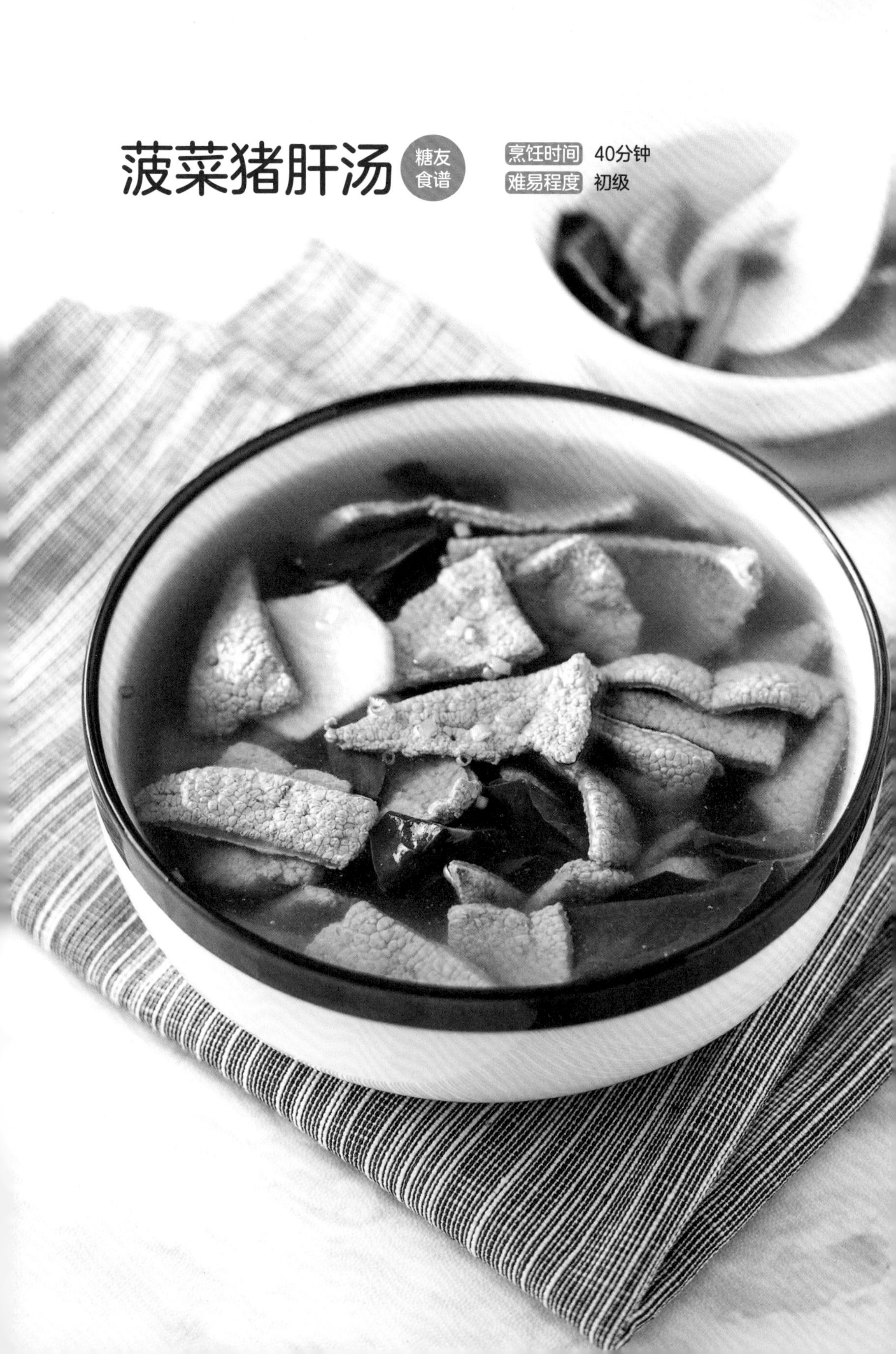

主料

菠菜100克，猪肝100克

辅料

盐半茶匙，料酒半汤匙
生抽半汤匙，胡椒粉少许
香油1汤匙，葱花少许
姜2片

**营养贴士** 猪肝富含铁和多种维生素，可补充血红素铁。菠菜是补充B族维生素的重要来源。B族维生素可维持皮肤健康活力，还可舒缓情绪，使人精力充沛。

**烹饪秘籍**

猪肝腌过之后焯水，可去除猪肝的异味，并保持汤的清爽。

菠菜含草酸，焯水可使菠菜涩味降低；过凉水可保持菠菜的色泽。

## 做法

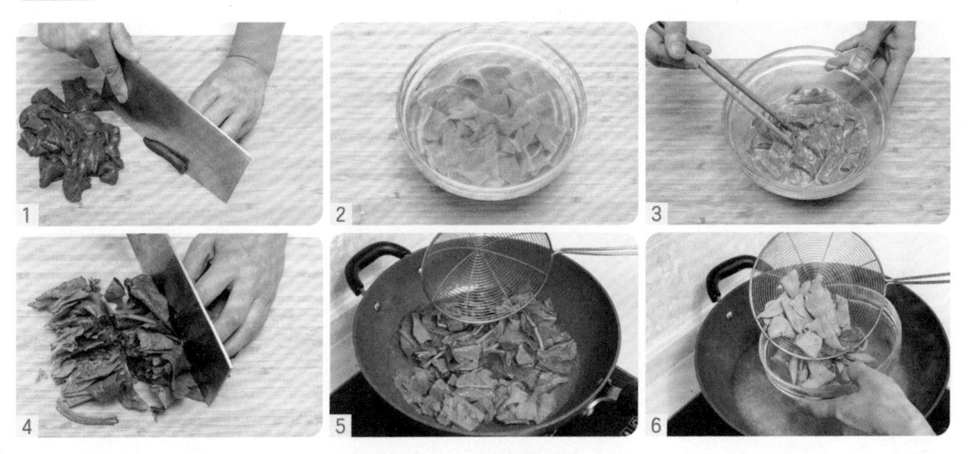

1 猪肝洗净，撕去筋膜，切成薄片。

2 猪肝用清水浸泡10分钟，泡去血水，捞出沥干。

3 猪肝中加少许盐、料酒、生抽、胡椒粉和半汤匙香油，抓拌均匀，腌10分钟。

4 菠菜择去老叶、黄叶，剪去根，清洗干净，切成几段。

5 烧一锅开水，滴两滴油，把菠菜放进去烫软捞起，过凉水备用。

6 水再次烧开，把腌好的猪肝放进去烫至七分熟，捞起备用。

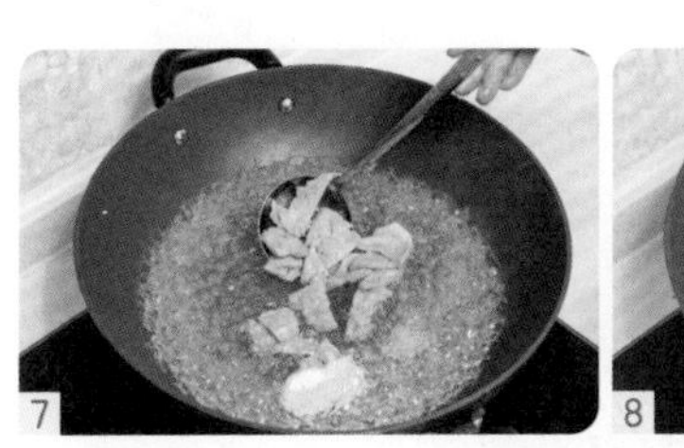

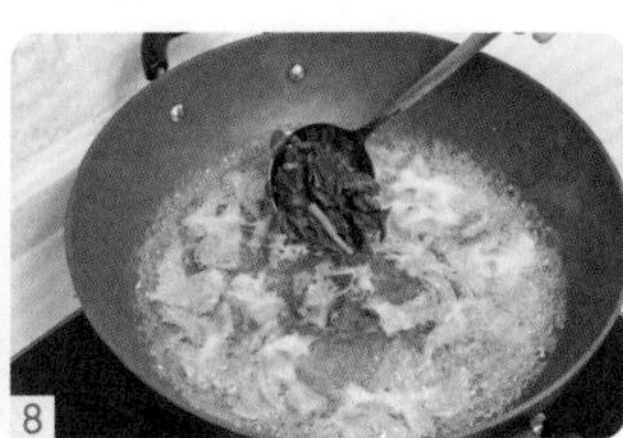

7 另烧开500毫升水，放姜片、盐、焯过的猪肝煮熟。

8 放菠菜煮开，加入少许葱花及剩下的半汤匙香油即可上桌。

# 油醋黄瓜卷 糖友食谱

烹饪时间 40分钟
难易程度 初级

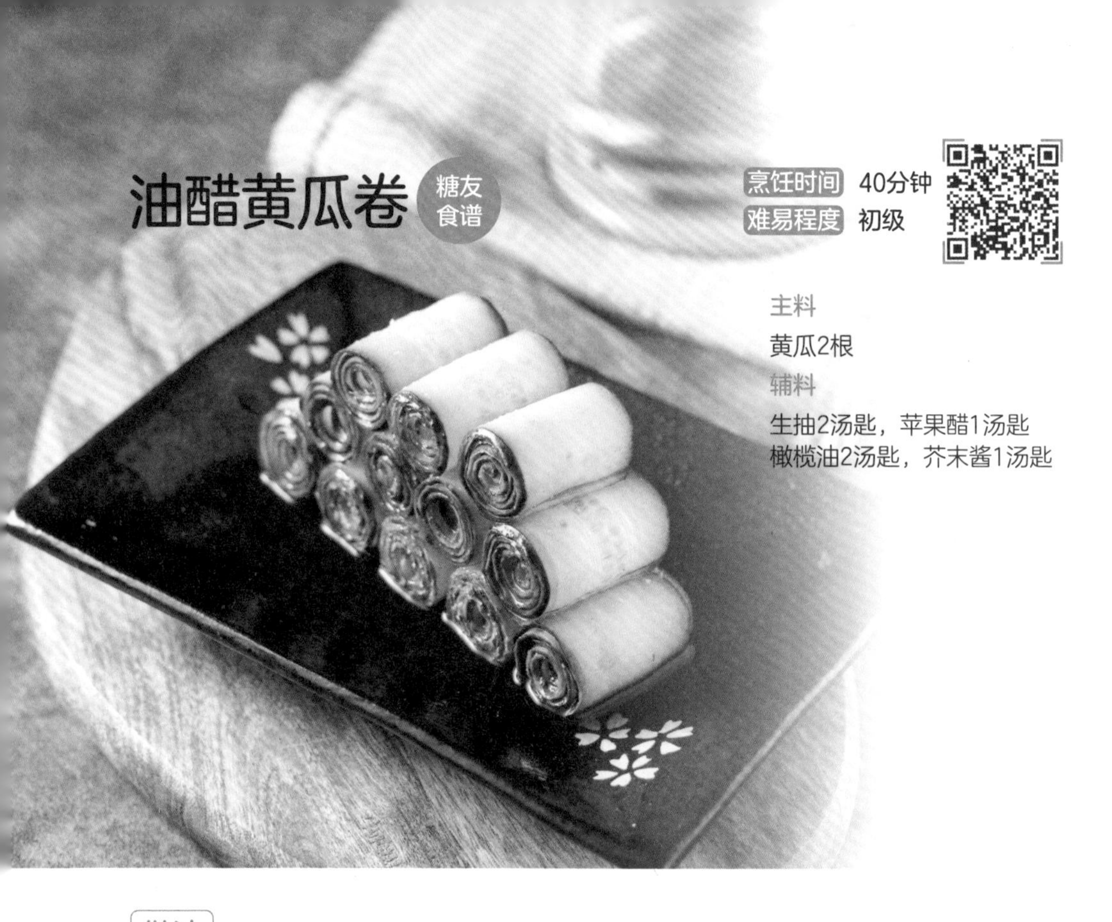

主料

黄瓜2根

辅料

生抽2汤匙，苹果醋1汤匙
橄榄油2汤匙，芥末酱1汤匙

## 做法

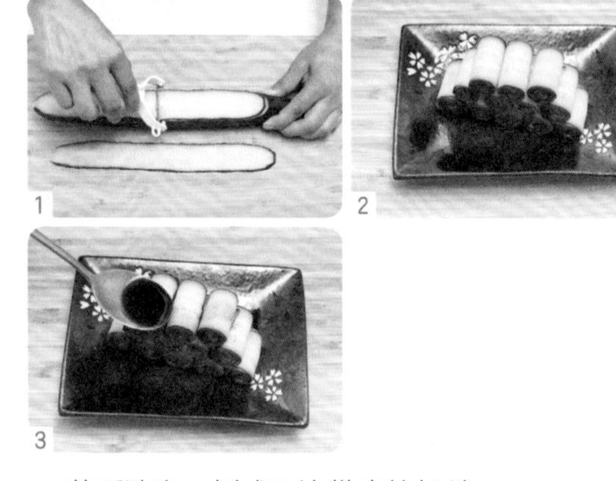

1 黄瓜洗净，刨成两边带皮的长片。

2 把刨好的黄瓜条卷成小卷。

3 取一小碗，放生抽、苹果醋、橄榄油、芥末酱调匀。淋在黄瓜卷上即可。

### 营养贴士

黄瓜含维生素C、大量的B族维生素和电解质，电解质在人体中起到维持体液渗透压和水平衡的作用。值得注意的是，黄瓜如果有苦味了就不要再吃，这时葫芦素类生物碱含量较高，食后易造成腹泻。

### 烹饪秘籍

芥末酱可根据个人口味、医生有无特别要求而去掉或减量。

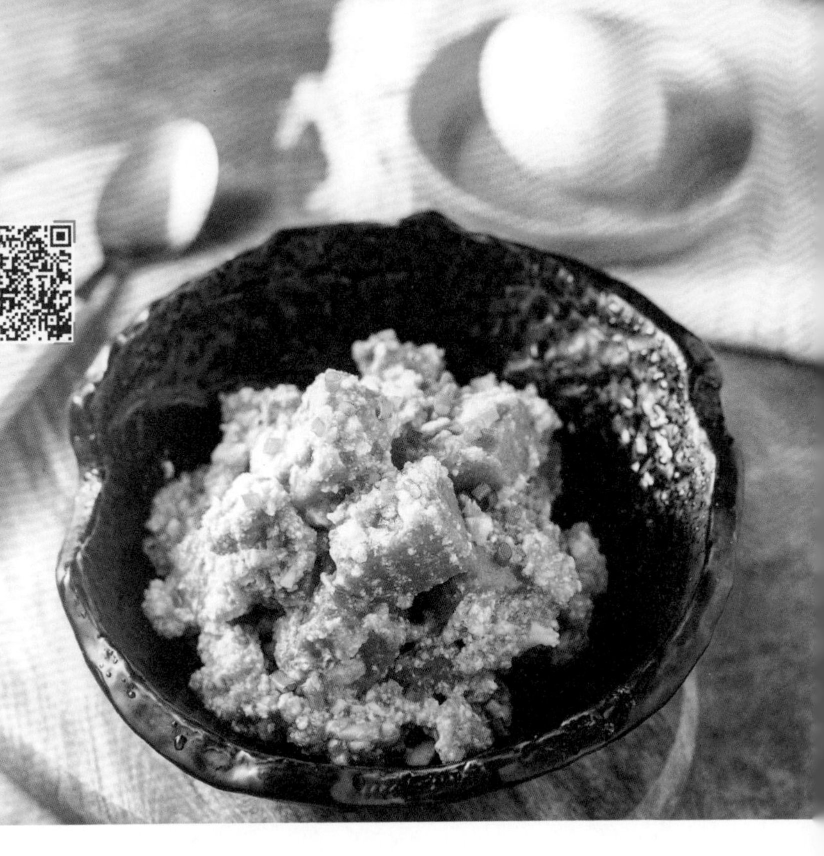

# 金沙南瓜

烹饪时间 30分钟
难易程度 初级

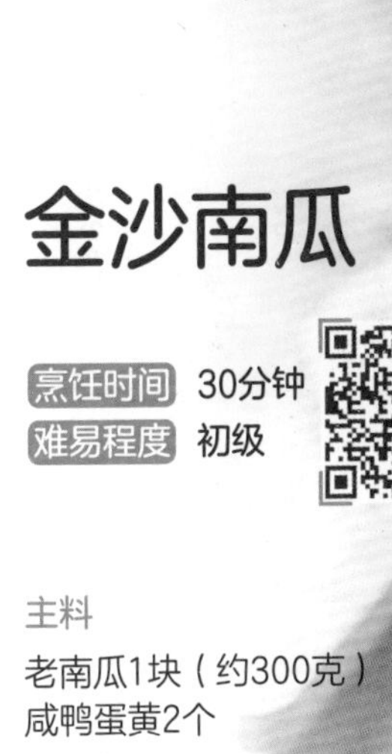

主料

老南瓜1块（约300克）
咸鸭蛋黄2个

辅料

油1汤匙，葱花少许

## 营养贴士

南瓜的金黄色说明它含大量类胡萝卜素，类胡萝卜素被人体吸收后可转换为维生素A，维生素A可软化皮肤角质，提高视觉功能。

## 烹饪秘籍

咸鸭蛋黄有咸味，老南瓜味甜，此菜不必太咸。

## 做法

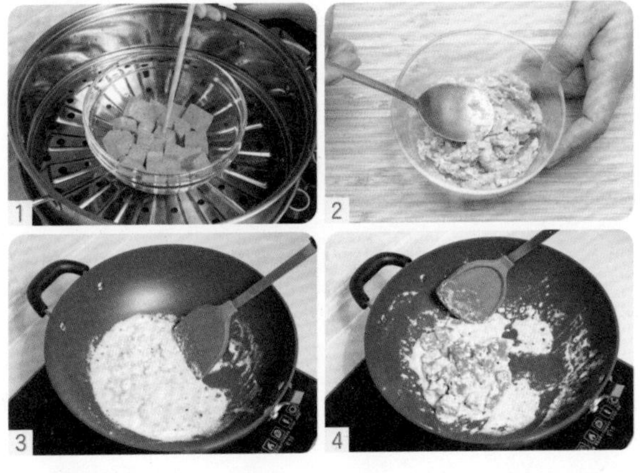

1 老南瓜去皮、去瓤，切方块，放入蒸锅中蒸至八分熟、筷子可轻松捅穿。
2 咸鸭蛋黄蒸熟，冷却后压碎。
3 炒锅烧热油，放咸鸭蛋黄末小火炒香。
4 放南瓜炒至裹满蛋黄，盛盘，撒少许葱花即可。

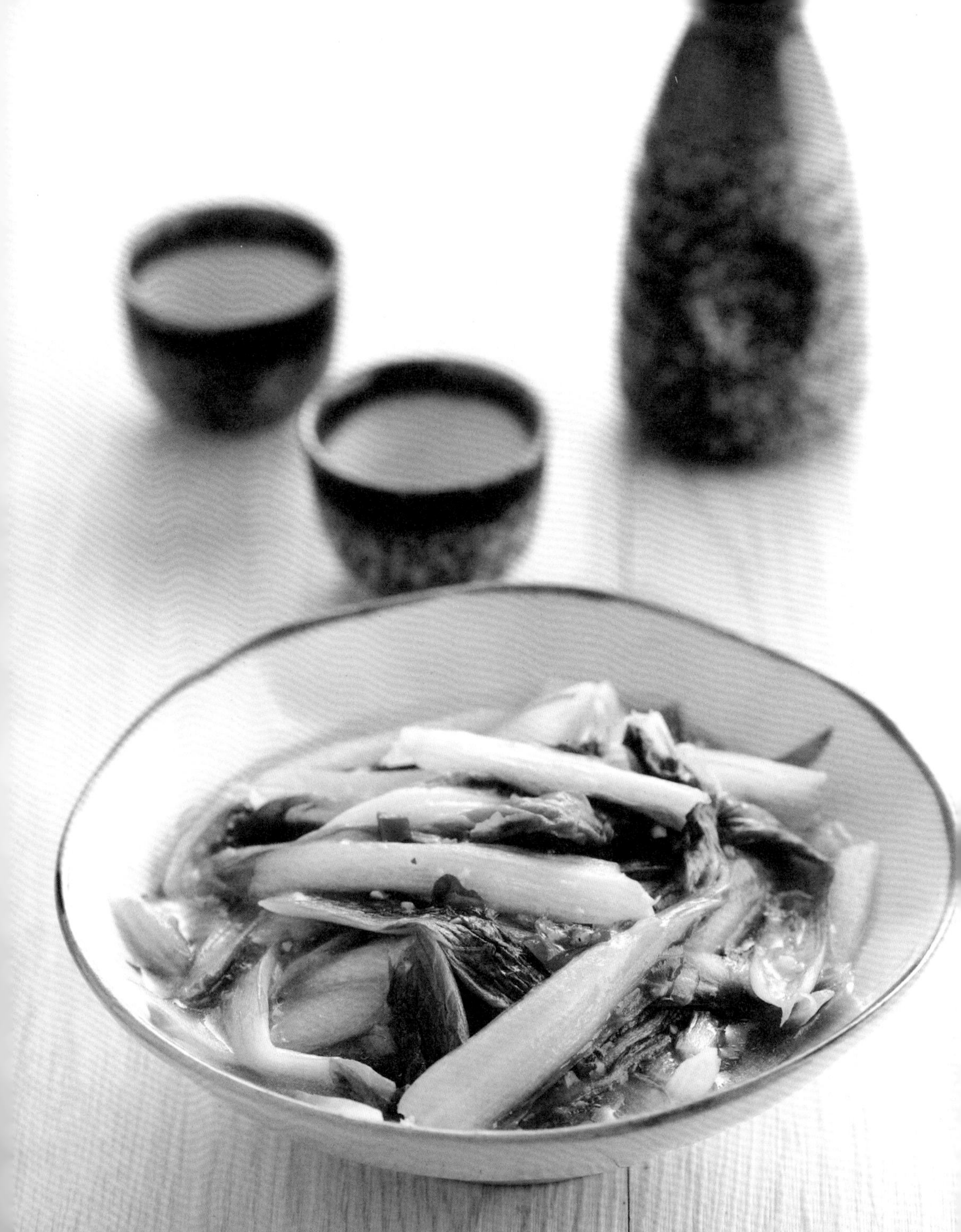

# 蒜蓉小白菜

糖友食谱

烹饪时间 6分钟

难易程度 初级

### 烹饪秘籍

一整颗的大蒜剥皮难免比较费劲，可将蒜瓣分别掰下，用刀背将其压扁，就能轻松撕去大蒜皮了。

干辣椒可根据个人口味、医生有无特别要求而去掉或减量。

主料

小白菜400克

辅料

生姜5克，大蒜1颗
干辣椒3个，香葱2根
油适量，白胡椒粉少许
鸡精半茶匙，盐半茶匙

## 做法

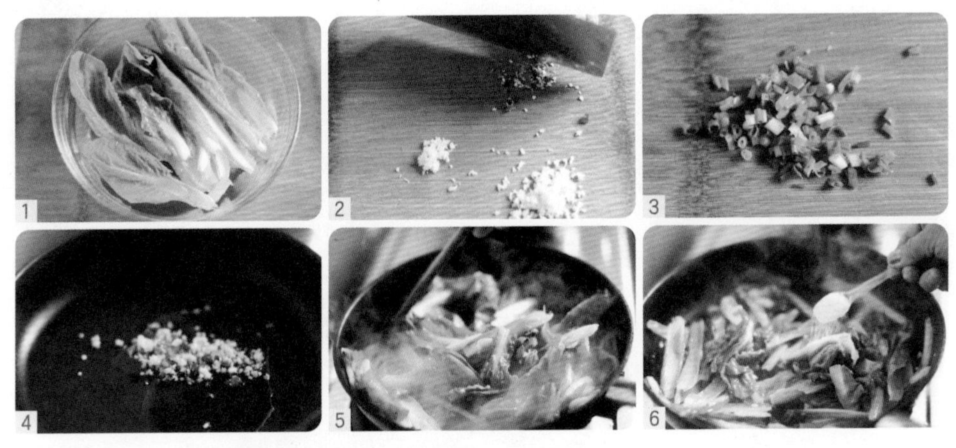

1 将小白菜一片片择好，反复洗净泥沙，沥水待用。

2 生姜、大蒜去皮，洗净，分别切姜末、蒜末；干辣椒洗净，剪碎段。

3 香葱洗净，切葱粒。

4 炒锅内倒入适量油，烧至七成热，放入姜末、蒜末、干辣椒段爆香。

5 然后放入洗净的小白菜，大火快炒至小白菜断生。

6 调入白胡椒粉、鸡精、盐，翻炒均匀调味。

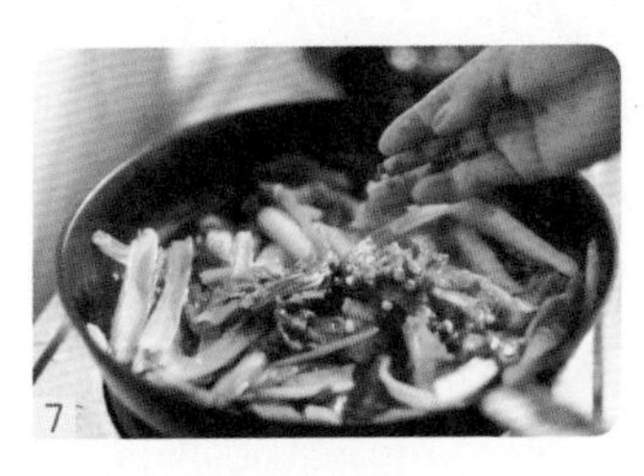

7 最后在出锅前撒入葱粒，翻炒均匀即可。

# 开洋烧瓠子

糖友食谱

烹饪时间 30分钟
难易程度 初级

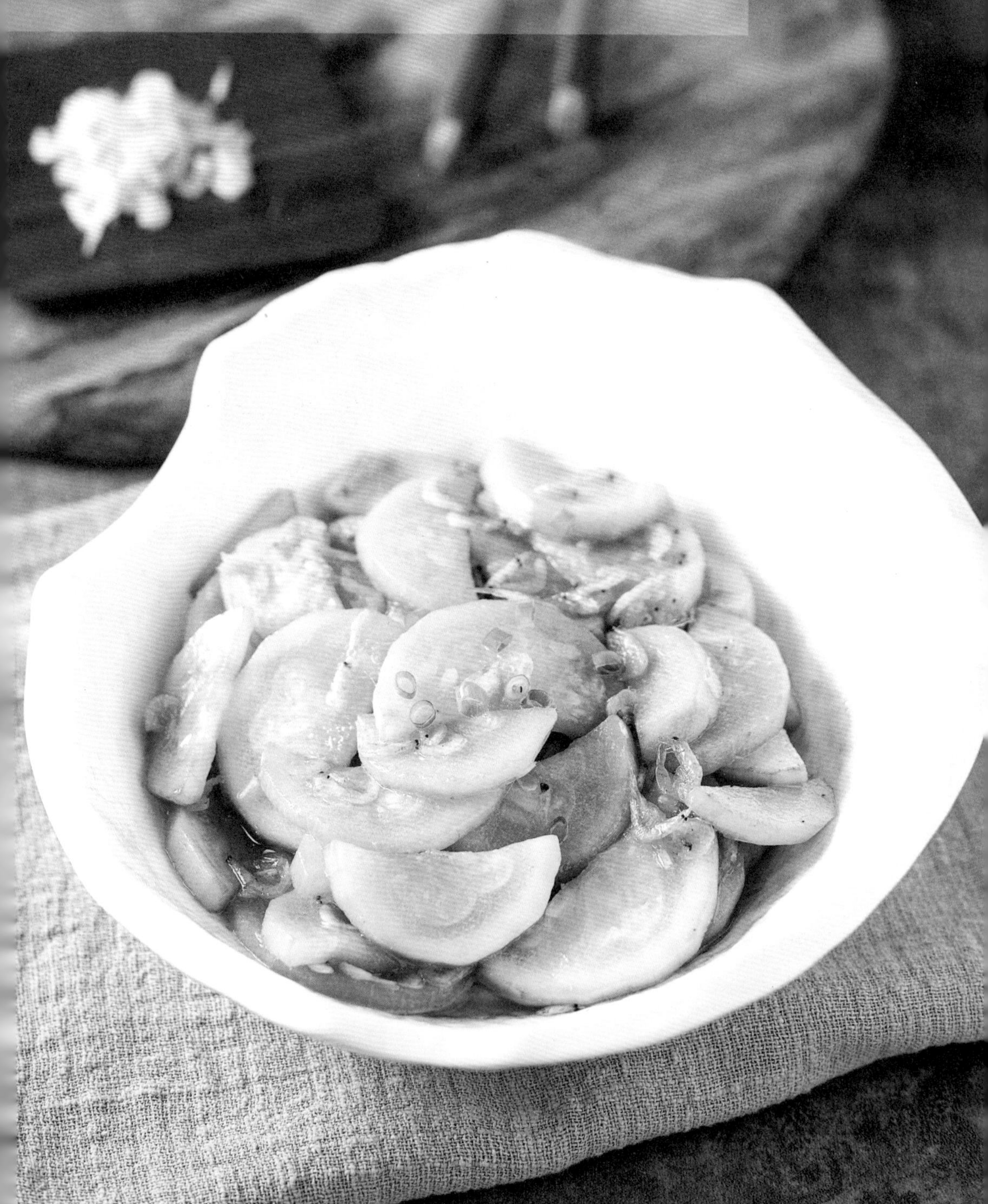

营养贴士

瓠子含有一种干扰素的诱生剂，可刺激机体产生干扰素，提高机体的免疫能力，发挥抗病毒和抗肿瘤的作用。

主料

瓠子1根，干虾米20克

辅料

油2汤匙，盐少许

酱油1茶匙，蚝油1茶匙

料酒1汤匙，葱花少许

烹饪秘籍

选好酱油，烧出的瓠子更美味。

选好虾米，可以提升味道和香气。

## 做法

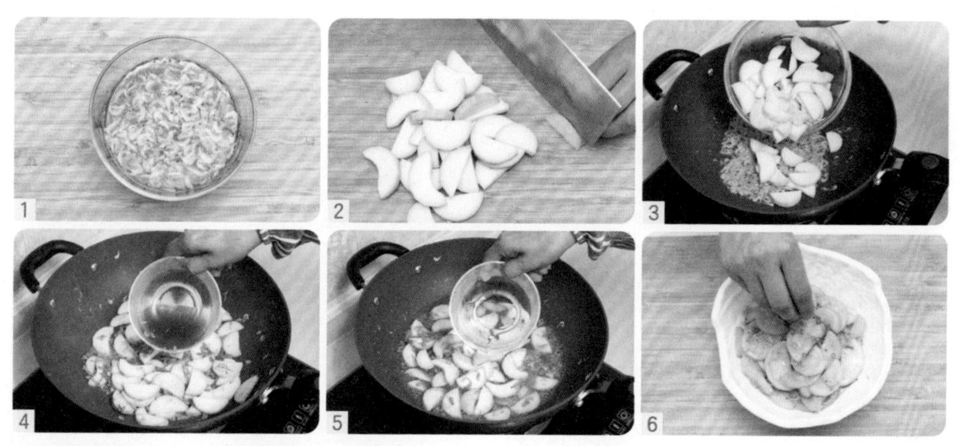

1 虾米拣净，用料酒浸泡10分钟。

2 瓠子去皮，挖去瓤子，切成厚片。

3 炒锅烧热油，爆香虾米，下瓠子炒匀。

4 放入盐、酱油、蚝油、泡虾米的料酒，炒匀。

5 加水没过食材，烧3分钟入味。

6 大火收干汤汁，装盘，撒上葱花即可。

# 慈姑烧肉

烹饪时间 60分钟

难易程度 初级

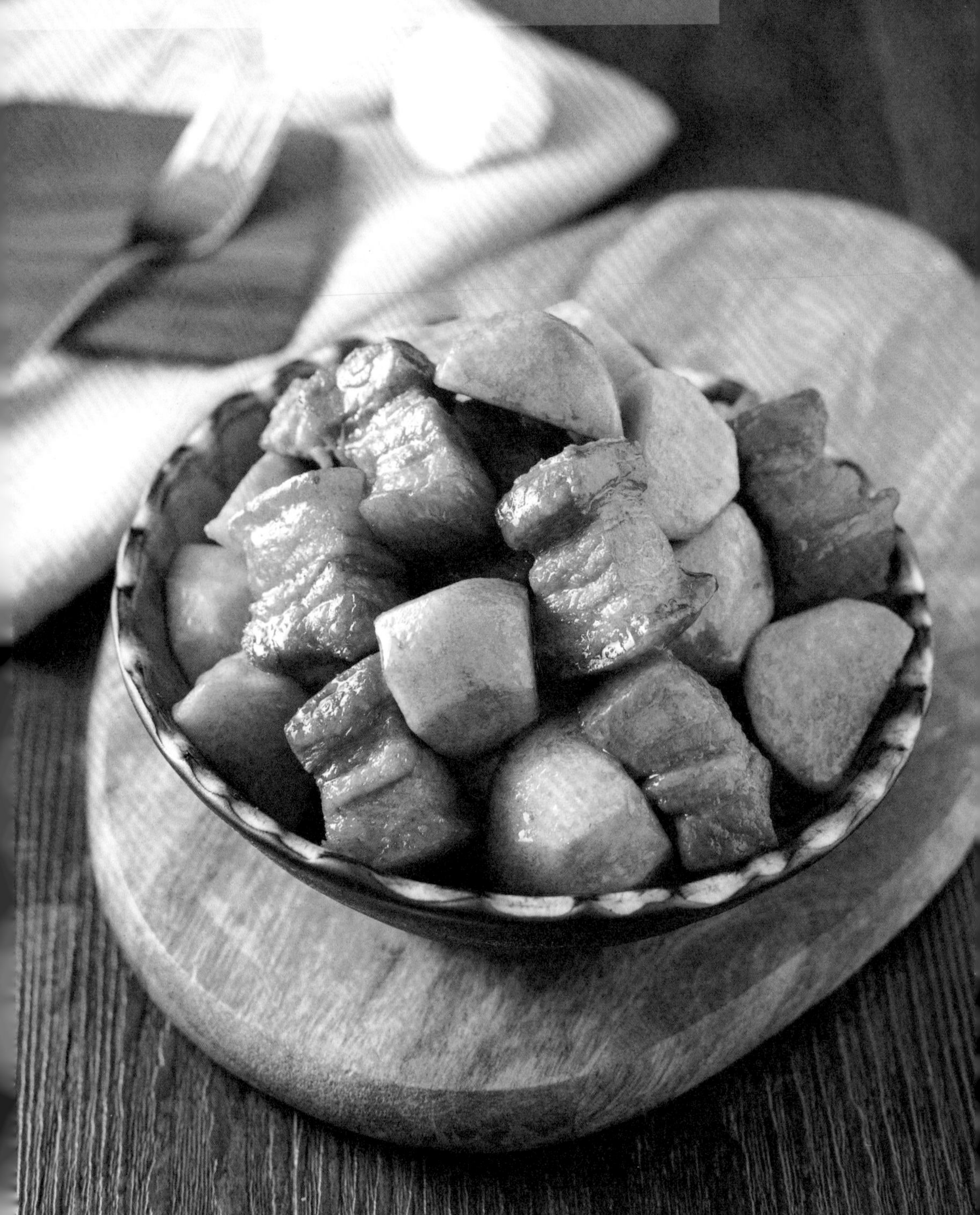

**营养贴士** 慈姑中的磷含量远远高于其他蔬菜。磷和钙是人体必需的矿物质，是骨骼的组成部分，缺磷还会导致摄入的蛋白质无法转化为能量。

**烹饪秘籍**

肉皮用干锅炙烫，可破坏皮中汗腺，焯水之后，肉更鲜美。

秋季慈姑上市，用慈姑烧肉，在别的季节，可换成当季食材，如土豆、莲藕、山药、竹笋等。

**主料**

带皮五花肉1块（约400克）
慈姑300克

**辅料**

油1茶匙，老抽1茶匙
生抽2茶匙，料酒2茶匙
陈醋少许，盐少许
白砂糖1茶匙，姜1小块
花椒10粒，八角1个

## 做法

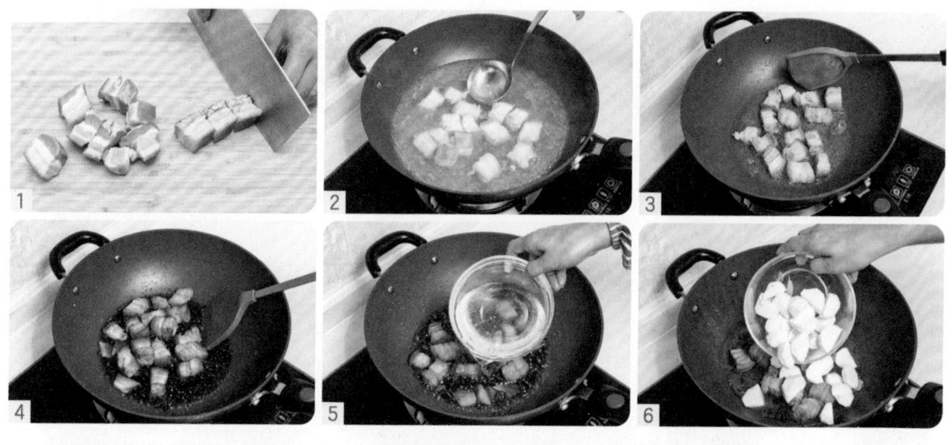

1 干锅烧热，五花肉皮朝下，在锅里擦成焦黄色，刮去焦黑，洗净，切成小块。
2 煮一锅清水，放肉块和1茶匙料酒煮开，撇去浮沫，冲净，沥干水分。
3 锅内烧热油，放肉块中火炒香，炒至出油，肉块变色微黄。
4 下老抽、生抽、盐、陈醋、白砂糖、料酒、姜、花椒、八角炒至上色。
5 加水没过肉面，大火煮开，小火焖1小时。
6 慈姑削去老皮和根，切成小块，放入拌匀，继续焖烧半小时以上。

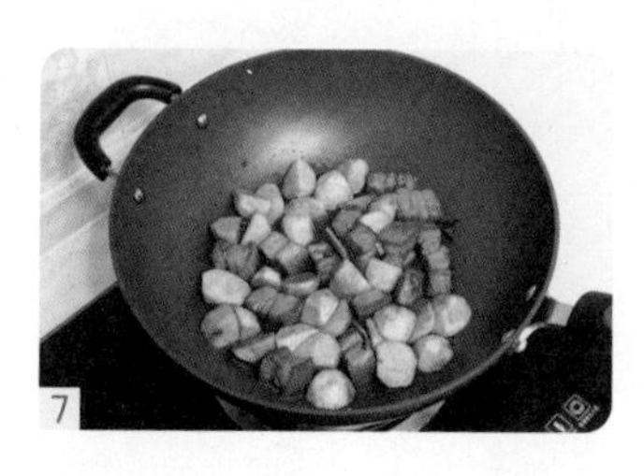

7 焖至肉烂入味，慈姑软糯，收干汤汁。也可放入电压力锅内，选“肉/鸡”一档即可。

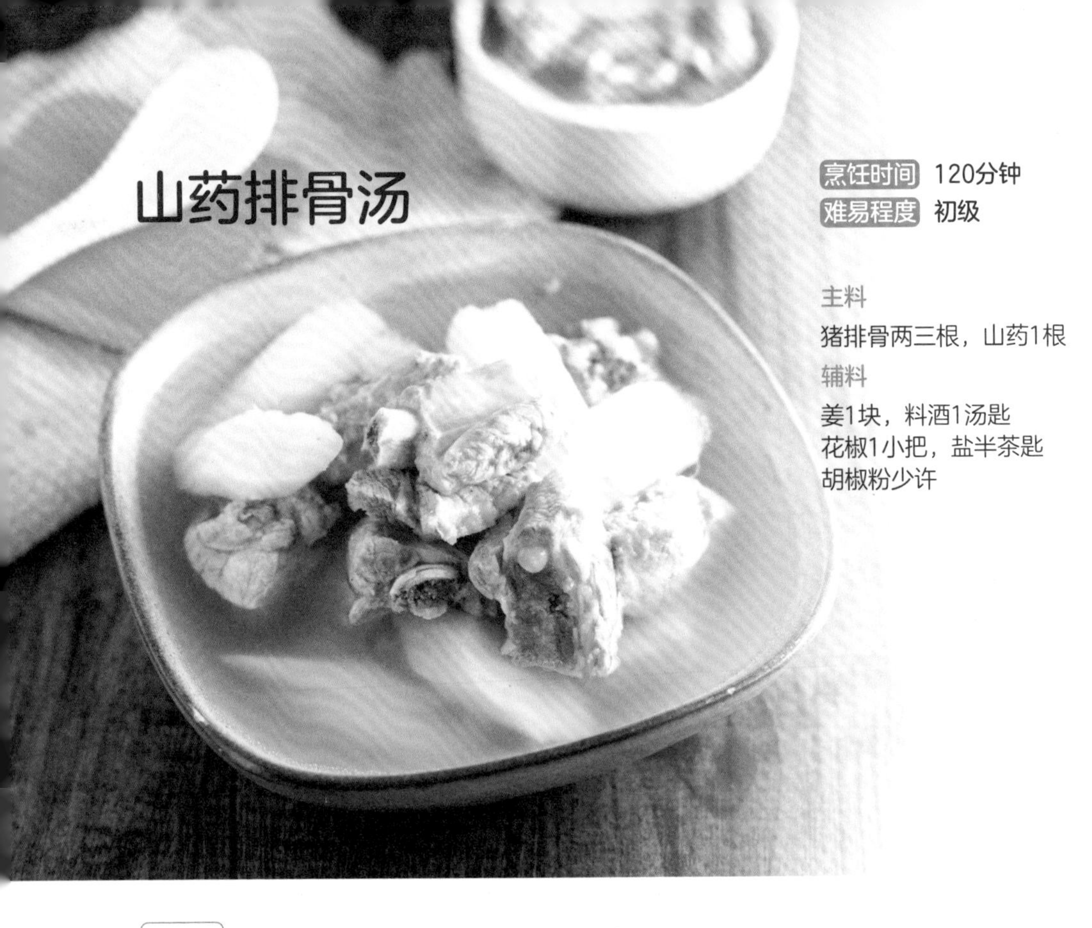

# 山药排骨汤

烹饪时间 120分钟

难易程度 初级

主料

猪排骨两三根，山药1根

辅料

姜1块，料酒1汤匙

花椒1小把，盐半茶匙

胡椒粉少许

## 做法

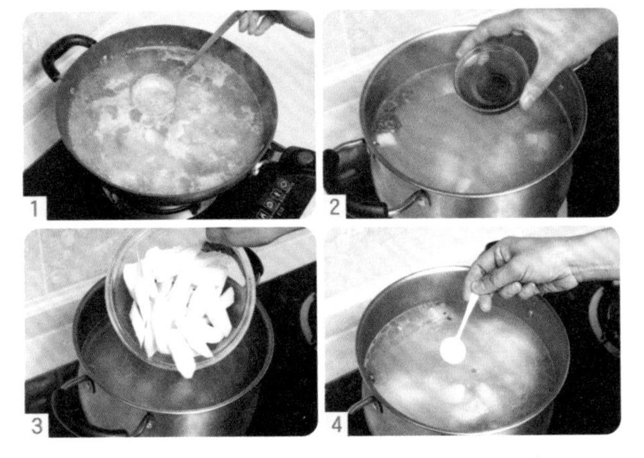

1 排骨剁成段，放开水锅中焯烫，冲净血沫。

2 汤锅放排骨，加清水没过，大火煮开，放拍破的姜块、料酒、花椒，转小火，加盖炖一个半小时以上。

3 山药洗净去皮，切厚片，入汤炖30分钟以上。

4 炖至山药酥烂，肉烂脱骨，放盐和胡椒粉调味即可。

### 营养贴士

山药中所含的山药多糖可降低血糖，所含的薯蓣皂苷可合成肾上腺皮质激素的前体，对人体有兴奋作用。因此不管是菜山药还是面山药，是新鲜山药还是干制的淮山，炖汤都是一级棒。

### 烹饪秘籍

排骨也可换成脊骨、扇子骨、筒子骨等。

山药也可换成萝卜、藕、冬瓜等。

# 香煎三文鱼

烹饪时间 40分钟
难易程度 初级

主料

三文鱼1块（约250克）

辅料

生抽1汤匙，油少许
芥末少许，柠檬1角

**烹饪秘籍**

三文鱼先用生抽腌入味，在煎制过程中生抽的酱香受热散发，可去掉鱼腥味，使鱼肉更香。
三文鱼本身含油，煎的过程中会出油，锅里放少许油，只是起到滑锅的作用。

**营养贴士**

三文鱼富含蛋白质、脂肪和B族维生素，此外，三文鱼还含有四种不饱和脂肪酸。人体无法自行合成不饱和脂肪酸，必须依靠食物摄入，不饱和脂肪酸可抑制肝内脂质及脂蛋白合成，降低心血管疾病的发生率。

## 做法

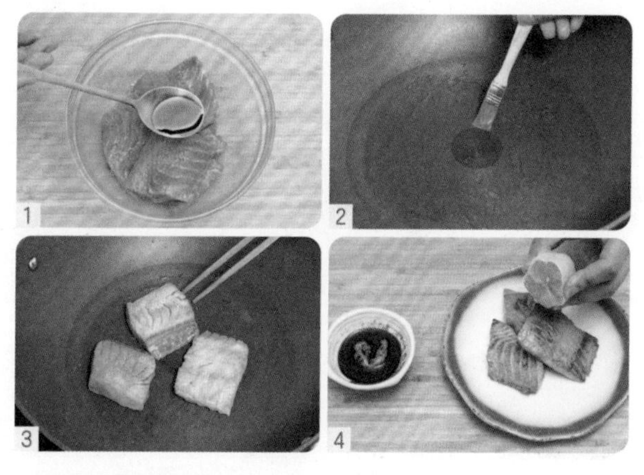

1 三文鱼自然解冻后斜刀切成三大片，加生抽腌30分钟以上。

2 平底锅烧热，用少许油抹在锅底，防止粘锅。

3 三文鱼放在锅里，中小火煎至两面微黄。

4 吃时挤上柠檬汁，可配芥末生抽一同上桌。

# 红烧牛肉

烹饪时间 120分钟

难易程度 中级

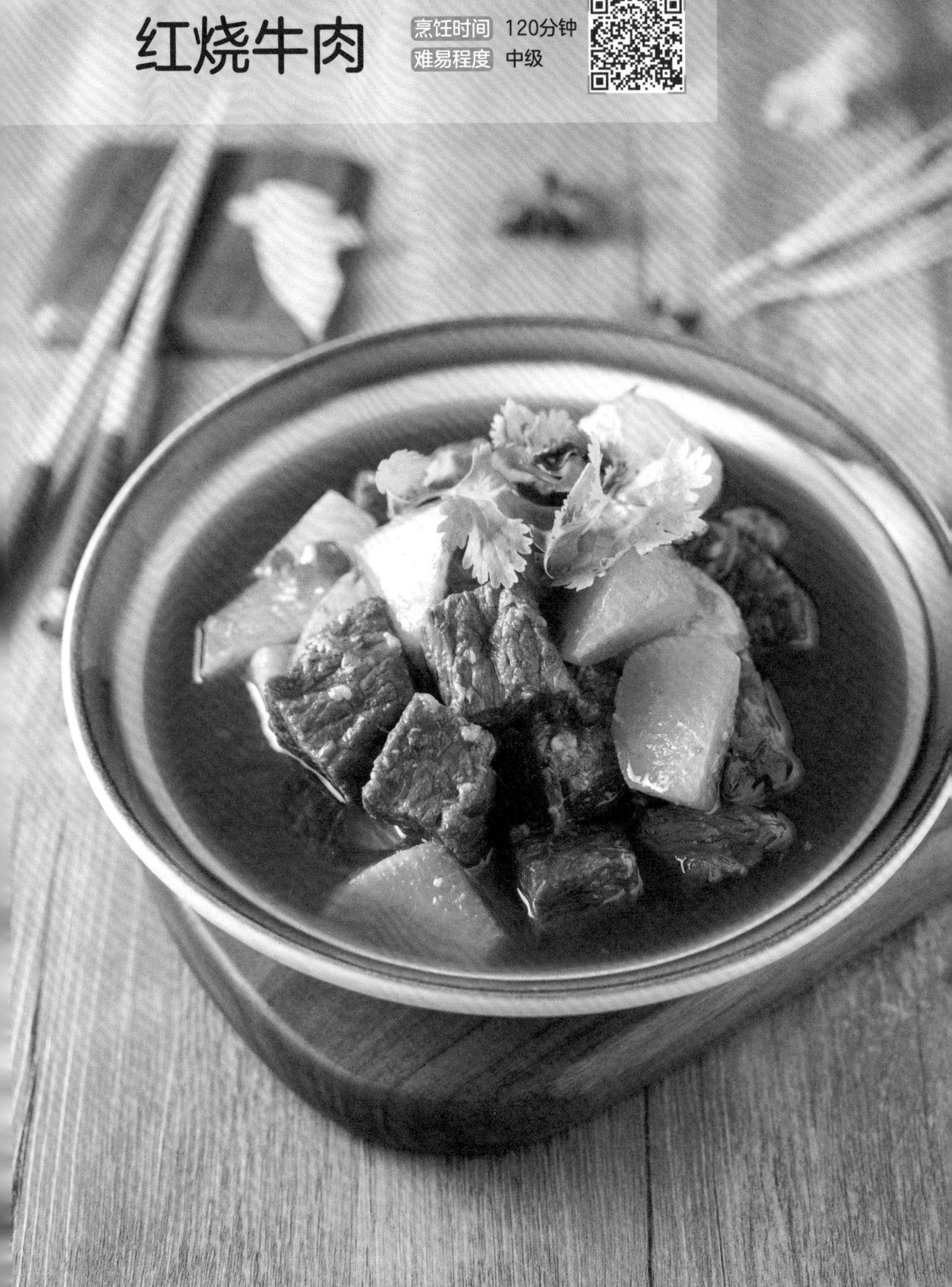

**营养贴士** 牛肉富含蛋白质、维生素$B_6$、维生素$B_{12}$以及钾、铁、锌、镁等矿物质，铁含量尤其高，想在日常饮食中补血，可多吃牛肉。

**烹饪秘籍**

牛腩选油少筋多的，软糯不油腻。
配菜的白萝卜换成土豆，就是土豆烧牛肉。
豆瓣酱、干辣椒和花椒可根据个人口味、医生有无特别要求而去掉或减量。

**主料**

牛腩或牛腿肉600克
白萝卜400克

**辅料**

郫县豆瓣酱1汤匙，干辣椒5根
花椒1小把，八角1个
桂皮1片，香叶3片
姜1小块，蒜半个，油3汤匙
料酒2茶匙，老抽1茶匙
生抽2茶匙，陈醋1茶匙
白砂糖半茶匙，盐1茶匙
香菜1把

**做法**

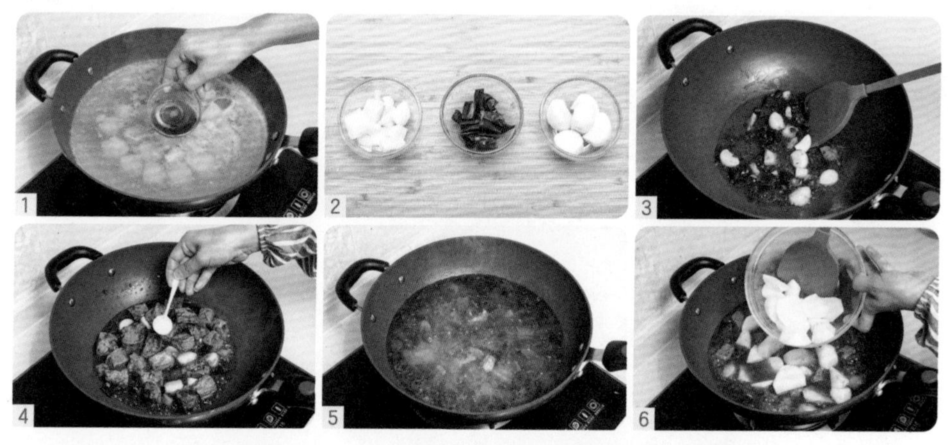

1 牛腩切大块，放清水锅中，加1茶匙料酒煮开，撇去浮沫，冲洗干净。
2 姜去皮，拍破，粗切两刀；蒜去皮；干辣椒剪成段。
3 炒锅烧热油，放姜片、蒜瓣、干辣椒段、豆瓣酱、花椒炒香，炒出红油。
4 下牛肉块炒香，放老抽、生抽、陈醋、白砂糖、盐，炒上色。
5 加清水1000毫升煮开，放桂皮、八角、香叶、剩余料酒煮开，盖上盖子，小火炖2小时以上。
6 萝卜去皮，切成2厘米厚的块，放入牛肉中，煮30分钟以上。

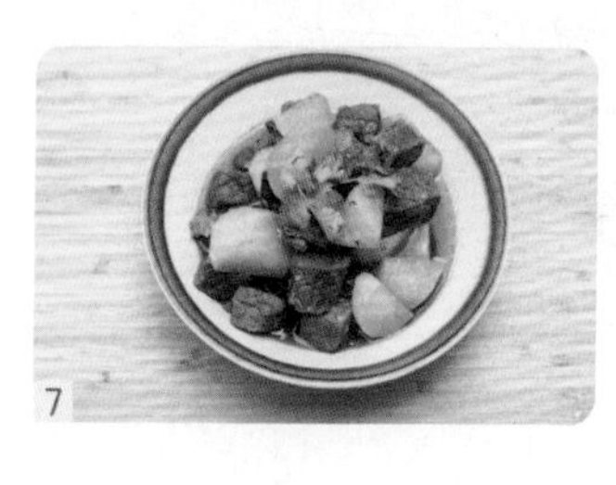

7 吃时撒上香菜叶段即可。吃剩的牛肉汤，可煮一碗牛肉面。

# 清蒸鳊鱼

糖友食谱

烹饪时间 30分钟

难易程度 初级

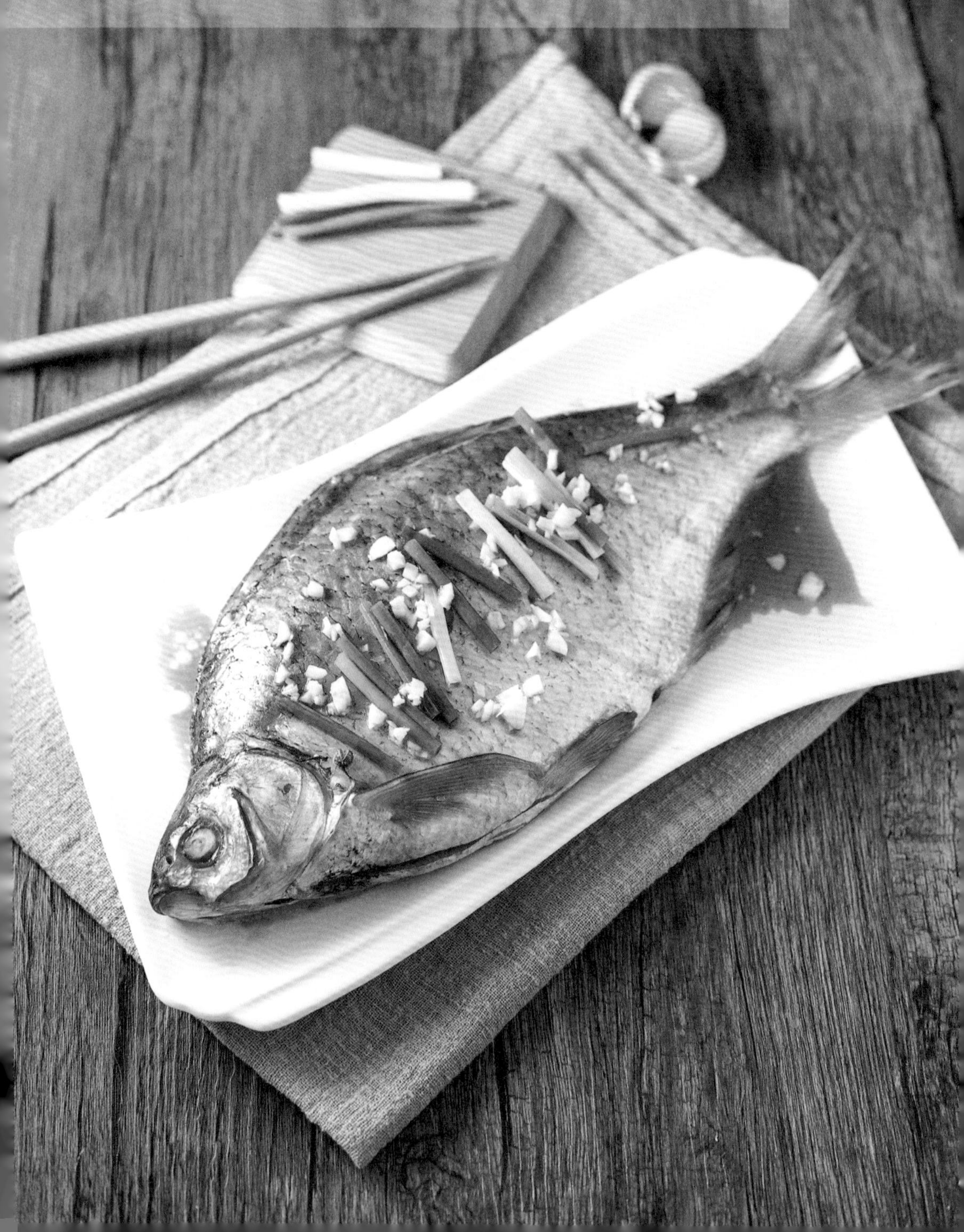

营养贴士 鳊鱼的维生素D含量高于其他淡水鱼。严重缺乏维生素D时可能会诱发佝偻病。因蔬菜中几乎不含维生素D，人体必须从动物性食物中获取。

主料

鳊鱼1条（约500克）

辅料

姜1小块，葱3根，蒜2瓣
盐半茶匙，料酒1汤匙
胡椒粉少许，花椒10粒
蒸鱼豉油1汤匙，油1汤匙

### 烹饪秘籍

鱼腹内的黑膜和鱼头内牙齿极腥，去除为佳。
腌5分钟可令鱼肉更入味，不腌也可以。
蒸鱼时积在盘中的蒸汽水并无多少营养，倒掉更清爽，留着也无妨。

## 做法

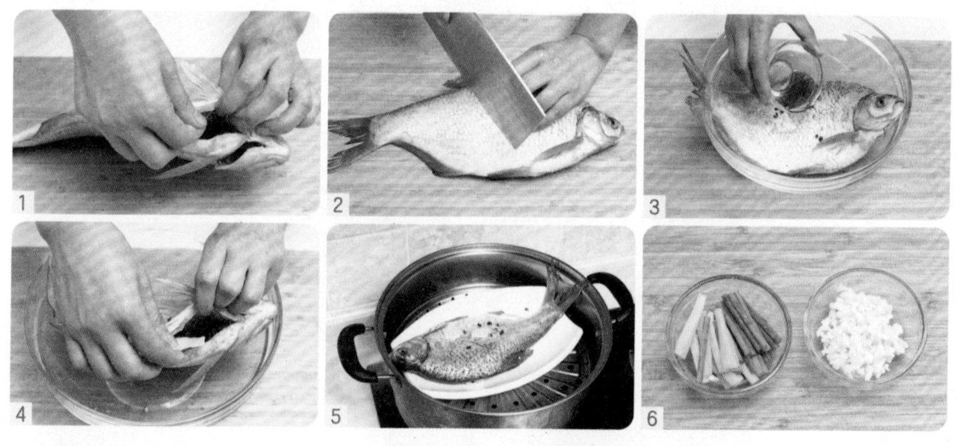

1 鳊鱼剖洗干净，挖去肚肠、鱼鳃和牙齿，撕去腹内部的黑膜。
2 在一边鱼身斜切两三刀，另一边平贴脊骨顺长切一刀。
3 在鱼身两边和腹内均匀揉上盐和花椒粒，撒上胡椒粉，淋上料酒。
4 姜切片，取几片放在鱼腹内，上下各放几片，腌5分钟。
5 蒸笼水大火烧开，把鱼盘放入笼内，盖上盖，大火蒸10分钟至熟。
6 蒜去皮、剁碎，葱去老叶，洗净，切段。

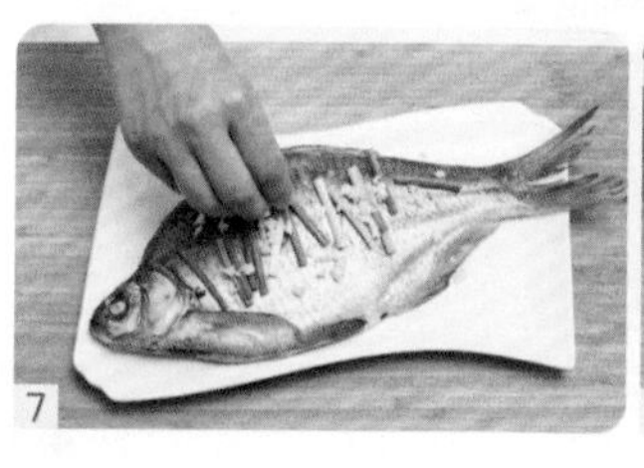

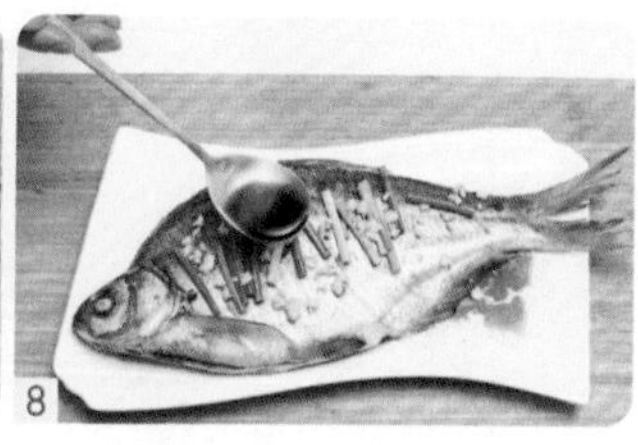

7 取出鱼盘，倒掉盘内蒸汽水，拣去姜片、花椒粒，撒上蒜末、葱段。
8 烧热油，淋在葱蒜上，浇上蒸鱼豉油即可。

# 蒜泥麻酱蒸茄子

烹饪时间 35分钟

难易程度 初级

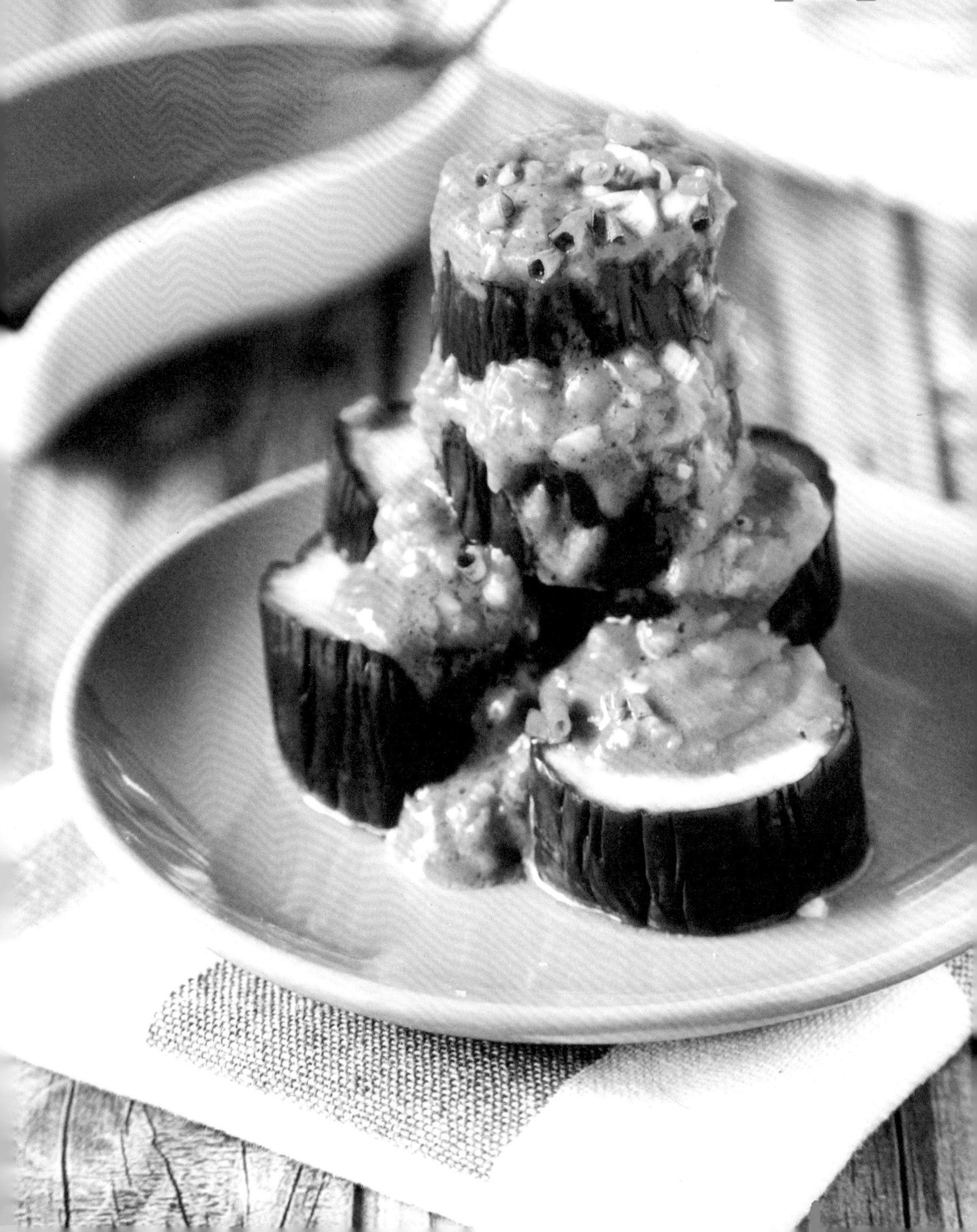

营养贴士 茄子中的维生素P含量高，维生素P能增强毛细血管的弹性，防止微血管破裂出血，还能防止维生素C被氧化破坏。

烹饪秘籍

在调蒜蓉芝麻酱汁时，分多次添加少许纯净水，边加边搅拌，调至能轻松倒出的浓稠度即可。

主料

长茄子1个

辅料

芝麻酱35克，蒜5瓣
生抽1茶匙，盐适量
蚝油1茶匙，米醋1茶匙
香葱1根

做法

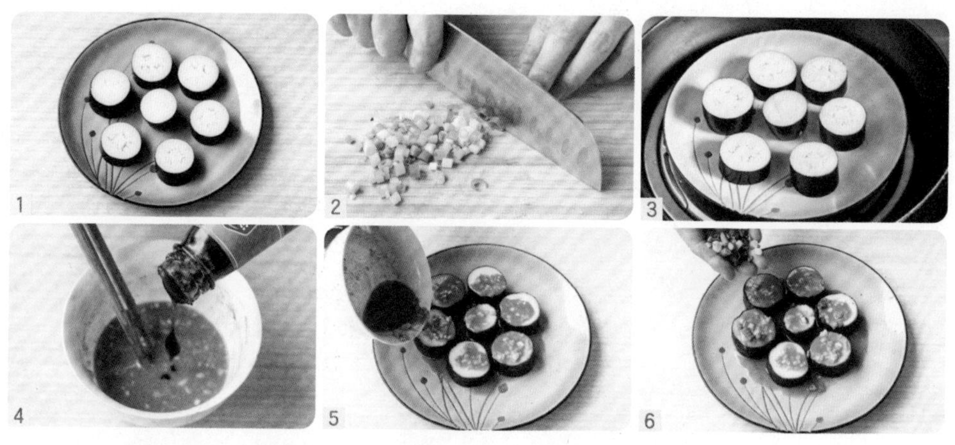

1 长茄子去蒂洗净，切成厚约一指宽的圆片，摆入深盘中。
2 香葱洗净，切碎；蒜去皮，压成蓉。
3 蒸锅中加适量清水烧开，在蒸屉上放入茄子片，盖好锅盖，上汽后蒸15分钟。
4 芝麻酱中加入蒜蓉、生抽、蚝油、米醋、适量盐、少许纯净水，搅拌均匀成蒜蓉芝麻酱汁。
5 在蒸好的茄子片上均匀地淋入蒜蓉芝麻酱汁。
6 最后撒上香葱碎拌匀即可。

# 苦瓜酿肉

糖友食谱

烹饪时间 40分钟

难易程度 中级

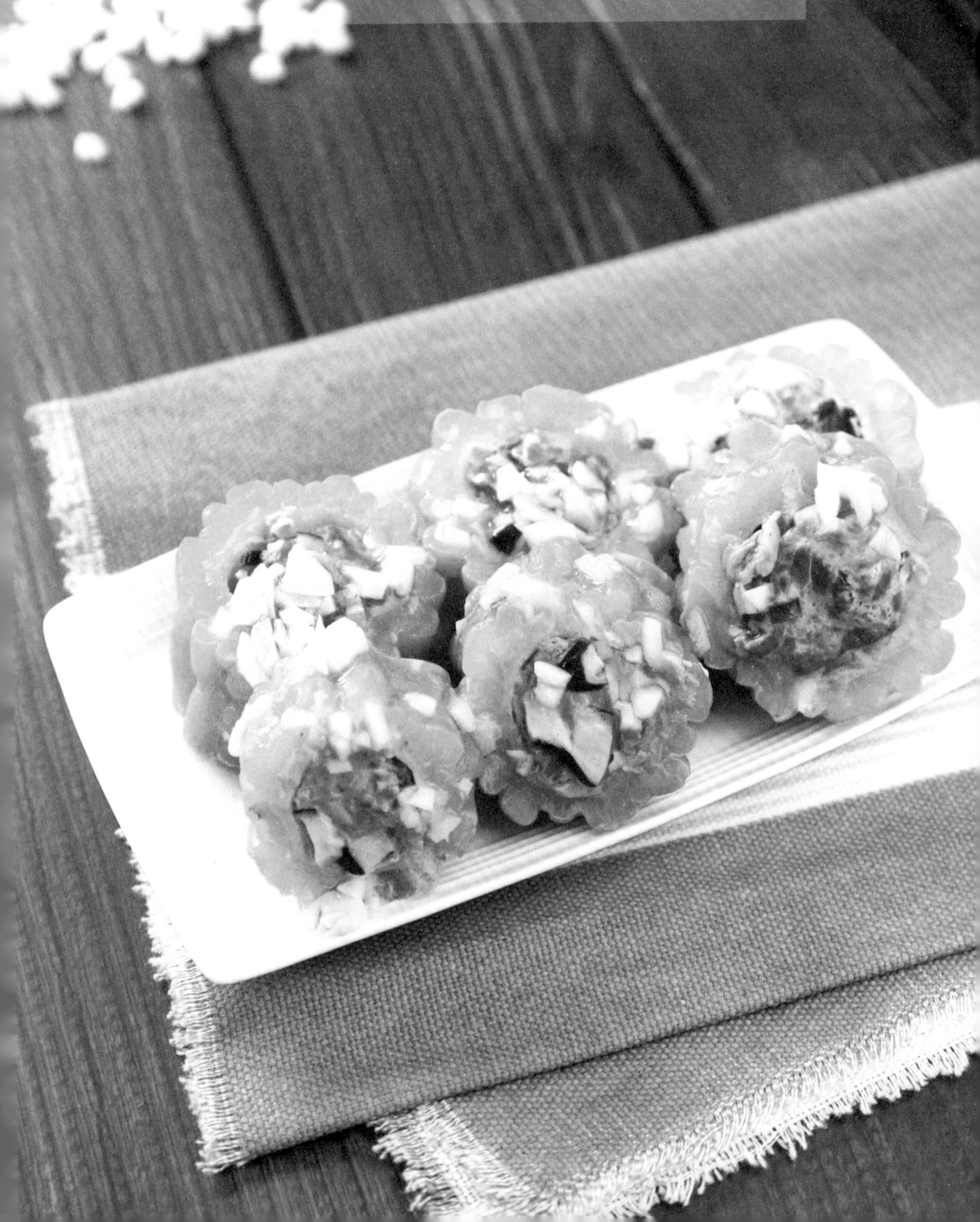

营养贴士 苦瓜中的苦味素能减少脂肪和多糖的摄入，是减肥佳品。

烹饪秘籍

苦瓜焯水后要放入冰水中浸泡，能尽量保持苦瓜翠绿的颜色。

主料

苦瓜1根，牛肉糜100克

辅料

干香菇2朵，鸡蛋1个
香葱1根，姜1片
蒜5瓣，生抽2茶匙
料酒1汤匙，香油1汤匙
盐适量

## 做法

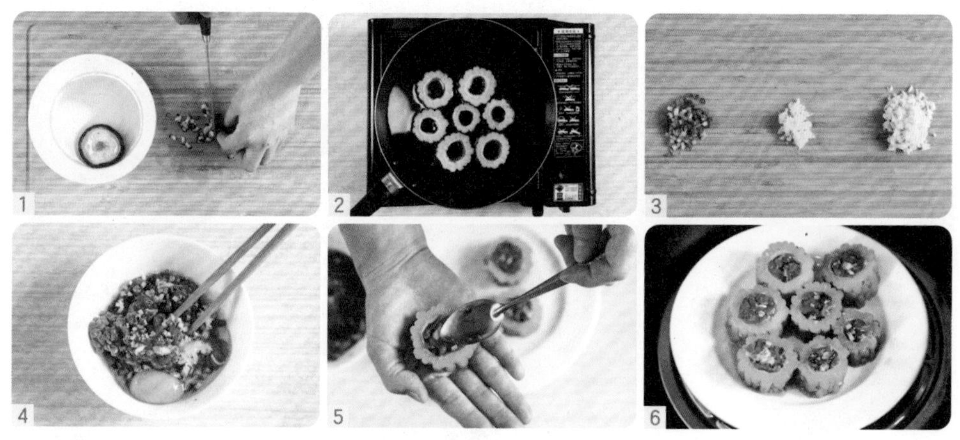

1 干香菇洗净，浸泡在清水中1小时，泡发后切碎。

2 苦瓜去蒂洗净，切成长约3厘米的段，挖掉瓜瓤，入开水中焯烫3分钟捞出，浸泡到冰水中。

3 香葱去根，洗净，切碎；姜、蒜去皮，分别切末。

4 向牛肉糜中打入鸡蛋，加入香葱碎、姜末、香菇碎、1茶匙生抽、料酒、香油、适量盐，顺时针搅拌上劲成肉馅。

5 捞出苦瓜段，将肉馅塞入苦瓜段内，塞满后压紧实。

6 蒸锅上汽，将塞好肉馅的苦瓜放在蒸屉上大火蒸10分钟。

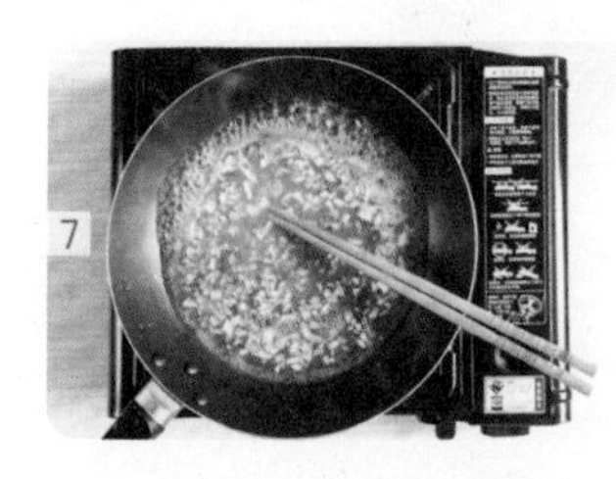

7 蒸好苦瓜的汤汁倒入另一锅中，加蒜末、剩余的生抽、少许清水拌匀，小火熬成芡汁，淋在苦瓜上即可。

# 素炒南瓜

烹饪时间 25分钟

难易程度 初级

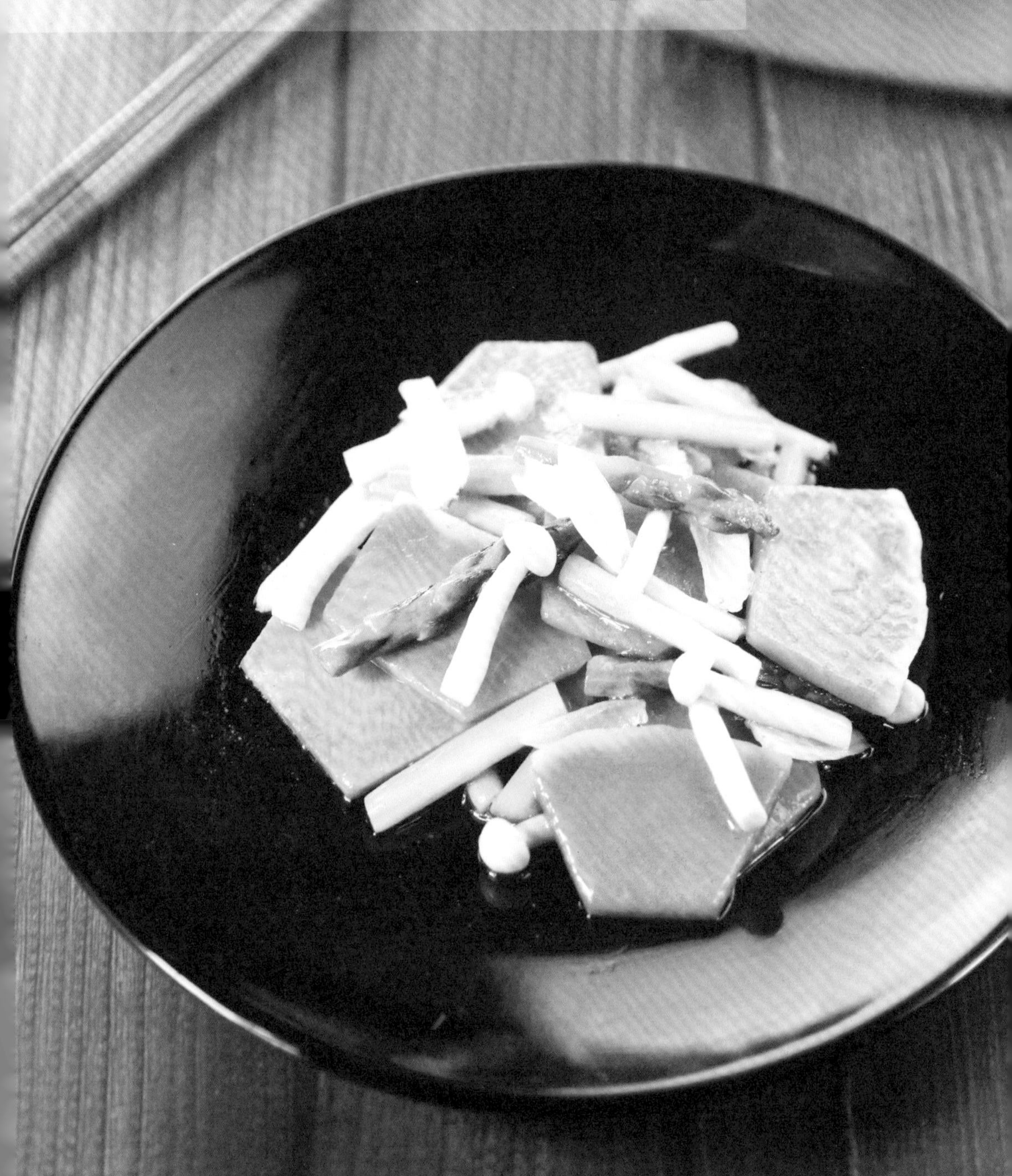

主料

南瓜200克

辅料

干百合10克，蟹味菇30克
芦笋6根，淀粉半茶匙
蚝油2茶匙，油3汤匙
盐适量

**营养贴士** 蟹味菇富含18种氨基酸，低脂低热量。南瓜富含钴元素，钴能促进人体新陈代谢，并参与人体内维生素$B_{12}$的合成，是人体胰岛细胞所必需的微量元素。

**烹饪秘籍**

干百合换成鲜百合可省去泡发时间。
芦笋去掉表皮，口感更清脆。
芦笋段焯水时间可以久一些，避免有生涩味。

## 做法

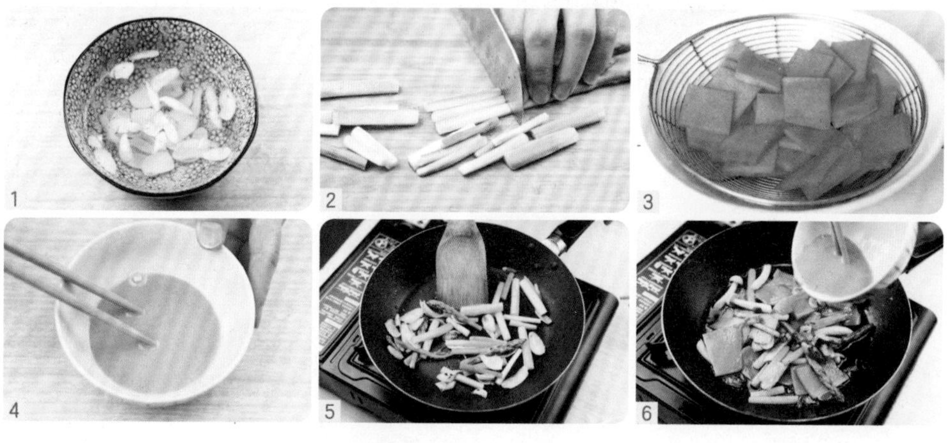

1 干百合洗净，提前一晚浸泡在清水中。

2 南瓜洗净，去皮，去子，切成宽约4厘米、厚约2毫米的片；蟹味菇去根洗净，切段；芦笋洗净，去皮，切段。

3 蟹味菇段、南瓜片、芦笋段分别焯水3分钟，捞出过冷水，沥干水分。

4 淀粉中加入蚝油、适量清水调成蚝油水淀粉。

5 炒锅中倒油，烧至七成热时放入百合炒至透明，再加入芦笋段翻炒3分钟。

6 放入南瓜片和蟹味菇段快炒2分钟，加盐调味，最后倒入蚝油水淀粉勾芡即可。

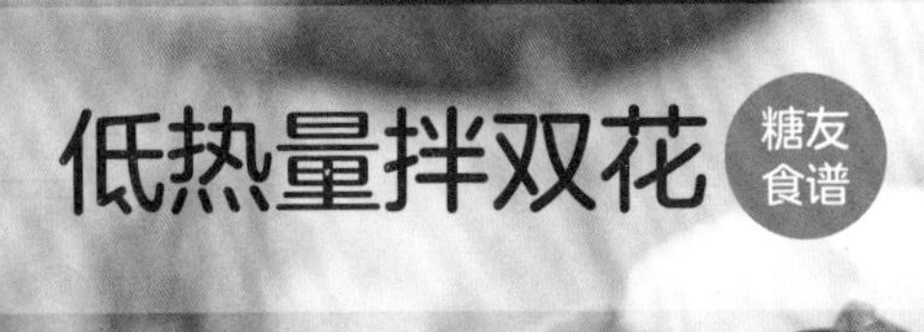

# 低热量拌双花

糖友食谱

烹饪时间 20分钟

难易程度 初级

主料

菜花220克，西蓝花150克

辅料

生抽1汤匙，蚝油1茶匙
米醋2茶匙，蒸鱼豉油1茶匙
小米椒1根，熟白芝麻1克
香油半茶匙，香葱1根

## 做法

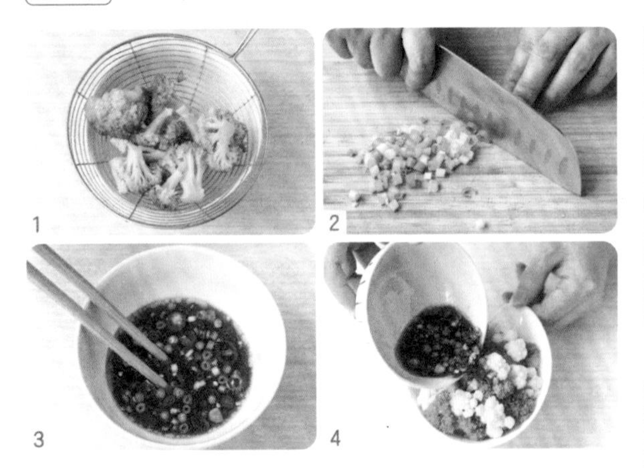


1 菜花、西蓝花分别洗净，掰成小朵，放入开水中焯熟，捞出后沥干备用。

2 小米椒洗净去蒂，切碎；香葱洗净去根，切碎。

3 把除白芝麻以外的辅料混合，调成料汁。

4 焯过水的菜花和西蓝花放入容器中，淋料汁，撒白芝麻拌匀即可。

### 营养贴士

西蓝花含蛋白质、碳水化合物、维生素C、胡萝卜素及钙、磷、铁、钾、锌等矿物质，凉拌最能保持其营养。

### 烹饪秘籍

焯过水的菜花、西蓝花过冷水浸泡，口感更脆，颜色更鲜艳。

小米椒可根据个人口味、医生有无特别要求而去掉或减量。